奇跡の薬16の物語

ペニシリンからリアップ、バイアグラ、
新型コロナワクチンまで

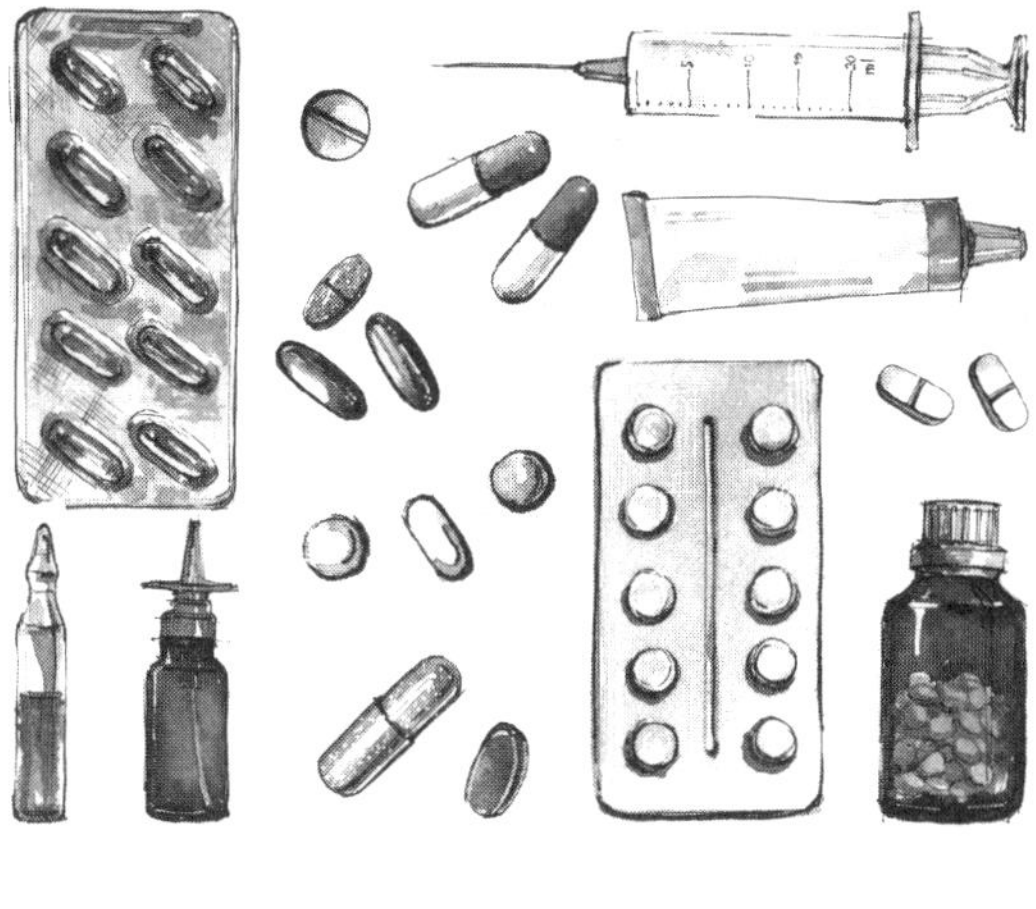

キース・ベロニーズ　著　渡辺　正　訳

化学同人

MAKING MEDICINE:

Surprising Stories from the History of Drug Discovery

Keith Veronese

カーラとエメリン、アリアナに捧ぐ

目次

【使用上の注意】

本書の記述だけを頼りに、薬を飲んだり塗ったりなさらないよう。医師でも薬剤師でもない私がご紹介するのは、薬のいわば履歴書と、一般的な性質・用途だけ。用法や用量は、読者の体質や体調でも大きく変わります。薬を使う際は、必ず医師の指示に従ってください。

【使用上の注意２（訳者）】

やや小さい文字の〔　〕内（簡単な補足・生没年など）は訳者が加えました。

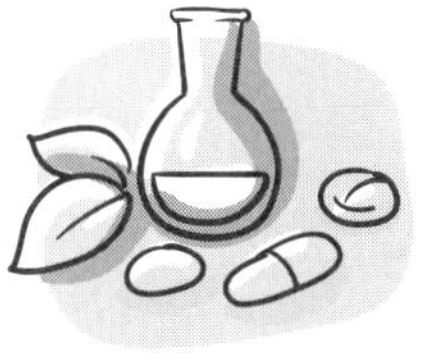

序　章
――創薬のいま

薬はどうやって生まれるのか？ たいていの薬は、おもに炭素と水素の原子がつながり合った小さな分子です。平凡な分子のすごい働きがたまたま見つかり、製薬会社は儲かって、全世界の人が救われた――という奇跡のような薬を本書で紹介しましょう。

最近の新薬は、科学の知恵と技から生まれます。関連分野の知識を合わせ、絶妙な出来事を起こしたい。出来事とは、ある分子が、体内の決まった部位にくっつくこと。そのあと進む化学現象が、痛みを抑え、体調をよくし、病気を治したりするのですね。

薬の分子

体に入った薬の分子は、決まった標的（ターゲット）を目指します。標的をT、薬（ドラッグ）をDと書きましょう。Tが病気の原因そのものでなくても、Dの作用でTの形や

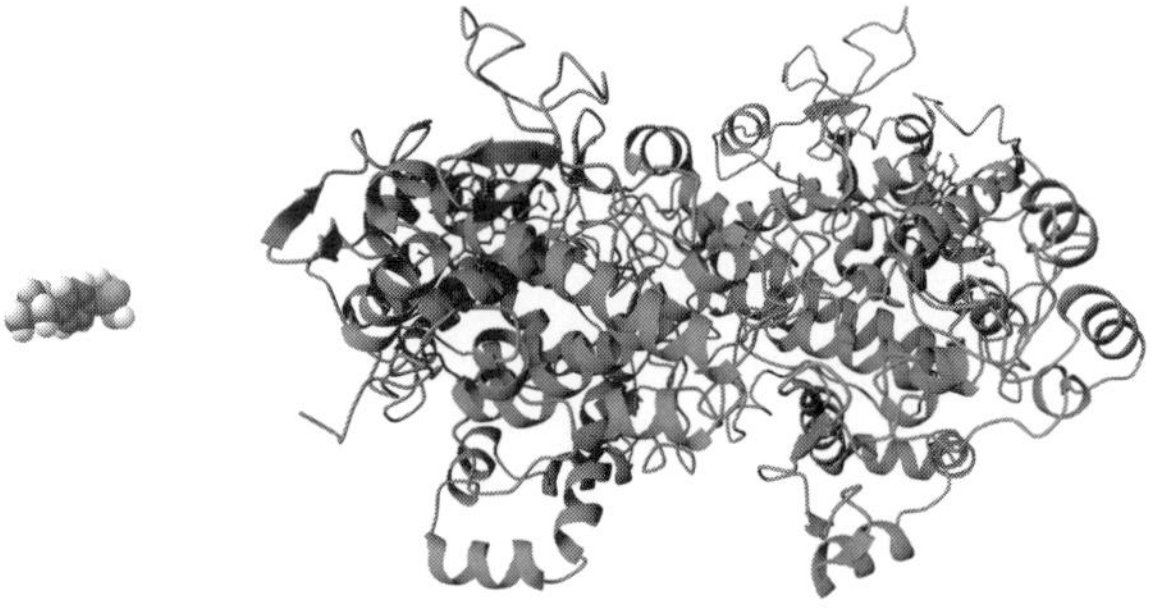

イブプロフェン（左）とシクロオキシゲナーゼ（右）

機能が変わり、それを引き金にして、細胞内で進む出来事が正常化する結果、体調がよくなったりします。

だから肝心なのは、DとTの結合ですね。1億分の1センチ以下のミクロ空間で、Tに寄り添うDが奇跡を起こします。Dは通常、化学の言葉で「分子量500以下」の小分子《しょうぶんし》です。今後もしじゅう使う分子量のことを、ざっと復習しておきましょう。

質量の目安となる分子量〔分子でないものなら、原子量や式量〕は、水素原子の重さを約1とみた相対値で表します。およその値で炭素原子の原子量は12、水の分子量が18、塩化ナトリウム（食塩）の式量が58・5、鎮痛《ちんつう》剤イブプロフェンの分子量が206、降圧剤ロサルタンの分子量が423…といった調子。分子量7万もの酵素《こうそ》シクロオキシゲナーゼ（T）に分子量わずか206のイブプロフェン（D）が寄り添うと、ものの1時間で痛みが引くのは、「山椒《さんしょう》は小粒でもぴりりと辛い」の例でしょう。

鍵と鍵穴

小分子Ｄ（医薬）を巨大なＴ（標的）に寄り添わせ、すばらしい効果を生む。それが医薬設計の基本です。Ｄが鍵なら、Ｔは鍵穴ですね。着眼点は２つあります。ひとつは、既存の鍵をもとに、新しい鍵Ｄをつくること。もうひとつが、鍵穴Ｔのミクロ構造をきちんとつかみ、それに合う鍵Ｄをつくること。以下で前者を「鍵ねらい」、後者を「鍵穴ねらい」とよびましょう（薬学ではＤをリガンドとよぶため、前者が「リガンドベースの医薬設計」、後者が「構造ベースの医薬設計」となる。原著の表現も同様だが、やや堅苦しいので「鍵ねらい」「鍵穴ねらい」と表記）。

鍵ねらいでは、標的Ｔの構造は脇に置き、「確実に結合するとわかっている小分子」をお手本にして進みます。分子の構造をいじり、もっとよく結合するものを見つける方法です。

かたや鍵穴ねらいだと、まずはＸ線回折《かいせつ》やＮＭＲ（核磁気共鳴）など高度な測定で得たデータを処理し、標的Ｔのミクロ構造をこまかくつかむ。Ｘ線回折は、標的Ｔの溶液から結晶をうまく成長させ、繊細な結晶が壊れないよう超

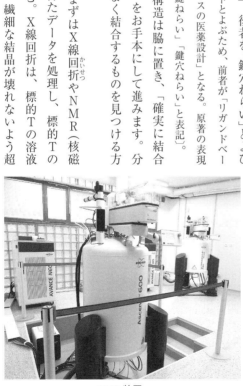

NMR 装置

低温でX線を当てるなど、名人芸の域に達したとはいえ、うっかり結晶を壊して何か月かムダにした…なんて話もよく聞きます。

ともあれ標的のこまかい構造がわかれば、コンピュータを使う分子設計も、次項のハイスループット・スクリーニングも、ぐっとやりやすくなるのです。

候補分子の選定

ある標的にきちんと作用する分子を見つけるため、ごく短時間に数千～数百万もの小分子を試すやりかたを、ハイ（高度）とスループット（処理効率）、スクリーニング（ふるい分け、検査）の組合せで「ハイスループット・スクリーニング」といいます。以下では略号のHTSを使いましょう。

HTSの目的は、膨大な候補化合物のなかから有用なものをすばやく選びだすこと。薬効を評価して、活性の最小の閾値《いきち》を超えた小分子が見つかることを「ヒット」といいます。ほかの体内物質にも働いて悪影響が出そうなら、候補から落とす。候補分子の数は膨大だから、ロボットなども使って自動化をとことん進め、1日に何万もの小分子を試すのがふつうです[1]。

構造の似た小分子がいくつかヒットしたら、有機化学と生化学の知恵を使って、効果がさらに高そうな分子を合成します。そのとき注目するのが、体内で決まった働きをしそうな原子団〔数個の原子がつながった単位〕。ミクロな構造と薬効をにらみ合わせ、標的にピタリと結合する小分子を見つけたい。

コンピュータでやるHTSもあります。ライブラリとよばれる「デジタル書庫」から出した小分子を画面上で動かし、回転もさせながら、ミクロ構造のわかった標的と合体するかどうかを確かめる。小分子が結合する空間のつくりは、X線回折やNMRの結果をもとに、電子密度や水素結合などの知識も使って探ります。高級なコンピュータを使っても完璧な結果は望めないのですが、実験に先立って、標的に結合しそうな分子の見当をつけるわけです。

HTSの同類に、分子の断片（フラグメント）に注目する「リード〔出発点〕化合物」の探索法があります。探索の対象は、分子量がHTSのときより小さい300以下、総数も数千くらいの分子断片です。小粒だから標的の「ホットスポット」に結合しやすい(2)。そんな断片をいくつか見つけたら、有機合成でつなぎ合わせ、ときには新しい原子団〔官能基〕もくっつけて、標的にうまく寄り添う小分子をつくります。

標的の別べつの位置に結合しそうな断片2つを合体（マージ）させ、リード化合物にする手もあり、合体後の分子量が500以下なら飲み薬に適します。断片の合体方法も複数あるため(2)、工夫しだいではすごい候補分子が見つかるかもしれません。

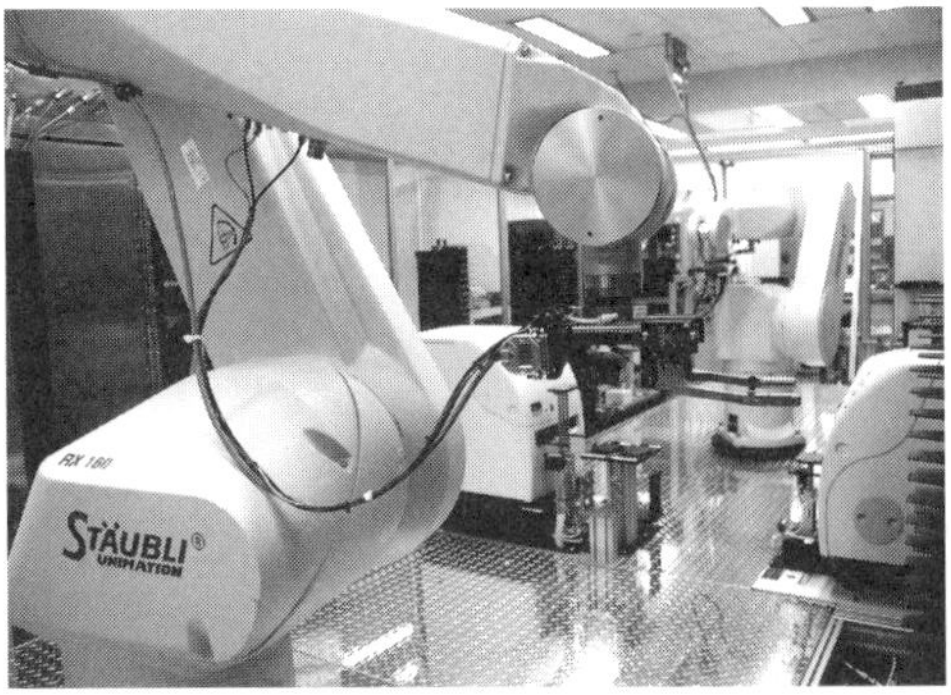

HTS ロボット

おびただしい分子から最終候補を1個に絞り、試験管レベルで実験したあと、動物実験と臨床《りんしょう》試験に進みます。莫大な経費と時間を食う実験や試験にパスして、ようやく医薬になれるのです。

ただし、本書でご紹介する薬の多くは、そんな時代が来る前に、セレンディピティ〔幸運な偶然。由来はセレンディプ＝現スリランカの民話〕の賜物《たまもの》として見つかったものだとお考えください。

天然の薬効成分

さまざまな環境に棲《す》む生物がユニークな生存戦略を駆使する自然界は、医薬候補の宝庫です。植物や微生物、深海の無脊椎《むせきつい》動物が使う生存戦略の秘密をつかみ、主役の分子を特定できれば、ときに私たちに有用な薬が生まれたりします。

たとえばヤナギ樹皮のエキスは数千年来、鎮痛と解熱《げねつ》に使われてきました。エキスの活性成分がサリチル酸という小分子だとわかり、やがてサリチル酸を少し化学変化させ、商品名のアスピリンで名高いアセチルサリチル酸ができました（3章）。先人たちのおかげで私たちは、頭痛や発熱に襲われたとき、ヤナギの木を見つけ、処理し、苦い「万能薬」を調合する…なんてことをしなくてもすむのです。

もっと新しい薬ジコノチド（商品名プリアルト）は、イモガイの毒素から開発されました。海底に棲むイモガイが、獲物を刺し殺す「毒針」の成分です。鎮痛作用

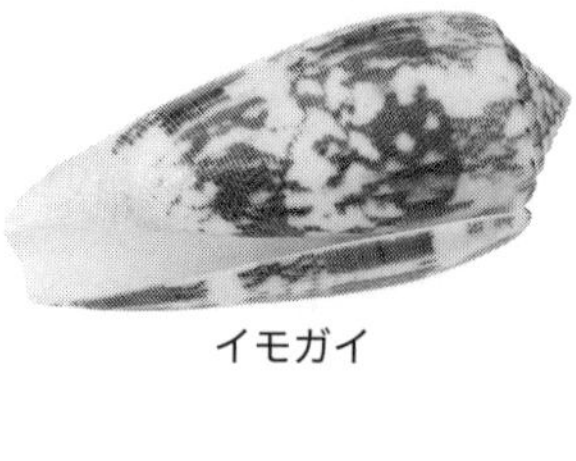

イモガイ

はモルヒネの1000倍も強いけれど、血液脳関門《のうかんもん》(終章参照)を通れない分子だから静脈注射はできず、患者の髄液に注入します[3]。

生体利用率

飲み薬の探索では、生体利用率(生物学的利用能)も考えます。服用量のうち、血中に入ったあと体が利用できる量の割合です。投与量の全部が使えない理由は? たとえば錠剤なら、消化器系で溶けたあと、活性成分の一部が代謝されやすい〔化学変化しやすい〕のです。とりわけ、異物の処理を担う肝臓では代謝が激しく進むため活性成分の量が減りやすい。それを「初回通過効果」とよんでいます[4]。

静脈注射なら生体利用率を高いままに保てますが、ふつう、調剤薬局で買った処方薬を自分で打つわけにはいきません。なにしろ医薬は、市場の小さい注射薬に比べ、患者さんに便利な飲み薬のほうがずっと多いから、生体利用率はさほど高くないとお考えください。

リピンスキーの法則

1997年にファイザー社のクリストファー・リピンスキーが、ひとつ「法則」を提案します。候補分子の有効性や、経口《けいこう》投与に適するのかどうかを教える指針でした。まだ標的との結合を考えているような初期段階に使う法則で、どれも5の倍数にからむため「ルール・オブ・ファイブ」ともいいます(ただし項目の数は4個)。

以下①〜④のうち1個〜数個に合う分子が飲み薬に適す――という経験則でした。

① 水素結合のドナー(供与体)原子(OやNに結合したH)が5個以下
② 水素結合のアクセプター(受容体)原子(OやN)が10個以下
③ 分子量が500以下
④「オクタノール／水」分配係数が5以下

最後の④は、少し説明が必要でしょう。分配係数とは、分子が油(オクタノール)と水のどちらによくなじむかの目安で、値が大きいほど油を好む(体内を動くとき、脂質《ししつ》性の臓器表面につかまりやすい)とお考えください[5]。

バイオ医薬

ここまでは小分子の薬を想定しました。小分子なら、有機合成の手法を使い、いつでも同じものがつくれます。かたや「バイオ医薬品」「バイオ製剤」ともいうバイオ医薬は、まったくちがう薬です。

近ごろバイオ医薬の市場はどんどん伸びてきました。

バイオ医薬には、ワクチンやタンパク質製剤、治療用の幹《かん》細胞、モノクローナル抗体などがあります(ときには血液成分そのものも利用)。特別な病気に使い、合成の小分子医薬よりずっとデリケートだから、経口投与はできません。肝心な成分が(タンパク質などの)生体物質で、人体はそんな物質をたちまち消化・分解するからです。そのためバイオ医薬は、経口ではなく注射や注入で投与します。リウマチ性関節炎用のモノクローナル抗体「ヒュミラ」や、融合タンパク質「エンブレル」が、バイオ医薬の例です。経鼻投与できるバイオ医薬の研究も進み、弱毒化インフルエンザワクチンが実用化されています(6)。

バイオ医薬の分子は、構造が小分子医薬よりずっと複雑で、サイズもずっと大きい。飲み薬でないためリピンスキーの法則は当てはまらず、消化器系や肝臓に行かないので生体利用率が落ちる心配はありません。

小分子医薬なら有機合成でつくるところ、バイオ医薬の製造には、生きた細胞を使います。分子の設計図にあたる遺伝子(DNA断片)を、大腸菌とか、哺乳類・酵母・植物の細胞、ウイルスなどに入れる。その遺伝子をつないだ「組換えDNA」を受けとった細胞が、望みの分子をつくってくれる。どこかの時点で細胞を「収穫」し、複雑な手順でバイオ医薬を精製します。

バイオ医薬は温度など環境条件にたいへん敏感なので、保管には注意

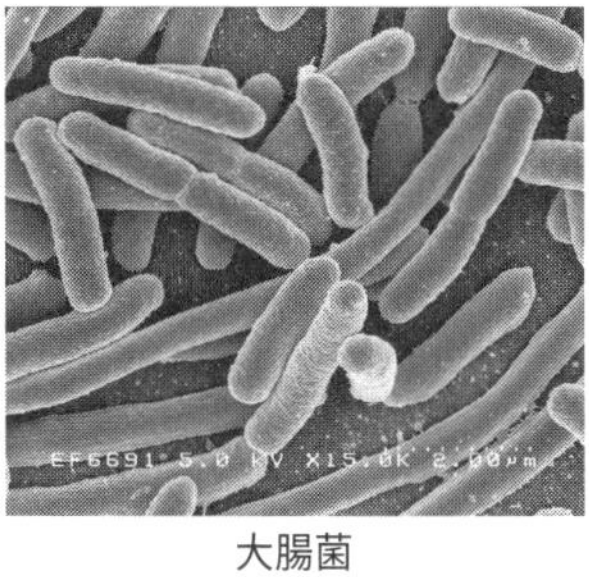

大腸菌

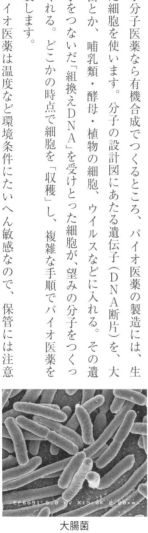

します。小分子医薬よりずっと高価になるのは、製造と精製、保管に経費がかかるからです。

小分子医薬とバイオ医薬の大差は、もうひとつあります。バイオ医薬は細胞がつくるため、バッチ（製造単位）ごとに結果が変わりやすいという点です。だからこそバイオ医薬は、認可や規制も、後発薬（バイオ後発品）の扱いも、小分子医薬とはだいぶちがいます。

合成医薬の第1号

史上初の薬局は７５４年（日本は奈良時代）のバクダッドに生まれ、当時の薬は生物のエキスでした(7)。合成品の登場は１０００年以上もあと、ドイツのユストゥス・フォン・リービッヒが、化学式で$CCl_3CH(OH)_2$と書く抱水《ほうすい》クロラールを合成した１８３２年のこと(8)。ご当人は、それを学生の教育に使いたかっただけのようですが。

やがて１８６２年に医師ヨハン・リープライヒが抱水クロラールの催眠作用を見つけます。不眠症の人は、シロップの悪臭と苦みを嫌いながらも、熟睡できてさわやかな目覚めを楽しめました。第二次世界大戦が終わるころまで抱水クロラールは市販の鎮静剤となり、不眠の治療にも使われます。当時は幼児にも安全と思われていました(9)。

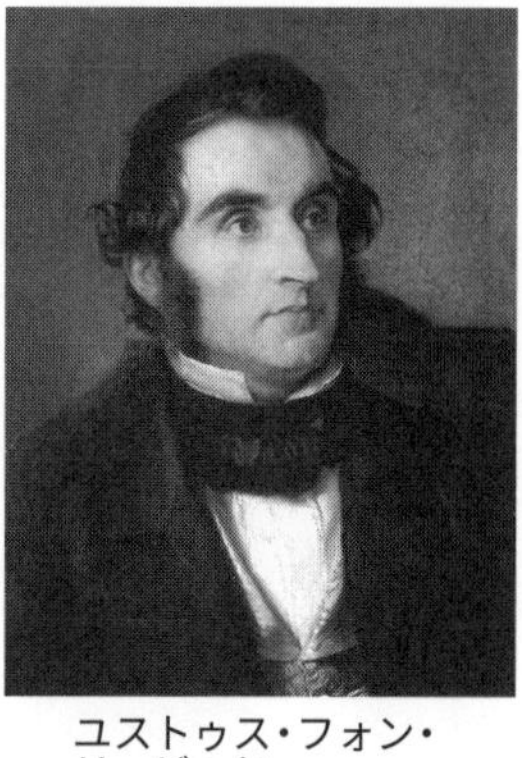

ユストゥス・フォン・リービッヒ

いまや抱水クロラールの安全性を疑う人もいます。なにしろマリリン・モンローの命を奪ったのが、アルコールとペントバルビタール〔鎮静剤〕、抱水クロラールの組合せだったのです[10]。抱水クロラールを入れた酒がとりわけ危なく、それに「ミッキー・フィン」の名がつきました。19世紀末のシカゴで、酒場のおやじマイケル・フィンが客の酒に抱水クロラールを忍ばせ、熟睡させて金品を盗んだところからきた俗語です[11]。

その作用には惜しくも(?)気づかなかったリービッヒは、いろんな分野に手を出しました。関心を合成化学から農業へも広げ、肥料の窒素分が大事だとつかみ、食品を化学で考察したりもしています。肉エキスの販売会社を立ち上げ、「ミートティー」の栄養価を讃えました[12]。大酒呑みを見舞うという「人体の自然発火」も調べています。50件ほどの噂話を吟味したあと、死体の組織に70％アルコールを浸みこませて火をつけ、アルコールは燃えても人体組織は燃えないと証明しました。あげくは、生きたネズミにアルコールを注射して火をつけるという、非人道的な実験もしています[13]。

アメリカの医薬品規制

アメリカの医薬品規制は、ゆっくりと整いました。まずは１９０６年、不当表示された食品と医薬品の州間・国家間交易を禁じる純正食品医薬品法に、セオドア・ルーズベルト大統領がサインしました。同法のもとで農務省の化学局が、製品の検査・没収権限を取得[14]。また同法は、ヘロインやコカインなど11種の物質を食品や医薬品に添加する際は、成分名と添加量を正しく表示せよと規定しています[15]。

１９２７年、化学局は食品医薬品農薬局に改組《かいそ》され、３年後に現在の食品医薬品局（ＦＤＡ）となりました[16]。１９３８年にフランクリン・ルーズベルト政権がつくった連邦食品医薬品化粧品法によりＦＤＡは、食品・医薬品・化粧品のほか医療機器も規制しはじめます[14]。同法は、市販の医薬品すべてに適切な使用法の表示を求め、どんな新薬の販売にもＦＤＡの安全性承認を要求したものです[17]。

１９５１年のデュラム・ハンフリー改正法は、中毒性などの理由で自己投与に適さない薬を「処方薬」と規定しました[14]。さらに１９６２年のキーフォーヴァー・ハリス改正法が製薬会社に、安全性・有効性の証明を義務づけました。きっかけになったのが、１９５０～６０年代のサリドマイド事件です。つわり緩和のためヨーロッパ製の鎮静剤サリドマイドを飲んだ妊婦から、次つぎに奇形児が産まれました。幸いアメリカでは、ＦＤＡの審査官フランシス・ケルシーが強硬に反対した結果、サリドマイドは認可されていません。第二次世界大戦のころ扱った抗マラリア薬が胎盤《たいばん》関門を通ると知った彼女は、サリドマイドもそうだろうと正しく見抜いたのです[18]。

いまＦＤＡは、以上の法律群、とりわけ連邦食品医薬品化

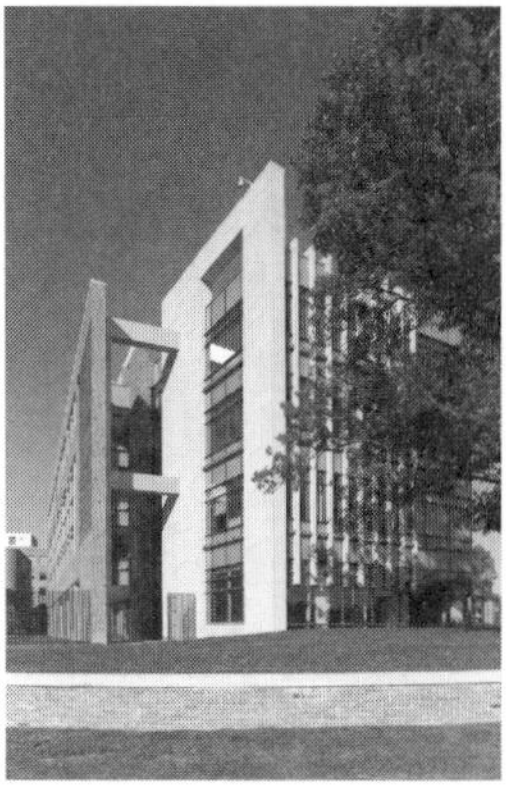

FDA

粧品法とデュラム・ハンフリー改正法、キーフォーヴァー・ハリス改正法をもとに新薬の審査を行っています。

新薬の認可手続き

新薬が世に出るまでの道のりは？　何年もかかるうえ、ときに数百億～数千億円も使う苦難の道です。製薬会社は、第1関門の新薬申請(NDA)に向け、多彩な試験を続けます。安全かつ有効だと証明すればよく、薬がなぜ効くのかをつかむ必要はありません。

ただし作業は膨大です。試験管実験(イン・ビトロ)と細胞実験(イン・ビボ)で有望そうなら、臨床試験実施申請(IND)を提出する。申請書には、動物実験を安全に行える根拠と、医薬の製造方法も書きます。INDの目的は、臨床試験も安全に行えることと、莫大な資源を使いながら失敗の恐れもある臨床試験に向けた企業の気合いを、FDAに伝えることです。

ヒトを対象とする臨床試験は、小規模な第1相(フェーズ＝段階)から大がかりな第3相まであり、最後の第4相は、市販後の試験になります(19)。

第1相では20～100人の健康なボランティア(がん治療薬なら、がん患者)を対象とし、ふつう数か月かけ、安全な投与量を決めます(有効性は後日の問題)。投与量を増減して副作用の有無をつかむのも主眼のひとつ。副作用が強いとわかったら、臨床試験は打ち切られる。第1相をパスするのは、医薬候補の約70％だそうです[19]。

第2相は、数百名の患者を被験者とし、数か月～2年ほどかけておもに安全性を評価します。ただし病状の進行に目を配りつつ、できるだけ有効性も評価します。第2相をパスするのは33％程度らしく、なかなかの難関です[19]。

臨床試験には、被験者のほか、多くの人たちがかかわります。まずは化学者と微生物学者が、医薬の候補をたくさんつくる。その効能を数値化するのが、統計学者や薬剤師や薬理学者。投与は看護師と医師が担当し、全体の進行は医務官が管理します。試験の規模が増すほどに経費がどんどんかさむうえ、どこかの段階で失格となれば、回収不能のコストも発生するのです。

第３相は、被験者を３００～３０００人くらいに増やし、プラセボ（偽薬《ぎやく》）も使う二重盲検《もうけん》試験（ダブルブラインド・テスト）を実施するため、短くて1年、長ければ4年もかけることになります。目的は薬の有効性をきちんとつかむこと。期間が長いだけ副作用も見つかりやすいので、安全性と有効性の判断もつきやすくなります。ＦＤＡの推計で、第３相をパスする医薬候補は25～30％だそうです[19]。

第３相の臨床試験をパスした製薬会社だけが、ＮＤＡ（新薬申請）を提出できます。試験管内から始め、細胞と動物を使う実験、さらに3段階の臨床試験を通過するまで何年もかかることを思えば、ＦＤＡ認可手順の厳密さがよくわかるでしょう。

ＦＤＡはＮＤＡを「薬の履歴《りれき》書」とみます。履歴の中身は、安全性と有効性を語る臨床試験データと、常習性の度合い、使用上の注意、製品表示など。ＦＤＡは「履歴書」を、統計学者と医官、調査官、薬理学者、主任担当官のチームに委《ゆだ》ね、６～10か月かけた審査のあと、認可の可否を票決します。かりに否決されたら製薬会社は、異議を申し立てるか、ＦＤＡが納得するまで試験を続ける権利を保持します[20]。めでたくＮＤＡを認可された製薬会社だけが、市販に向けて製造できるのです。

バイオ医薬の場合なら、小分子と同様な臨床試験を経て審査を受ける際、ＮＤＡのほかに、生物製剤認可申請（ＢＬＡ）も提出します。バイオ医薬の審査は、ＦＤＡ内の生物製剤評価研究センターという部署が担当します[21]。

第４相の臨床試験は、新薬が発売されたあとの状況調査ということになります。その薬を実際に使った人びとを被験者として、新薬の安全性と有効性を余すところなくチェックするわけですね[19]。

企業と学界のコラボ

医薬の設計と研究開発はふつう企業の仕事ですが、大学とのコラボもなくはありません。とはいえコラボは微妙な面を含みます。企業は特許がらみの情報を隠したがるため、教員や院生の側は、昇進や学位取得に欠かせない論文発表がしにくいのです。

アメリカだと大学の新薬研究は、国立衛生研究所（ＮＩＨ）のロードマップ・イニシアティブという部署が助成します。助成対象は、生物にからむハイリスク・ハイリターンな研究です。それに企業が目をつけたら、大学の研究室は医薬候補のリード分子を探索し、企業がさらに試験したうえ、うまくいけば臨床試験まで進みます。新薬に関心をもつ大学教員にとっては、願ってもないコラボですね。なにしろ大学には通常、候補分子の商品化に必須な臨床試験を行うインフラも経費もマンパワーもないわけだから。

コラボで画期的な分子が見つかり特許化すれば、製薬会社から大学教員へ、巨額な見返りがありえます[22]。製薬会社とのコラボですごい新薬を次つぎに見つける研究室もたまにあり、そうなると学科規模のベンチャーラボが生まれたりします。エモリー大学〔ジョージア州〕の創薬研究所や、セントジュード小児研究病院〔テネシー州〕のケミカルバイオロジー・治療学科、フロリダ大学の創薬センターが好例でしょう[22]。

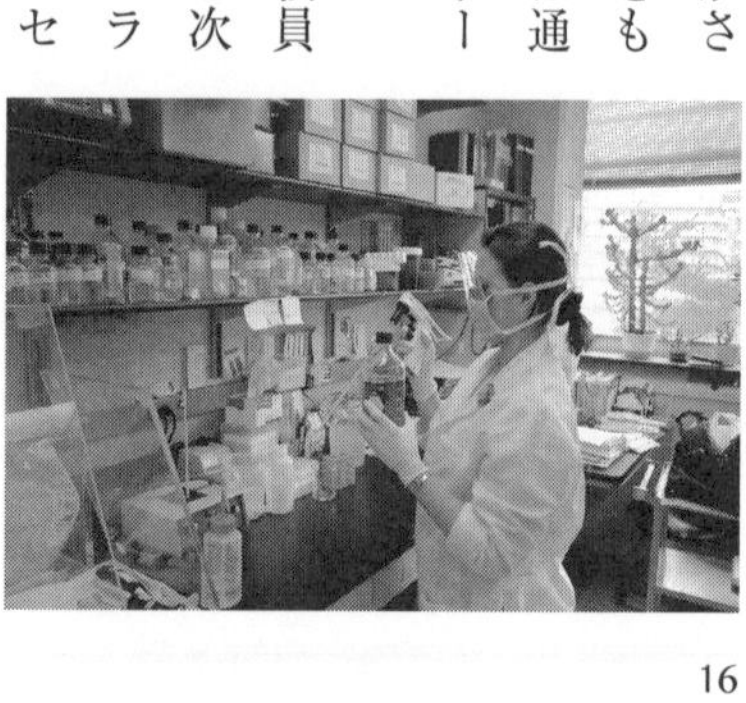

医薬の製造現場

認可ずみ新薬の製造は、それだけで1冊の本になるほど豊かなものです。企業は、ひとつの薬を大量生産する「製造作戦」を展開し、終わったら設備をきれいに洗い、次の薬を生産します。「作戦」中は、生産効率を上げて増収をねらう一方、製品の質を上げるための決断も続きます。小分子医薬なら、温度を精密に制御し、ときに固体も共存する液体を1000リットル級の容器に入れ、撹拌《かくはん》しつつ反応を進めます。温度の制御にしくじると、反応が止まったり副生物ができたりして、時間と経費をドブに捨てることになります。多段階反応なら反応ごとに生成物を分離・精製し、次の段階に回します。

製品が丸薬《がんやく》や錠剤なら、薬効のある最終産物は粉末です。それに添加物（結着材、増量材、香料、抗酸化剤、保存料など）を加えたあと粉砕・混練《こんれん》し、体内で働きやすいよう、粒のそろった混合物にします。製品が液状なら別の操作が必要になり、たとえば目薬には高度な殺菌が欠かせません。

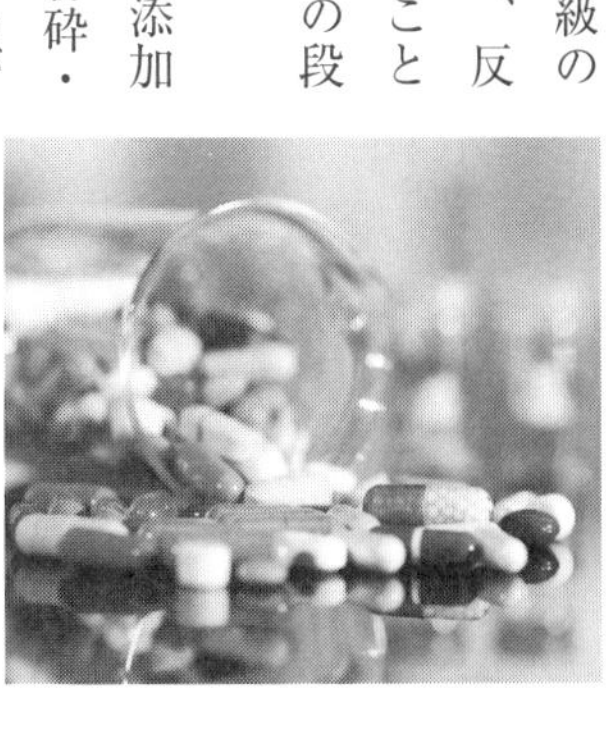

工場では、有機溶媒を吸わないとか、高温や低温の反応装置に触れないようにし、手足を引っかけそうな可動部分をなくすなど、作業員の安全管理も必須です[23]。作業員が薬剤に長期間さらされて健康を損なう場合もあり、エストロゲン（女性ホルモン）の製造現場がその一例です。工程のあちこちでエストロゲン粉末を吸った人たちが、男女を問わず体調不良になりました[24]。

アメリカの新薬特許

アメリカの場合、新薬特許の有効期間は20年です。長いようでも、特許が有効なうちに最大の利益をあげるには、時間との戦いが欠かせません。ふつう特許は、臨床試験のだいぶ前に取得します。「新規物質組成特許」を特許商標局に出願した瞬間から20年後へのカウントダウンが始まり、時計が刻み続けるなか臨床試験の第1相にとりかかるのです。ＮＤＡ(新薬申請)をＦＤＡが承認すれば、その医薬名は、関連の特許全部とともに、ＦＤＡの「医療用医薬品品質情報集」(通称 オレンジブック)にリストされます。特許システムは国それぞれですが、本書ではアメリカの流儀だけ紹介しましょう。

ＦＤＡが新薬を認可するころ、カウントダウンもだいぶ進んでいるため、残る特許権期間は7〜10年しかありません。残る期間に製薬会社は、医薬の設計から製品化までに使った数千億円(ときにはそれ以上)を、なんとしても回収したいわけです[25]。その期間、他社は同じ薬を売れません(売れば訴訟になるでしょう)。

特許権のパワーは強いので、製薬会社はいつも特許化をねらいます。特許権が存在しないと、新薬づくりなどする気になれません。特許権がなければ、新薬発売の数か月後に他社が模倣品を出し、研究開発期間とＦＤＡへの申請に費やした莫大な時間とお金と労力もドブに捨てることとなる。医薬の種類で差はあるものの、ＦＤＡが認可するのは申請ほぼ7件のうち1件ほどの率だから、特許は狭き門なのですね[26]。

失敗もありうる臨床試験の経費は、１００億円どころではありません。研究開発にも巨費が飛び、しかもＦＤＡが認可するとはかぎらないのです[27]。

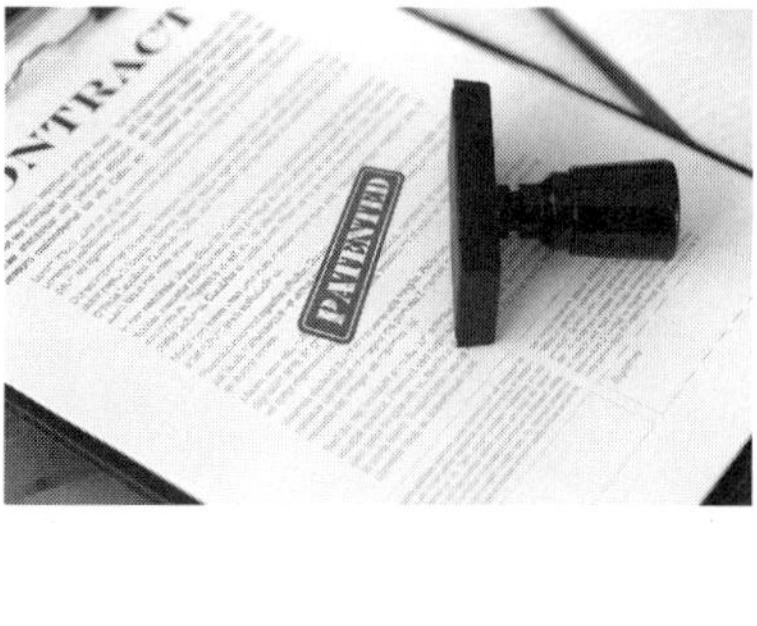

新薬の特許は、製薬会社の出費に見返りを恵む一方、新しい治療法を患者に恵むものでもあります。経営者が聖人君子でない以上、特許が失効する前に製薬会社は、ブランド品の価値を高めて利益を最大化しようと、必死に努力するのです[25]。

特許の延命作戦

FDA認可にかかった時間の長短はさておき、特許が有効なうちに最大の収益をあげる道はいろいろあります。賢い会社は、失効の少し前にちゃっかり「特許時計」をリセットします。配合や用法を少しだけ変えた「新製品」を出すのです。

よくある別の手は、既存の薬を持続放出(徐放《じょほう》)型(終章参照)に変え、市場価値を高める手法。使う側にもうれしい変化でしょう。あるいは、医薬が体内で代謝された直後の分子も薬効を示すなら、その代謝産物を新薬にして特許を申請します。たとえばワイス製薬のプリスティーク(一般名 デスベンラファキシン)は、親会社ファイザーのイフェクサー(一般名 ベンラファキシン)の代謝産物を主剤にしたものです(一般名＝主成分の物質名)。どちらもセロトニン‐ノルエピネフリン再吸収阻害《そがい》作用を示します[28]。

既存の薬から光学異性体《こうがくいせいたい》(右手型と左手型の分子。両方の等量混合物がラセミ体)の片方だけを取り分け、新薬にしてもいいのです。抗うつ剤のセレクサ(一般名 シタロプラム)はラセミ体ですが、抗うつ作用を示すのは左手型だけ[29]。セレクサの特許が切れかけた２００２年、左手型だけのレクサプロ（一般名 エスシタロプラム）が発売されました[30]。同じことをアストラゼネカ社が、胃食道逆流症の薬プリロセック（一般名 オメプラゾール。ラセミ体）でやっています。ただしこの場合、酸性の胃のなかで右手型も左手型も同じ分子に変わってしまうため、薬効に差はありません[31]。なのにアストラゼネカ社は左手型だけのネキシウム（一般名 エソメプラゾール）を新発売しました。少しいじるだけだから開発費もわずかですみ、製薬会社が大儲けした好例です。

入手が面倒な処方薬を、市販薬に変える手もあります。たとえばシェリング・プラウ社（現メルク社）は、好評だったアレルギー薬クラリチンを、効き目は処方薬級でも安全な姿に変え、処方箋《せん》なしで買えるようにしました。特許切れ寸前の２００２年、同社はみごと市販薬クラリチンの認可を得ます[32]。クラリチンというブランド名は変えずに価格を下げ、処方箋なしで買えるようになりました。うまい作戦だといえましょう。

新薬開発：アメリカのシェア

１９９６年から２０１３年まで18年間の新薬特許は、全世界55万６１１２件のうちアメリカが12万６７４７件でした。ヨーロッパ全体の16万２７２１件（国別だとドイツ３万２５３４件、フランス２万３９０４件など）に近い数字です。日本の３万３５３９件、中国の３万９４６０件もドイツやフランスと肩を並べます。

目立つのは中国の躍進です。1996年にわずか46件だったものが2000年の1218件、05年の2165件、13年の4352件へと伸びました。その要因は、20世紀末〜21世紀初頭の5か年計画で国が製薬産業に恵んだ手厚い支援でしょう。この勢いなら36年ごろ中国は、特許件数で「アメリカ+ヨーロッパ」を抜くのかもしれません(33)。

将来はさておき先ほどの18年間だと、「アメリカ+ヨーロッパ」の規模は、世界の半分を超えています。国別ならアメリカは、2位の中国より3倍も多い。アメリカが今後もトップの座を守るのか、「後進」に道をゆずるのかは、時が教えてくれるでしょう。

自由市場を尊ぶアメリカは、人口あたり新薬開発にかけるお金が多いため、製薬会社も新薬づくりを進めやすいと昔からいわれてきました。事実かどうかはともかく、少なくとも現在まで、国内でイノベーションがどんどん進んだのは事実でしょう。

後発（ジェネリック）薬

ある薬の特許が切れたら、何が起こるのか？ 製薬会社にとって、特許の失効は死活問題です。アメリカの制度だと、有効期間内は特許侵害者を排除できても、失効後に同じ医薬が流通するのはかまわない。つまり他社も同じ医薬を別ブランドで製造販売できます。ご存じの後発(ジェネリック)薬ですね。

後発薬の市場投入については、１９８４年のハッチ・ワックスマン法、別名「医薬品の価格競争と特許期間の回復に関する法律」に定めがあります。ハッチとは、ユタ州選出の議員名。上院の歴史で最長の在任期間を誇りながら、以後もほぼ40年におよび、後発薬の市場に大きな影響をもち続ける大物です。

同法には、後発薬メーカーの市場進出を助ける規定が2つあります。ひとつが、通常より簡単な簡略新薬承認申請（ＡＮＤＡ）でよしとするもの。製薬会社は、後発品の効能も先発品と同じだと示す試験・実験データのほか、合成法と量産化法を明記すればすむ。つまり、先発品に必須だった臨床試験はしなくてよいのです。また後発品メーカーは、先発品の特許が有効なうち、ＡＮＤＡに必要な試験を始めてもいい。だからこそ、先発品の特許が切れるとたちまち後発品がどっと出回るわけです[34]。

２つ目が、後発品を手がける最初の企業に１８０日の「独占期間」を与えて先行スタートさせ、価格を自由に設定させるもの[35]。以後の数年、後発品をつくる企業間競争が価格をどんどん下げ、消費者も喜ぶわけです。２０１９年のＦＤＡ発表だと後発品の価格は、競合メーカーが1社なら先発品の約6割に落ち、2社なら半分以下に落ちるとのこと。6社以上ともなればさらに値下げが加速して、１０００円だった先発品が50円以下になることさえあります[36]。

バイオ医薬の場合は、バッチごとに製品の質が変わるし、完璧なコピーもつ

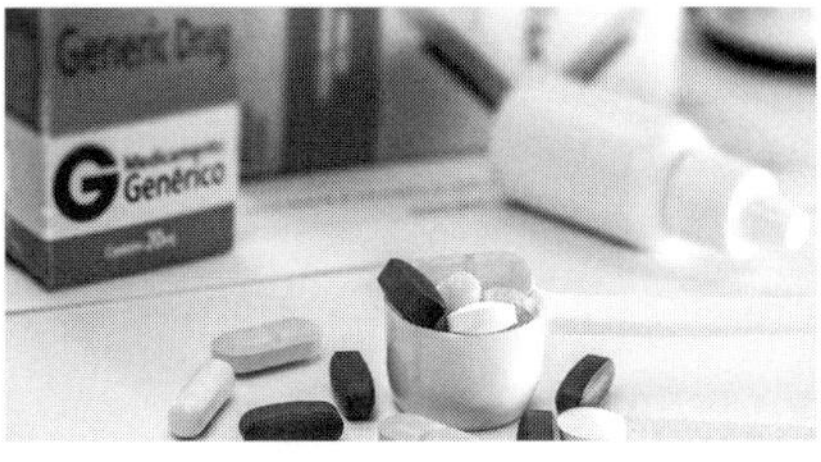

くれないため、真のジェネリック品はありえません。だから後発品は、効能が同じという了解のもと、「バイオ後発品(類似品)」とよびます。ただし、小分子医薬ならANDA用の臨床試験は不要なところ、バイオ後発品は追加の臨床試験も必須です[37]。そのせいでバイオ後発品づくりはぐっとむずかしく、コストがかかってしまいます。

医薬開発一般はアメリカとヨーロッパが率いている一方、後発品の製造はグローバル化しました。たとえば製薬大手の武田テバ社は、イスラエルのペタフ・ティクヴァ市とアメリカのニュージャージー州パーシッパニー市に拠点を構えます。マイラン社はオランダとイギリス、ペンシルベニア州に拠点をもち、サンド社はスイスの最大手ノバルティス社の子会社です。バイオ後続品の市販で先行したアポテック社は、カナダのトロント市に本社を置き、ウィニペグ市に製造部門を構えます。ドクターレディー社とサンファーマ社、オーロビンドファーマ社の本拠地はインド。そんなメーカー群が全世界の人びとに安い医薬を届け、雇用も生んでいるのです。

ハッチ・ワックスマン法には、もうひとつ重要な規定があります。先発品のメーカーを利する規定です。「次の新薬」をFDAに申請して審査中なら、その埋め合わせに、企業は特許の有効期間を(最長5年だけ)延長できます。その許諾を得るには、「オレンジブック」記載の認可医薬にからむ特許すべてのリストの提出が要求されます[38]。特許の実質的な延長期間は3年くらいだとはいえ、その期間に先発品メーカーは、収益を活用していろんなことができるわけですね[35]。

ただし後発品市場には若干の混乱要因があります。先発品メーカー自身が「本家本元のジェネリック品」をつくって市販した場合です。そうなると、他社の後発品が売れにくくなり、先発品メーカーの儲けは(消費者が買いやすい低価格だから、独占販売時期よりも少ないとはいえ)増すことになります[35]。

先発品メーカーにはもうひとつ、リバース・ペイメントという切り札もあります。後発企業に対価を払い、後発品の製造をやめさせたり遅らせたりする戦術です。有名な話として、アストラゼネカ社がインドのランバクシー社に1000億円も支払って、胃酸抑制剤ネキシウムの生産を遅らせた例があります[39]。想像を絶する巨費ですね。メーカーが先発品にしがみつくのも、他社が後発品をつくって売りたがるのも当然でしょう。

いま新薬の開発はどう進み、製薬企業の行く手にはどんなハードルがあるのかを、ざっとおわかりいただけたと思います。そんな現状を心に置いて、次章からの歴史物語におつき合いください。皮切りは、言わずと知れた抗生物質のペニシリンです。

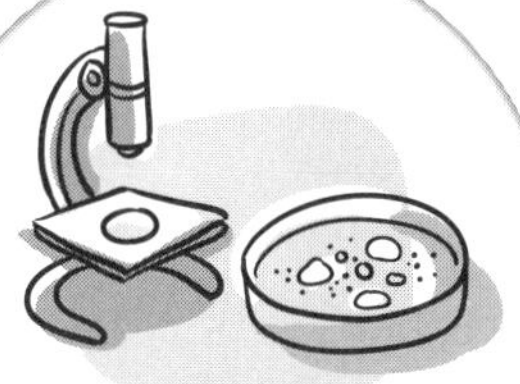

Chap 01

ペニシリン
——元祖・抗生物質

20世紀の奇跡ともいえるペニシリンは、細菌（バクテリア）感染と戦う強力な武器になり、おびただしい命を救った抗生物質の第1号です（抗生物質は5000種ほど知られ、200種以上が実用化）。その背後には、ペニシリンに勝るとも劣らないパワーのワクワク物語がありました。戦場の応急処置…鋭い観察眼…実用化への厚い壁と一発大逆転などなど、いくつもの分かれ道をたどった物語です。

まずは、皮切りの仕事をしたアレクサンダー・フレミング（1881〜1955）の経歴と、ペニシリン発見のいきさつを眺めましょう。

常識を疑う

イギリスの農家に生まれたフレミングは、大学（王立科学技術学院。現ウェストミンスター大学）を出てすぐ医学校に入ったわけではありません（欧米では通常、4年制大学を出てから医学を学ぶ）。卒業から4年間は商船会社に勤め、平凡

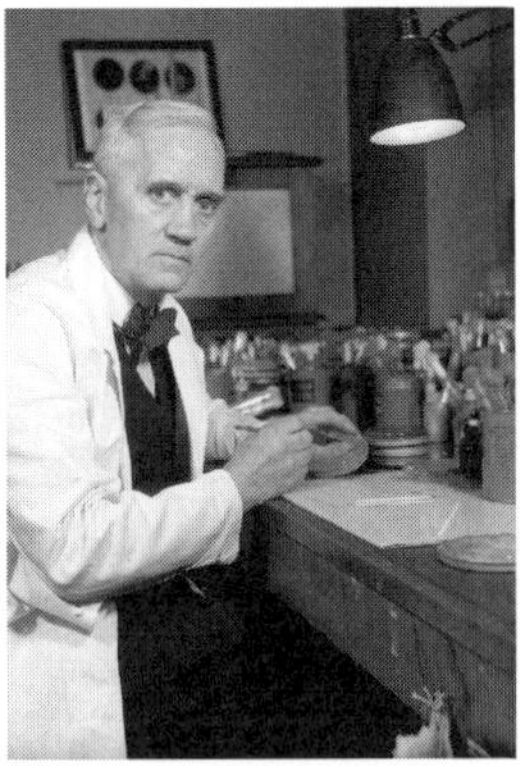
アレクサンダー・フレミング

な仕事をしています。

かのウィンストン・チャーチルが沼で溺《おぼ》れかけ、農作業中のフレミング（または父親）が救ってあげたという、まことしやかな話があります。お礼にチャーチルの父ランドルフ・チャーチル卿《きょう》がフレミングの医学校進学を支援した…と続く話。でもそれは、1950年代の教会が子どもの道徳教育に使ったつくり話にすぎません[1]。現実世界の彼は、叔父ジョン・フレミングの遺産を分与され、そのお金でロンドン大学セントメアリー病院の医学校に進み、世界を一変させることとなりました[2]。

1906年に25歳で医学校を出たフレミングは、まだ細菌研究とは縁もなく、周囲に知られているのは射撃の腕だけ。その腕と研究能力を惜しむ射撃部の部長が、医学校に就職できれば射撃部にも残ってくれるだろうと期待して、細菌学者アルムロート・ライト卿に彼を引き合わせます[2]。話がトントンと運んだ結果、以後フレミングはライト卿と共同研究する仲になりました。

1914年、ライト卿とやった共同研究の成果も効いて、33歳のフレミングは講師に昇任。ほどなく第一次世界大戦が始まって4年間、王立陸軍の医療部隊に召集されました[3]。研究時間のロスに見えそうな従軍も、彼自身には学びの場となります。どうやら僕らの敵は、同盟国というよりも、傷口の感染だな…。いい消毒剤がなかったのです。

フレミングは、戦場で傷の消毒に使うフラビン〔正式名 アクリフラビン〕のひどい後遺症をその目で見ました[4]。1917年の論文「フラビンの生理作用と消毒効果」で彼は、フラビンの使用に反対します。王立陸軍医療部隊の中尉フレミングが、軍の方針に文句をつけたわけです。

フラビンは当時、戦場で理想の消毒剤だと思われていました。一連の実験でフレミングは、フラビンが細菌の増殖を抑えないばかりか、白血球〔免疫《めんえき》の主役〕を壊すことも見つけます。それをもとに、フラビンの静脈注射（血液感染の治療）も局所殺菌（傷の手当て）も中止せよ、と警告しました。フラビンは白血球を壊して免疫系をダメにし、傷に塗っても深部に届かないため殺菌力もない…。以上を名高い『ランセット』誌の論文にまとめ、万能薬のようにフラビンを使う慣行を「不健全」と切り捨てました[5]。

抗菌剤：初期の成功

第一次世界大戦もすんでフレミングはセントメアリー医学校に戻り、感染性の細菌に注目しつつ研究を進めます。1922年には、当人最高の論文といわれる「人体の組織と分泌物に含まれる強力な溶菌《ようきん》因子」を発表。ペニシリンの発見を予兆するようなその論文で彼は、鼻の粘液が細菌の増殖を抑えると述べ、「ただしブドウ球菌には効かないこともある」と補足しました[6]。

続いて、涙や唾液《だえき》、軟骨、人体組織が細菌コロニーに及ぼす作用を調べます。結果はいつも変わりなく、溶菌因子（リゾチーム）が働くようでした。リゾチームという語は、リゾが「壊す」、チームが酵素を意味し、「細菌の細胞壁を壊す酵素」のことです。

さらに彼は、卵白にリゾチームが多いのを見つけます。少し前の１９０９年にウクライナの生化学者Ｐ・ラシュチェンコが卵白の抗菌作用を発表していたため、その裏づけとなりました[7]。涙・粘液・唾液の混合物は、ブドウ球菌も連鎖《れんさ》球菌も殺すとわかり、よりよい抗菌薬の実現に勢いがつきます。目や鼻のような傷つきやすい部位では、免疫系の前線でリゾチームが働くことを、フレミングは明るみに出しました。

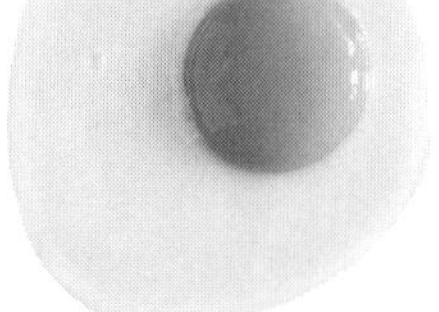

世紀の発見

以後の数年、彼はすぐれた抗菌薬を追い求めます。１９２８年に出発点が見えました。家族休暇でサフォーク州バートン・ミルズ村の粗末な別宅、通称をドゥーン〔ヒマラヤで谷間をよぶ名〕という家に出かける寸前、ブドウ球菌の株を窓際の実験台上、数枚の寒天皿（ペトリ皿、シャーレ）に植えました[8]。休暇から戻り、実験室に行ってみると、ある皿にカビが生えている。カビのそばに植えておいたブドウ球菌は死に絶え、ずっと遠い位置の菌はいつもどおりに増殖中でした。

彼はそのカビがペニシリウム属だと確かめ、１９２９年に画期的な論文「インフルエンザ菌ｂ型の

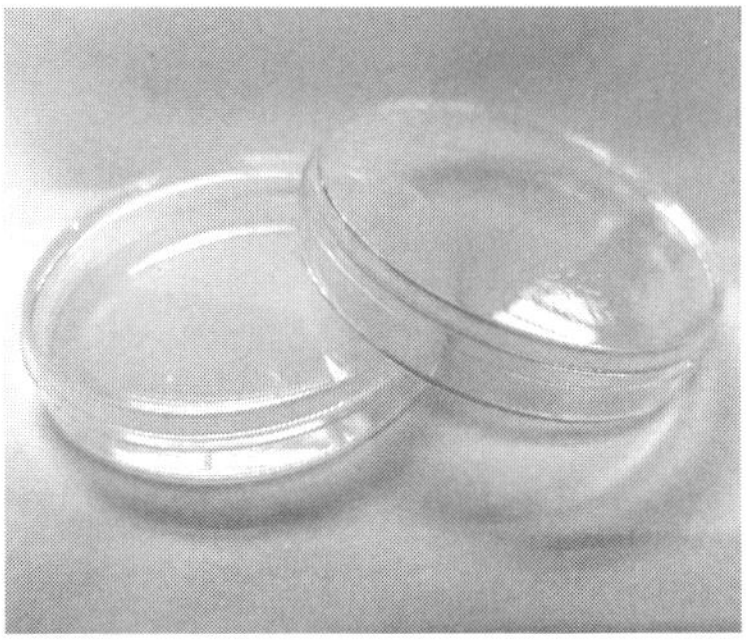

寒天皿

単離に使えるペニシリウム培養物の殺菌作用」を発表。なお論文中に書かれた種名 *Penicillium rubrum* は、後日 *Penicillium rubens* だと判明します（本章では以下、ほとんどの箇所で属名の「ペニシリウム」を使用）〔ペニシリウムの語源はラテン語の「画家の絵筆」。胞子《ほうし》の姿が絵筆やホウキに似ている〕。論文には、カビの色が白から濃緑を経て黒ずんだあと黄色に変わる…という記述があり、そんな色変化からカビを特定したのです[9]。

ほかのカビも調べたところ、殺菌作用を示すのはペニシリウムだけ。ブドウ球菌や連鎖球菌、肺炎球菌、淋《りん》菌を寒天皿で培養し、そこにペニシリウムを加えると、まわりの菌がじわじわと死に、透明になっていきました。ペニシリウムが抗菌性の物質を分泌するんだな…とフレミングはひらめきます。カビの分泌物を８００倍に薄めた実験でも抗菌性を確かめ、この物質をペニシリンと名づけました[9]。

新物質はふつう人名や地名から名づけますが、あの命名は安易でしたね…と彼は１９４５年のノーベル賞講演で語ります。属名のジギタリス〔キツネノテブクロを含む植物群〕から強心剤のジギタリン（６章）を

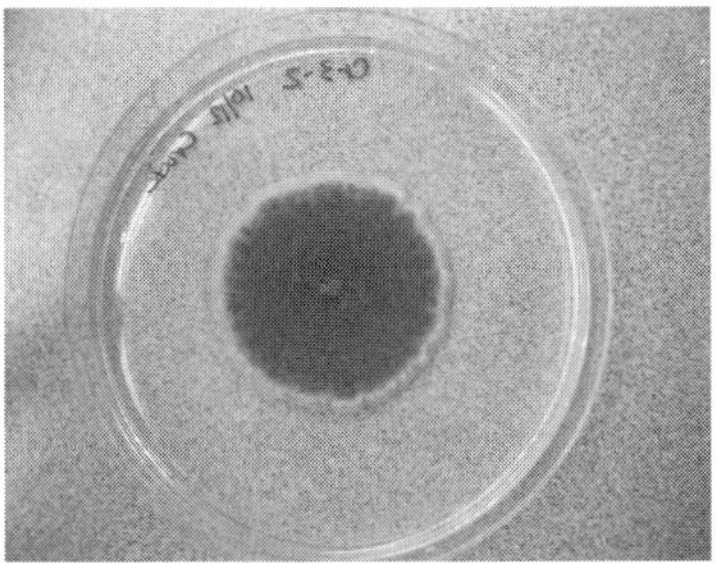

Penicillium rubens

命名したようなものですよ…。また、実験と考察を進め、ペニシリンが働く仕組みまで提案すればずっとスマートな論文になったところ、「私は古い型の細菌学者で、観測事実にこだわる人間でしたから…」[10]。

1929年の論文では、抗菌(殺菌)作用のほか、ペニシリンに害がないのも確かめました。ペニシリンをウサギとマウスに注射したほか、ある人の傷口に(未単離の)ペニシリンを含む培養液を塗ったり、別の人の目を培養液で1時間おきに洗ったりして、無害だと確かめています。フラビンのように白血球を壊したりもしない。ブドウ球菌や淋菌、連鎖球菌、肺炎球菌を殺し、ヒトに毒性がないからこそペニシリンは、すぐれた抗生物質として広く使われるようになったわけです[9]。

フレミングが見たカビは、外気から窓を通って実験室に入り、ブドウ球菌を植えた皿に着地した──が通説です。けれど、屋外のカビが2階の窓まで舞い上がったとも、実験室の窓を開けたまま家族旅行に出たとも思いにくい。じつは下の階にラボをもつ植物学者チャールズ・ラトゥーシュ博士がアレルギーとカビの関係を研究中で、そこからカビの胞子が舞い上がり、たまたま培養皿に着地した可能性のほうが高そう。フレミング自身が1929年の論文に、ラトゥーシュ氏にもらった別のカビの抗菌作用を調べたと書いているため、同氏がペニシリウムをもっていた可能性は高いのです[11]。

豊かな観察事実とペニシリンの働きを1929年の論文にしたフレミングも、ペニシリンが単離されるまでの以後10年ほどは、足踏みを続けました。周囲に発見を伝え、誰かが単離してくれるのではと期待してカビの試料を配ったりしながらも、進展はゼロ。ノーベル賞受賞講演で彼は、滅菌ずみのカビを貼ったろ紙を参会者に配っています(10)。

　自分で単離できなかったとはいえ、初期の治験《ちけん》には加わりました。1930年にシェフィールド大学病理学科のセシル・ペイン（セントメアリー時代の教え子）が、フレミング提供のカビ抽出液を、初めて人間の患者に使います(12)。患者のうち2人は、誕生からこのかた目ヤニの異常分泌が続く淋菌性結膜炎の幼児でした。カビ抽出液を両眼に滴下したところ、2人ともほどなく全快しています(13)。

　1931年にペイン博士は、右目に石の破片をくらった鉱夫にもペニシリンを試しました。肺炎球菌に感染した目をペニシリウムのろ液で洗ったら、48時間以内に快癒《かいゆ》。とはいえペニシリンをまだ単離できていない以上、ペインも治験効果を大っぴらには語れず、論文にも講演の話題にもしていません(14)。

バトンタッチ

　やがて1938年、〔ロンドンの西北西80キロにある〕オックスフォード大学の生化学者エルンスト・チェインがフレミングの論文に目を留め、研究室のボスだったハワード・フローリーに読ませました。一読したフローリーは、チェインのほかノーマン・ヒートリー、エドワード・エイブラハムなど研究室の戦力を、ペニシリンの抽出・精製に投入しようと決断します。ペニシリンの医薬化に向かう道が拓けた瞬間です。

それまでにも研究グループは、1937年にリゾチームの結晶化をやりとげたエイブラハムから、フレミングの仕事を聞き及んでいました[15]。ペニシリン分子の構造は42年ごろに判明します。「β《ベータ》ーラクタム環」とよばれる四角形の部分が、抗菌作用のキモでした[15]。

カビからペニシリンを単離した生化学者チェインは、だいぶ遠回りしてフローリー研究室に来た人です。ロシアからの留学生とドイツ人女性とのあいだに生まれ、ナチスが権力を握るやベルリンを脱出します(母親と姉妹がホロコーストに倒れたことは終戦後に知る)。ペニシリンの単離では、カビ培地のpH値と培養温度をいじり、数十リットルの培養液から指の爪ほどの量のペニシリンを単離するのに大活躍しました[16]。チェインは、フレミング自身が何度も挑戦して果たせなかったことに成功したのです。ペニシリンは、かつてフレミングが研究したリゾチームのような酵素ではなく、小分子の姿で働く物質でした[17]。

フローリー軍団の「雑用係」だったヒートリーは、ペニシリウムの培養に、病室用の便器だろうと何だろうと手当たりしだいに使いました。やがてペニシリンの抽出・単離法を仕上げるのがまさに彼です[18]。1940年5月のある週末、単離したペニシリンで初の動物実験をしたときは、結果を見届けようと、致死量の連鎖球菌を注射したマウス8匹を徹夜で見守ります。8匹のうち、ペニシリンを打った4匹だけが生き残りました[19]。

くり返した実験の結果は、ヒートリーとフローリーの期待どおり。ペニシリンの単離も治験も大成功でした。結果をまとめた論文「ペニシリンを使う化学療法」が1940年の『ランセット』誌に載って、フローリー研究室はペニシリンの研究で名をとどろかせ、ペニシリンを薬にする道もついに拓けました[20]。

1940年の秋、ペニシリンの威力を世に示す好機が到来します。アルバート・アレクサンダーという名の警察官が、バラ園の手入れ中にトゲで唇を引っかきました。傷口はたちまち感染し、両目を含む顔全体に広がります。オックスフォードのラドクリフ診療所が処方したサルファ剤も効かず、膿瘍《のうよう》は目と肺、肩にまで拡大[21]。ただし別バージョンとして、警察本部からサウサンプトン署に出向していたアレクサンダー氏が、サウサンプトン駅が爆撃された際に負傷した…という話もあります。同氏の職業を思えば、そちらのほうが事実に近いでしょう[22]。

どちらが真相にせよフローリーとチェインは、アレクサンダー氏に5日間のペニシリン注射を続けました。治る気配はくっきりと見えながらも、あいにくペニシリンの手持ちが足りなかったため、同氏はほどなく死去します。

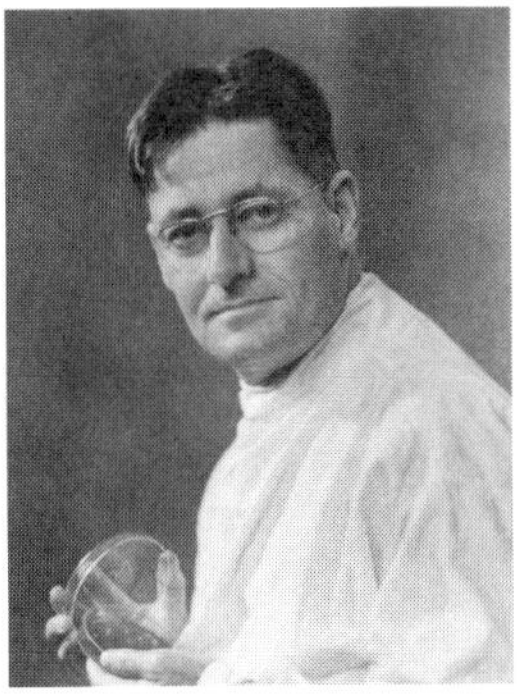
ハワード・フローリー

当時は、患者1名分のペニシリンを得るのに、カビの培養液が2000リットルも必要でした[21]。苦境を脱したいオックスフォードのチームは、外に助けを求めます。1941年にフローリーとヒートリーは渡米し、いくつかの製薬企業にペニシリウム大量培養の話をもちかけました。カビを入れた小瓶の紛失や盗難が心配な2人は、やや突飛な行動に出ます。ヒートリーの出した迷案、それは――カビをコートに塗りつけとこうか…というものでした。

2人はアメリカ農務省・北部地域研究所の幹部たちに協力を求めました。ヒートリーは半年ほどそこに残ってペニシリウムの培養法を教え、フローリーのほうは東海岸へ出向き、連邦政府と製薬会社の関心を引こうとします[23]。2人のアメリカ行脚《あんぎゃ》はたいそう実り多いものでした。

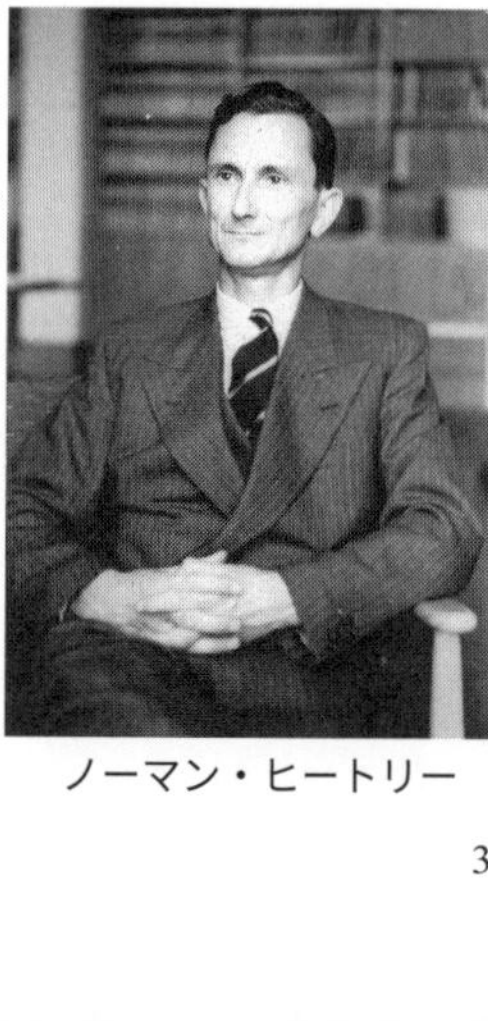

ノーマン・ヒートリー

警察官アレクサンダーの件では希望が悲劇に暗転したものの、ペニシリン治験の好機は以後も到来します。1942年の3月、アン・ミラーという若い妊婦が流産のあと、血液の連鎖球菌感染で意識混濁になり、コネチカット州のニューヘイブン病院に担ぎ込まれました。体温は42℃近くまで上昇。ペニシリンの話を聞き及んだ担当医が、ニュージャージー州のメルク社からもらった少量のペニシリンを注射したところ、ひと晩で熱は下がり、意識も戻りました。ペニシリンで助かった史上初の患者ミラー夫人は、99年に90歳で他界します[24]。彼女を救った小さじ1杯のペニシリンは、なんと、当時のアメリカ国内にあった総量のほぼ半分でした[25]。

そのころペニシリン供給の難題と格闘した研究者は、投与したペニシリンの大部分が尿に出るのを確かめます。注射した量の40～90%が、4時間以内に排泄される[26]。すると、患者の尿を濃縮して結晶化させれば、別の患者に投与できるな…。荒っぽい手でも、小さじ1杯が国内総量の半分という時期、たいへんな朗報でした。尿からペニシリンを回収できることは、ミラー夫人に投与したころわかっていたらしく、ヒートリー博士がペニシリン入りの小瓶を届けたあと、何ガロン〔１ガロンは約４リットル〕もの尿をメルク社へ運んだという逸話が残っています[27]。

同じ１９４２年の11月28日、ボストンのナイトクラブ「ココナッツ・グローブ」で大火事が起こり、ペニシリン大規模利用のきっかけになりました。フロア担当のボーイが電球を交換しようと、暗がりでマッチを擦ったところ、数分のうちに建物が炎に包まれ、４９２人が焼死。負傷者の手当てをしたい医師たちが、メルク社に打診します。十分な量のペニシリンをもたない同社もぜひ助けになろうと、ペニシリウムの培養液32リットルを、警護つきでマサチューセッツ総合病院に運びました。負傷者のブドウ球菌感染を防ごうというわけです[28]。セシル・ペインが淋菌性結膜炎の患者を救おうと、培養液のろ液を使った12年前（１９３０年）の再現でした。

第二次世界大戦中の１９４３年、枢軸《すうじく》国の勢いをなんとしても削ぎたい英米は、ペニシリン関係の研究発表を禁じます。両国は、学者と企業人からなる研究者集団が定期的に情報交換する場を設け、戦場に運ぶペニシリンを入手しようとしました。そのときの企業側が、やがて巨大製薬会社になっていくメルクとブリストル・マイヤーズ・スクイブ、ファイザー、イーライリリーの４社です[29]。

必死の努力をしても培養やペニシリン抽出が遅々として進まないうち、イリノイ州ピオリア市の農産物市場で、セレンディピティ〔想定外のうれしい発見〕が起こります。同市にある農務省・北部地域研究所のチームが中核となり、ペニシリウムの培養とペニシリンの生産を産業規模に高めようとしていました[30]。それに関心をもつ市民が、「カビつき果物」をたびたび研究所員に渡していたようです[31]。

1943年の某日、フルーツ売り場に出向いた研究助手のメアリー・ハントが、マスクメロンの1個に「きれいな金色のカビ」を見つけます。カビはペニシリウム属の新種だとわかり、調べてみるとペニシリン含有量がずいぶん多い。さらにX線を当てて突然変異させたところ、合成量が変異前の1000倍にもなりました[21]。

ペニシリンの働き

ペニシリンが抗菌作用を示す仕組みを眺めましょう。分子量334のペニシリンは、小分子医薬の範囲にピタリと入ります。作用のカギは、分子の骨格内にある四員環（β-ラクタム環）。環の性質が効いてペニシリンは、細菌がもつDD-トランスペプチダーゼという酵素に結合し、その働きを邪魔します。DD-トランスペプチダーゼは、糖の分子がつながった「多糖の鎖」をペプチド（少数のアミノ酸分子のつながり）が橋架けした「ペプチドグリカン」の合成に働きかけます。そのペプチドグリカンは、細菌が増殖（分裂）しようとするとき、細胞壁の強化に働くものです[32]。

DD-トランスペプチダーゼは、「ペニシリンが標的にするタンパク質」とみてもよろしい。分裂の寸前に細胞壁が少し開くと、DD-トランスペプチダーゼが働いてペプチドグリカンの合成が進み、細胞壁の開口部を埋めます。それをペニシリンが邪魔するため、浸透圧の高い細胞内に開口部から水がどっと流れこみ、細胞が破裂してしまうのです[32]。

グラム陽性菌に効くペニシリンも、グラム陰性菌には効きません〔デンマークのハンス・グラムが1884年に考案した方法で紫に染まるのが陽性菌、染まらないのが陰性菌〕。グラム陰性菌は、ペプチドグリカンの細胞壁を覆う「リポ多糖」の層を備えています。リポ多糖の層は脂質〔油脂の仲間〕が糖の分子に結合した姿ですが、ペニシリンが標的にする酵素は、リポ多糖にまったく作用しないのです。

チェインとエイブラハムは1940年、ペニシリンの単離に成功した直後、ペニシリン分解酵素をもつ〔ペニシリン耐性の〕細菌を見つけました[33]。「耐性菌」がもつβ-ラクタマーゼという酵素がペニシリンのβ-ラクタム環を壊すため、ペニシリンはもはや細胞壁にとりつけず、その合成を抑えることもできない。そんな耐性菌が体内にできてしまうと、ペニシリンを投与しても効きません。

大量生産

たまたま見つかったカビつきマスクメロンのおかげで米英両国は、小さじ1杯の量と尿のリサイクルに苦しむ時期から脱けだしました。アメリカの軍需《ぐんじゅ》生産委員会が口を出し、オーバーロード作戦〔1944年6月のノルマンディー上陸作戦〕用に、投与230万回分の生産目標を設定します。国内21か所の工場で1日24時間、細胞培養とペニシリンの単離が進みました。戦後の49年にフローリーが、当時の勢いをこう回想します。「どの工場もペニシリン大量生産に向ける馬力はすごかった。あれがなけりゃ、ノルマンディー上陸作戦のとき英米の負傷兵は救えなかったね」[34]。

1945年1月の時点でアメリカのペニシリン供給能力は、投与400万回分に上がりました[35]。当時の製品はペニシリンG(別名 ベンジルペニシリン)。研究が進むにつれて、ペニシリンには何種類もあるとわかったのです(合成品を含めペニシリンは20種に近い。現在は薬効の強い「G」を常用)。45年3月15日には一般向けの注射用ペニシリンもでき、全米の調剤薬局で売られました[34]。イギリスでは普及に少し時間がかかり、民間に出回り始めたのは戦後の46年6月1日です[22]。

第二次世界大戦のさなか、人命を救う薬を誰かの専有物にするのはよくない…とフローリーが(たぶんフレミングも)主張したため、ペニシリンの特許化はされていません。カビがつくる天然物を特許にできるのかどうかも疑問でした。「単離法」は特許化しながらも分子自体を特許化しなかったことを、後日チェインは悔やんだそうです[23]。

戦後もペニシリンの研究は続きました。エイブラハムが推定した分子構造は、オックスフォード大学の女性研究者ドロシー・ホジキンがX線回折法で確定します(1964年ノーベル化学賞)。大通りに市民があふれるヨーロッパ戦勝記念日、45年5月8日のことでした[36]。50年代の初めには、特許権をめぐるゴタゴタを経ながらも、口から飲める合成品のペニシリンVが生まれます。

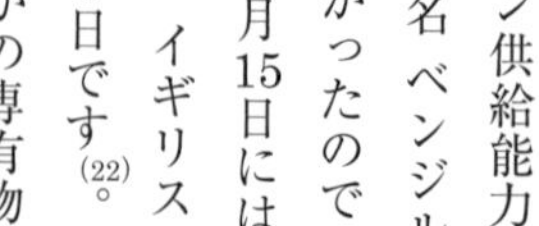

ペニシリンG

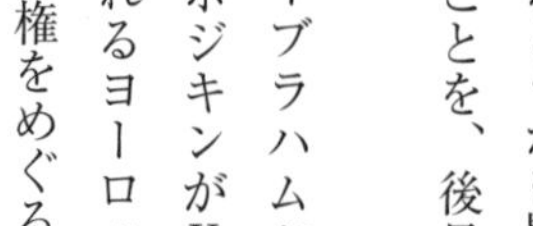

ペニシリンV

Vを（時期的には victory ＝ 勝利がぴったりなのに）ドイツ語の vertraulich（極秘の）からとったペニシリンVは、正式名 フェノキシメチルペニシリンとしても知られています[37]。１９５７年にマサチューセッツ工科大学（ＭＩＴ）の化学者ジョン・シーハンがペニシリンVの全合成をなしとげ、実用化できれば巨大な培養器も大量のカビも不要になる状況を生みました[38]。やがて61年に、薬効の高い抗生物質アンピシリンが現れてペニシリンを駆逐《くちく》し始めますが、以後も続々と新しい抗生物質が登場することになります。

ノーベル賞

オックスフォードでペニシリンの発見と大量生産を率いたのは、エルンスト・チェインとハワード・フローリー卿に加え、やや知名度の低いノーマン・ヒートリーとエドワード・エイブラハムです。4人と比べ、物静かで内気な人物に描かれがちなロンドンのフレミングは、不似合いなほど高い賞賛を浴びてきました。たとえば第二次世界大戦中の１９４４年に『タイム』誌が、いかめしい顔をしたフレミングの肖像画を表紙に掲げ、こういう格好いいキャプションをつけています――「彼のペニシリンが救う人命は、戦死者の総数より多いであろう」[25]。

スウェーデンのノーベル賞委員会は１９４５年度の生理学医学賞を、フレミングとフローリー、チェインに授与しました。なにしろ受賞者は３名以内と決まっているため、エイブラハムもヒートリーも

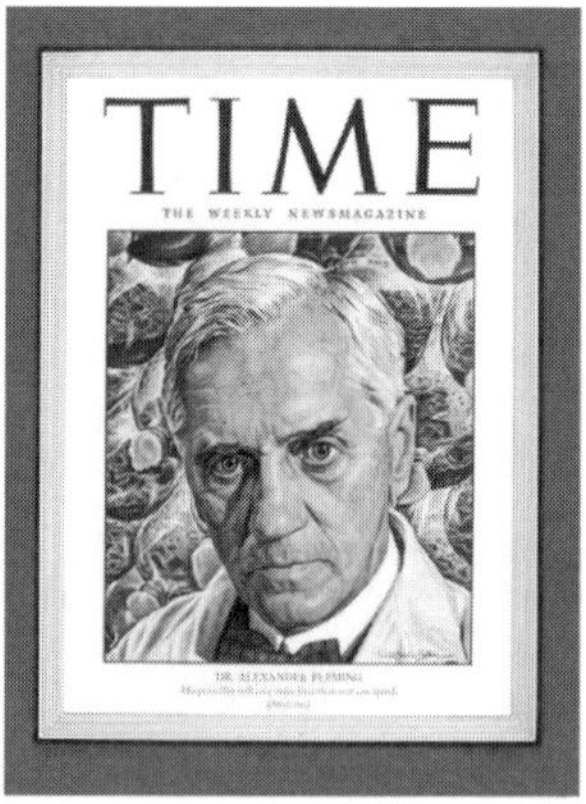

受賞は叶わなかったのですね。

ただし2人が忘れられたわけではありません。ヒートリーは80歳を目前にした1990年、800年に及ぶオックスフォード大学史上、初の名誉医学博士号を授与されました(18)。彼の業績は時の流れに再評価され、オックスフォード大学でフローリーを継いだ教授のヘンリー・ハリス卿が講演の折り、フローリー軍団の業績を讃えてこういっています。「フレミングなしにフローリーとチェインはない。チェインなしにフローリーはない。フローリーなしにヒートリーはない。ヒートリーなくして、ペニシリンもなかったのですよ」(19)。いつも控えめなヒートリーは、「僕は三流の研究者だった。ぴったりの時、ぴったりの場所にいるだけが取り柄のね」というのが口ぐせでした(18)。

ノーベル賞受賞講演の最後にフレミングは、ペニシリンの「過少投与」に警告を発しています。無害だから、ふつう過剰投与は問題ありません。けれど、投与量が少なすぎるか投与期間が短すぎると、細菌が耐性を獲得してよろしくないのです。自分で投与しても症状は改善しますが、往々にして量をケチりがち。すると菌が耐性を得るせいで肺炎を起こし、死ぬことがある。つまり抗生物質の自己投与には潜在的な危険性があるといえます。「ペニシリンは、とにかく十分な量を使いなさい」が締めくくりの言葉でした(10)。

ペニシリンの発見者が得た賞のうち、私自身が気に入っているのは、やや風変りながら現実味あふれる賞です。マドリッド・ラスベンタス闘牛場の闘牛士たちが、アレクサンダー・フレミングと闘牛士ひとりが並ぶ銅像を発注しました。帽子を脱いだ闘牛士がフレミングに敬意を表している像です。台座の銘板にこんな文章が彫ってあります――「闘牛士からフレミング博士に感謝を込めて」(39)。そのココロは？ 牛に突かれたり踏みつけられたりして重傷を負った闘牛士の命を、ペニシリンが救ってくれたのですよ。

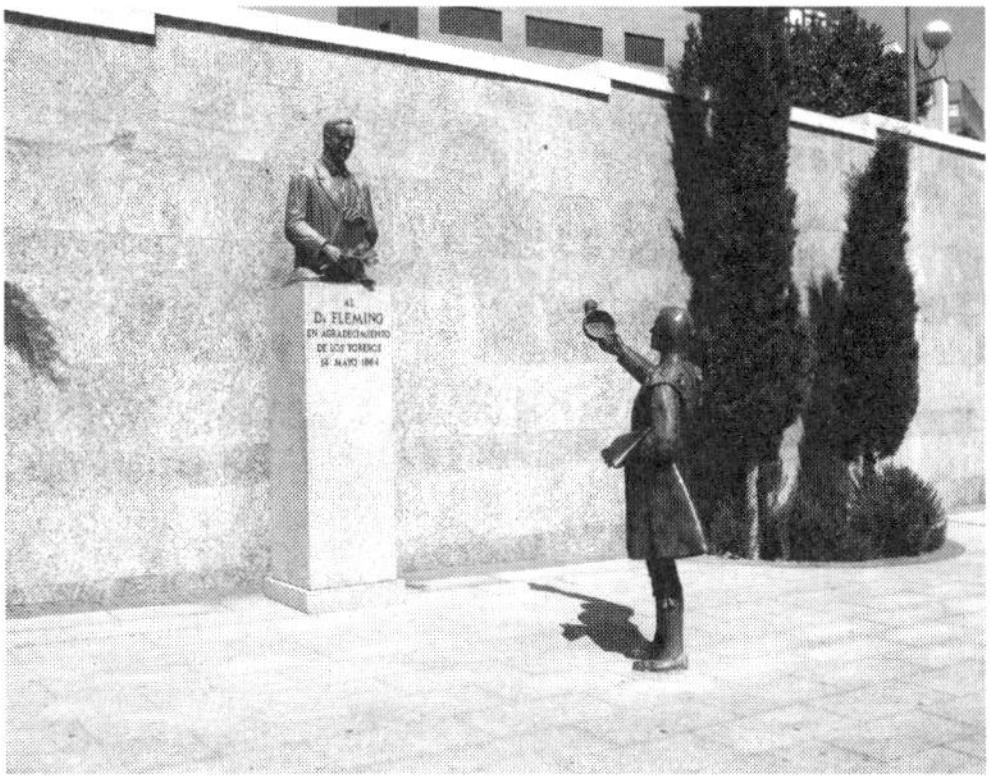

ラスペンタス闘牛場の銅像

以上からおわかりでしょう。ペニシリンが病院や調剤薬局の棚に並ぶのは、数かずの偶然にも助けられた苦闘のおかげでした。最初の偶然は、ペニシリウムというカビの胞子が階下の実験室から廊下に出て階段室を漂ったあと、無人の実験室に飛びこみ、フレミングが細菌を植えたあとフタをし忘れた寒天皿に着地したこと。それだけではありません。商船会社の社員だったフレミング青年に叔父ジョンが遺産を分与しなかったら？ 身勝手とはいわないまでも熱意ある射撃部の部長が、アルムロート・ライト卿に彼を引き合わせなかったら？ フレミングが家族旅行に出かけず、出かけたとしても寒天培地にカバーをかけていたら？　あるいは当時、別の実験に心を移していたら？　ナチス台頭のあとエルンスト・チェインがベルリンを脱出しなかったら？　イリノイ州ピオリア市でメアリー・ハントがカビつきのマスクメロンに目を留めなかったら……？

運命の分かれ道はほかにいくつもあったため、ペニシリンが薬になったのは奇跡としか思えません。だから「幸運の女神」にも賞をあげたい気分です。とはいえむろん、そんな幸運を活かしつつ、フレミングやフローリー、チェイン、エイブラハム、ヒートリーほかの粘り強い努力があったからこそ、ペニシリンは本物の薬になったのです。

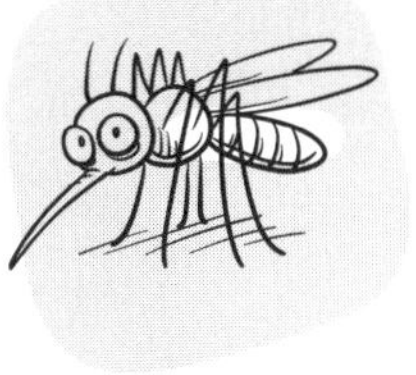

Chap 02

キニーネ

——熱帯林の贈り物

キニーネの物語は、マラリアの物語です。なにしろ過去２００年ほど、２つは表裏一体でした。キニーネの発見前夜から単離までは、ほぼ全大陸に及ぶ４００年近い歴史があります。おもに19～20世紀の科学者がやった奮闘に焦点を当て、古い伝承が含む真実も浮き彫りにしつつ、キニーネというすごい分子の素顔を眺めましょう。

伝承から真実へ

こんな伝承があります。ペルー・アンデスの奥地、アマゾン川流域の森で高熱を出した旅人が、道に迷ったあげく、小さな沼のほとりに出た。喉の渇きをいやそうと沼の水をがぶ飲みしたら、やけに苦くて心配になる。ひょっとして毒を飲んだのか？ 出どころは、そばに生えているキナ・キナ(*quina quina*)の木？ けれど毒どころか薬だったらしく、ほどなく熱は下がりました。村に着き、苦い水とキナ・キナのことを話したら、たちまち村人もキナ・キナの

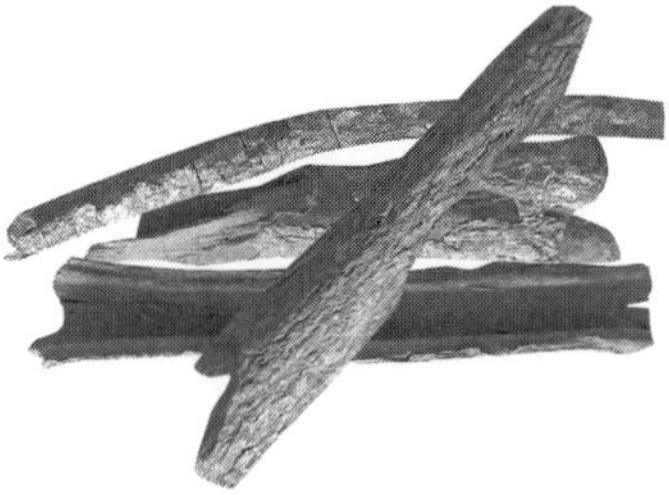

キナノキ

樹皮を熱さましに使い始めましたとさ[1]。

伝承の真偽はさておき、ペルー先住民のケチュア族は、熱が出たときや寒気がするとき、特別な木の皮を治療に使いました。時の流れにキナ・キナの木は、シンコナ（*Cinchona*）とよばれるようになります〔*Cinchona* はアカネ科の「キナノキ属」を意味するが、以下では「キナ」や「キナノキ」と表記〕。

キナノキはアンデス東翼の海抜1200～3600メートルに生え、知られる数十種のうち4種が、樹皮にキニーネをたっぷり含みます。樹高が25メートルになる木もあって、7月ごろ枝先に白から薄紫っぽい花をつける常緑樹。属名の *Cinchona* は、1630年代のペルー総督の妻だった Chinchón（チンチョン）伯爵夫人の名から、18世紀にスウェーデンの名高い植物学者カール・リンネが命名しました。伯爵夫人のマラリアを樹皮の煎《せん》じ汁で治したという話を、1663年にイタリアの医師セバスチアン・バドーが書き残していたからです。たいそう喜んだ伯爵夫人は、マラリア患者を救おうと、キナの樹皮を自分のもとに届けるようお命じになったとか。

歴史というより伝説ですね。なにしろ、総督の秘書官がつけていた几帳面《きちょうめん》な日記には、マラリアにかかった総督に瀉血《しゃけつ》（放血）処置をした話は書いてあっても、伯爵夫人のマラリアも、キナ皮の記述も何ひとつ見当たりません。別の記録だと伯爵夫人は、夫の総督赴任より3年も前に他界しています[2]。そんなふうに根元はだいぶあやふやでも、大科学者リンネが命名したという事実は重く、キナノキの名はたちまち世に広まったようです。

キナ皮がヨーロッパに伝わるうえでは、イエズス会が大きな役割を演じました。同会の宣教師たちは、改宗させようとした現地人、とりわけケチュア族から、キナ皮の効能を聞き及んだでしょう。また、貧困層向けの薬局を17世紀のリマに開いたイタリアの宣教師アグスティーノ・サルンブリノが1631年、アロンソ・メジア・ベネガス神父のトランクにキナ皮を忍ばせ、ローマに送ったといわれます(3)。

17世紀のイエズス会士(のちカトリック枢機卿《すうききょう》)ファン・デ・ルーゴがスペインで、当時「イエズス会の皮」と呼んだキナ皮の解熱効果を喧伝《けんでん》しました(4)。1649年のイタリアで発行された医薬の手引き「スケデラ・ロマーナ」に、デ・ルーゴ枢機卿が書いたとおぼしいマラリア治療の処方が見えます。2ドラクマ(約7グラム)のキナ皮を細かく砕き、温めた強いワインを注ぐ。ワインは、成分の苦みを抑えたのでしょう。患者は日に1回以上、そのワインを飲む…という処方です(5)。

そのころイギリスでマラリアの症状はエイギュー(agues)とよびました。医師ロバート・タルボーが1672年に『発熱学：エイギューの原因と治療法』という本を出版し、エイギューには植物4種(海外産2種と国産2種)だけを使い、「イエズス会の皮」は不可…と書いています(6)。じつは真っ赤なウソでした(肝心なものを隠した)。やがてイングランド王チャールズ2世の主治医となり、78年に王のエイギューを治してナイトに叙《じょ》せられるタルボーは、「イエズス会の皮」を使いまくった人なのに。

彼はフランスの王室にも進出し、ルイ14世と王子の病気を治しています(7)。その功績で王からクラ

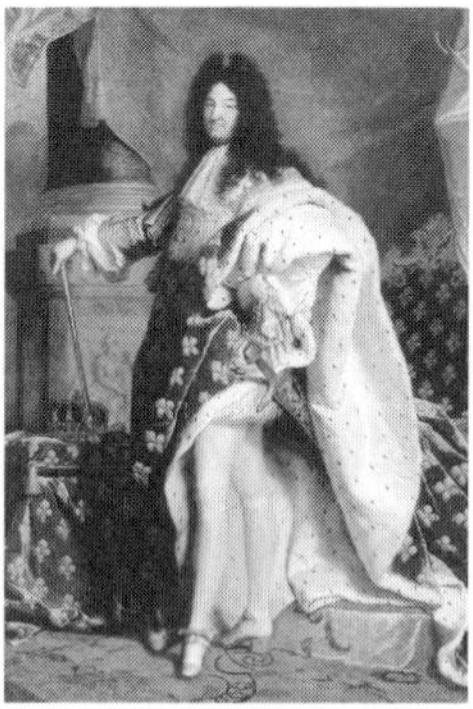
ルイ14世

ウン金貨2000枚と生涯年金を拝領。そのときタルボーは王にこういいました。「私の死後なら、治療の秘密を暴いてもかまいませぬ…」。1681年にタルボーが他界してルイ14世が処方を調べてみたところ、バラの葉7グラム、レモン汁約60ミリリットルと、ワイン漬け「イエズス会の皮」だったとの由(8)。

1677年の『ロンドン薬局方《やっきょくほう》』第3版に、「ペルーの樹皮」と英訳できるラテン語の薬が載っている以上、当時のイギリスでキナ皮は広く使われていたか、少なくとも知られていたはずです(4)。また当時、「イエズス会の皮」をいちばん多く保有するのはスペインでした。その一部を強奪したイギリスの海賊バジル・リングローズの一味を、86年にスペイン政府が捕らえて処刑しています。それほど貴重なものだったわけですね(8)。

マラリアと人類史

マラリアの名は、空気感染すると思われていたころ、「mal（悪い）+ air（空気）」からできました。いまや、ハマダラカのメスが媒介《ばいかい》するとわかっています。なぜメスが？　体内の大事な卵に栄養をやるため、メスだけが大型動物の血をほしがるのです(9)。

大昔から知られるマラリアも、感染経路がわかったのは1898年のこと。インド医療奉仕団の軍医監ロナルド・ロスが、主犯はハマダラカだと突き止めます[10]。わずか４年後の１９０２年に彼がノーベル生理学医学賞を受賞したのは、当時の世界にとってたいへん重い意味をもつ発見だったからですね。

ハマダラカが人間の血(ごちそう)を吸うとき、マラリア原虫《げんちゅう》が蚊の唾液から人体に移る。その原虫が赤血球に襲いかかるため、以後10日〜４週間のうち、インフルエンザに似た悪寒と発汗を伴って高熱が出ます[11]。熱の上がり下がりがマラリアの特徴で、１日おきの昇降が「３日熱」、２〜３日おきの昇降が「４日熱」です。どんな形になるかは原虫の種類で変わり、「熱帯マラリア原虫」ならふつう３日熱を起こすそうです[12]。

マラリアの感染は、インフルエンザとはまるでちがいます。人から人への感染には、赤血球の交換が絶対なのです[11]。なのに２０１８年だけでも世界のマラリア感染者は２億２８００万人にのぼり、死者は40万５０００人を数えました。発症者も死者もアフリカが突出し、ナイジェリアだけで世界の４分の１です[13]。１億５０００万〜３億人と推定される20世紀全体のマラリア死者は、死者総数の２〜５％にものぼります[14]。

人類は数千年来、マラリアに苦しめられてきました。「３日熱」「４日熱」は紀元前５〜４世紀のギリシャに記録が残り、インドや中国の記録はさらに古いでしょう[15]。マラリア原虫のＤＮＡが、紀元４５０年にあっ

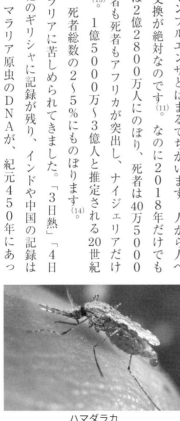

ハマダラカ

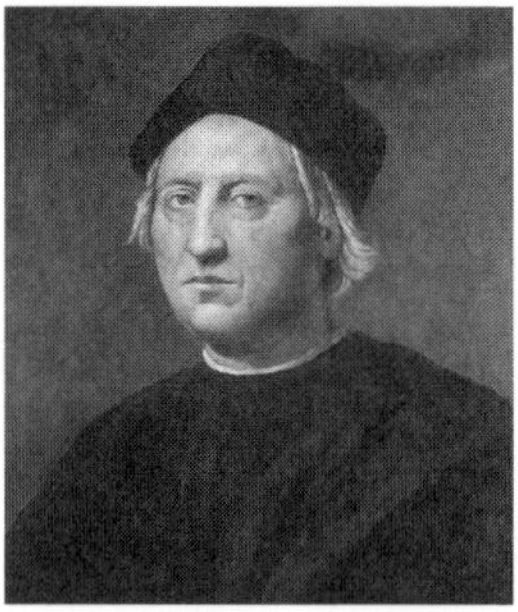

クリストファー・コロンブス

たローマの墓地で見つかりました。ローマの北にある町ルグナーノで発掘された墓地から幼児47体の骨が出土し、３歳と推定される女児の骨から、マラリア由来のＤＮＡが確認されます。子犬の骨も見つかり、その体はバラバラにしたあと子どもの体内に収めてあったため、儀式の形で埋葬したのでしょう。たぶんマラリアで子どもが大量死したのです。

ローマ滅亡の一因を、マラリアの大流行とみる人もいます[16]。

ローマ滅亡のあと１０００年ほど、東半球の各地ではマラリアが脅威でした。１４９２年のクリストファー・コロンブス上陸までアメリカ大陸にマラリアはなかった…という話をご存じですか？　事実ならコロンブスは、旧世界から新世界にマラリアをもちこんだのですよ[17]。

マラリアは奴隷《どれい》貿易にも関係していたとみられます。当時の人たちが、アフリカ人はマラリアにかかりにくいと思っていたフシがあるのです。ただし、アメリカの作家チャールズ・マンは２０１１年の本『１４９３年：コロンブスが拓いた新世界の秘密』で、「マラリアは奴隷制の原因ではなかったものの、奴隷制の収益面を強化した」としています[17]。奴隷を買った人びとは、マラリアなど念頭になかった。「白人の召使を使わずに奴隷を買った連中が裕福になり、それを新参者が真似したから奴隷貿易が拡大した。ただし奴隷制度の存在自体はマラリアと関係なく、奴隷の多いマサチューセッツ州では、マラリアの噂などほとんど飛び交っていなかった」というのがマンの結論でした[17]。

キナノキの秘密

1820年、フランスの毒物学者ピエール＝ジョゼフ・ペルチエと薬剤師の卵ジョゼフ・カバントゥがキニーネを単離して、キナ皮がもつ解熱作用の秘密もわかり始めます。キニーネは黄色い粘性物質の姿で単離され、キナ皮を酸かアルコールに浸せばたちまち溶け出る物質でした[18]。

キニーネはアルカロイド〔窒素原子Nを含む塩基性の天然有機物〕の仲間です。アルコールに溶けやすいため、初期のマラリア用処方でも、キナ皮の粉末をワインに混ぜました。なおペルチエとカバントゥが1821年に単離したカフェインもアルカロイドの仲間です[19]。キニーネが単離され、患者に処方できるようになって以降、熱いワインにキナ皮を漬けたあと冷まして飲んだ日々は、過去のものになりました。

分子量324のキニーネは、小分子医薬の範囲に入ります。ただ、感染症に効くとわかった初の物質なのに、なぜマラリアに効くのかは、まだ正確にはわかっていません[1]。確実なのは、熱帯マラリア原虫を殺すこと。赤血球のヘモグロビンには鉄を含むヘムがあります。このヘムをマラリア原虫は無毒化できますが、キニーネのせいで無毒化できなくなると、原虫にとって有毒な鉄が消化胞内にたまって毒性が発揮されるというわけです[20]。

アメリカでキニーネは、FDA（食品医薬品局）創設のずっと前から使われてきました。ただし序章

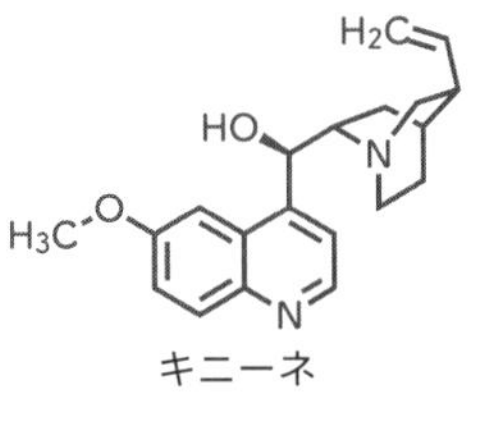

キニーネ

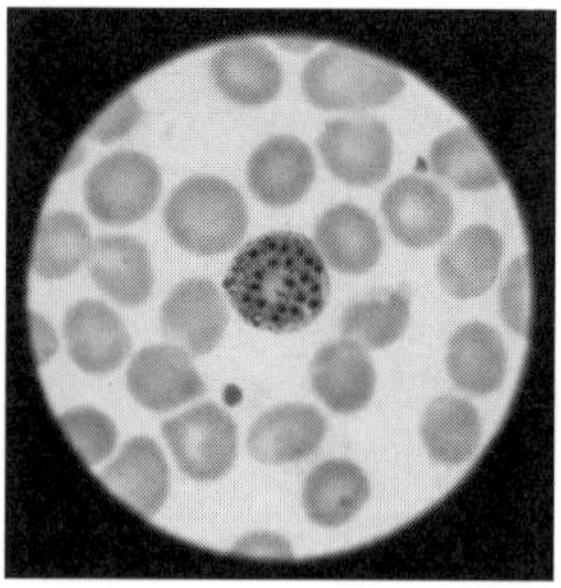

マラリア原虫

に書いたとおり、FDAが審査するのは薬の安全性と有効性だけ。薬がどんな仕組みで働くのかは、認可要件ではありません。

単離から200年ほど事故なく使われてきたキニーネは、アメリカで「儲かる市販薬」の第1号になりました。まずはミズーリ州の医師ジョン・サピントンが、キナ皮を入手してキニーネを抽出し、1832年に「サピントン解熱薬」をつくります。マラリアのほか猩紅《しょうこう》熱や黄熱《おうねつ》病にも効くと宣伝に励み、ミズーリ州の町ナプトンとアローロックに開いた店で販売を開始[21]。3年後にサピントン社をつくって広域展開を図り、アーカンソー州とミシシッピー州、テキサス州、ルイジアナ州で大成功を収めました[22]。

ペルチエとカバントゥのキニーネ単離から数十年後、キニーネと、キナ皮由来のアルカロイド3種（キニジン、シンコニン、シンコニジン）が、史上初の臨床試験に使われます。1866年から3年間、つごう3600人の患者に投与した結果、4つの薬はどれも98％以上の解熱効果を示しました[1]。

当時の戦地では、キニーネの有無が兵士の生死を分けました。南北戦争〔1861～65年〕の場合、十分なキニーネを確保できた北軍にひきかえ、正式ルートでキニーネを入手できない南軍は、密輸業者に頼っています[23]。1860年代の中国戦線でイギリスとインドの兵士は、マラリア予防にキニーネを携行しました[10]。ヨーロッパ諸国がアフリカに侵攻した時期も、なにしろ赤道直下・大西洋岸のシエラレオネが「白人の墓場」とよばれるほどマラリアが猛威をふるう大陸のこと、キニーネが大活躍しています[24]。

19世紀の末、キナ皮の世界的な需要拡大を見たペルーは、キナ皮の輸出禁止という過激な措置に走ります。ところが、イギリス人のチャールズ・レッジャーとボリビア在住インカ人のマヌエル・インクラ・ママニが工作をした結果、オランダが世界一のキニーネ供給国になるのです。2人はペルー・ボリビア国境からキナノキの種をヨーロッパへ密輸します。たまたまキニーネ含量が多いキナノキで、キナ皮にしたときのキニーネ含有率は10%にも届きました。

１８６５年、2人がまず種を売ろうとしたイギリスは、耳を貸しません。次に話をもちかけたオランダは飛びつき、買った種を当時の植民地ジャワに運んでキナノキ農園を拓きます。植えた品種は、属名にレッジャーの名を添えて *Cinchona ledgeriana* と命名。そんなふうにレッジャーは歴史の舞台に立った半面、相棒のマヌエル・インクラ・ママニは悲惨な運命をたどります。71年に密輸の罪でボリビアの警察に逮捕・撲殺されるのです[25]。それはともかくオランダ政府は、史上初の医薬品カルテルといえる「キナ局」を創設します。以後の数十年、キナ局は世界のキニーネ市場を支配し、生産量と売価を調整しつつ、マラリア予防の公衆衛生キャンペーンを展開しました[26]。

キニーネと第二次世界大戦

利用開始から３００年近くも経た１９１０年に、マラリア原虫のキニーネ耐性が報告されます。完全な耐性ではなく、キニーネがまだ少しは効く程度の耐性でしたが[1]。

第二次世界大戦中、太平洋の支配力を強めたい日本は1942年3月にインドネシアのジャワ島を占領し、世界最大のキニーネ源だったオランダのキナノキ農園を接収。それが連合国へのキニーネ供給を止め、太平洋戦線の大問題になります。

キニーネ以外のマラリア薬としてアタブリンも連合国の部隊に配給されていましたが、キニーネに比べて効能は弱いし副作用もあるしで、兵たちは使いたがらない。兵士がアタブリンを嫌がった理由はほかにもあります。アタブリンを飲んだら性的不能になる…という噂を日本軍がまいたのです。そんな時期、つまり第二次世界大戦の絶頂期にアメリカは、手持ちのアタブリン35億錠を無駄にしました。

太平洋戦線のアメリカ兵にとって、マラリアは死活問題です。陸軍航空隊が入院患者の数から見積もった

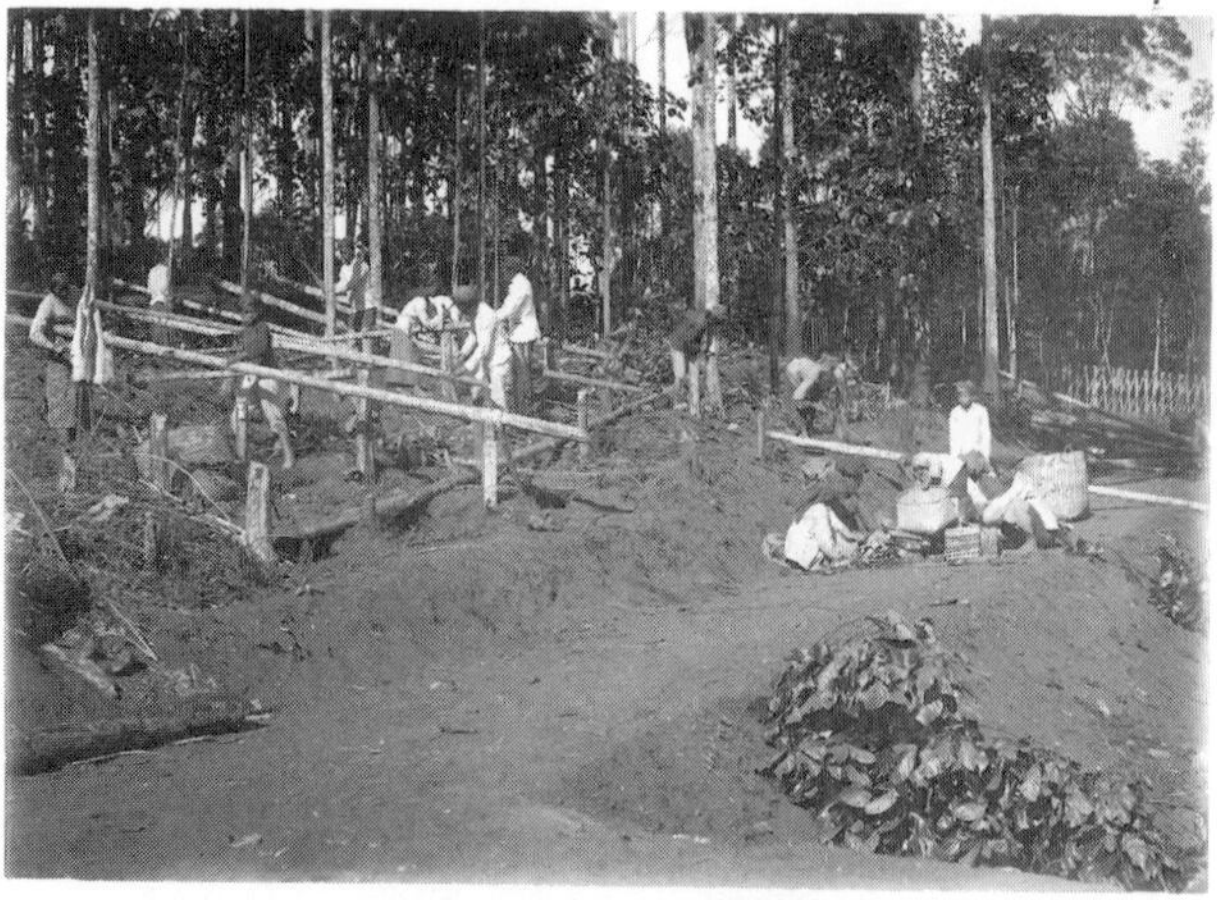

ジャワのキナノキ農園

ところ、抜本的な対策をとらないと、10部隊のうち4部隊までマラリアにやられそうでした[27]。惨状を悟ったアメリカは、経済戦争局の「キナノキ作戦」で、キナ皮の確保に動きます。キナノキ作戦は、マンハッタン計画と同列にみる人もいるほど重要な任務でした[10]。

作戦は2段階で進めます。第1段階は、19世紀の3大産出国だったコロンビアとペルー、エクアドルから、キニーネ含有率2〜3％以上のキナ皮を買う。第2段階は、植物学者と林学者をアンデスに派遣し、現地の協力も仰いで新種のキナノキを見つけるというものでした[27]。よさそうな木を見つけたら皮をはぎ、キニーネを含んでいるか調べる[28]。見込みがありそうなら現地の「皮はぎ屋」を雇い、キナ皮を採取させる…といった寸法です。

そのときは、木がまた復活するよう、地上部だけ伐って根系《こんけい》は残します（萌芽更新）。立ち木のまま皮をはぐと、肝心な木がまるごと枯れてしまうからです。「皮はぎ屋」がキニーネの抽出に必要な皮だけ採取したあと、ひとり30キロ以上の荷にして担がせ、山を下って、アメリカが設置した巨大な乾燥機に入れて、重さを4分の1ほどに減らしたあと船に積みます。そのキナノキ作戦でアメリカは大戦中、1万4000トン近いキナ皮を南米から輸入しました[29]。

マラリア以外への薬効

キニーネとくればマラリアですが、時の流れに別の薬効も見つかります。たとえば全身性エリテマトーデスという自己免疫疾患が起こす皮膚の病変(狼瘡《ろうそう》)に、1894年から使われました。98年にはキニーネとサリチル酸の併用で治療効果が上がるとわかり、以後60年ほど、それが狼瘡の標準治療法になりました[30]。

キニーネなどのマラリア薬は1950年代以降、リウマチ性関節炎の治療にも使われます。関節の腫《は》れや痛みを和らげるのです[31]。またキニーネは、バベジア感染の重症患者にも、クリンダマイシンと併用されてきました。バベジア感染は、赤血球に寄生した原虫が起こし、ダニが媒介する病気で、マラリアと誤診されるほど症状が似ています[32]。

キニーネは、就寝中の「こむら返り」や「むずむず脚症候群」の痛み止めに市販もされましたが、1994年にFDAが市販を禁止しました。キニーネの自己投与には過剰投与のリスクがあると判断したのです[33]。市販を禁じても処方で手に入るため、FDAは現在、こむら返り用キニーネの適応外処方(終章参照)を制限しようと検討中です[34]。

FDAがどう思おうと、少量のキニーネは全世界で飲み物に入っています。たとえばトニックウォーターには、FDA承認のもと、一リットルあたり83ミリグラムのキニーネを加え、軽い苦みをつけています[35]。昔のトニックウォーターは添加量がもっと多いものでした。キニー

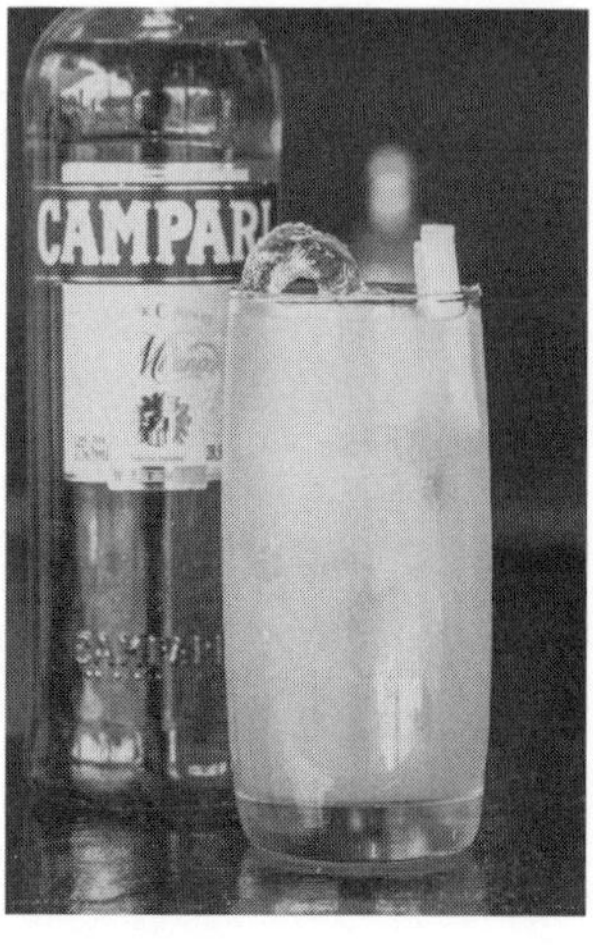

ネは、フランスの食前酒リレやデュボネ、イタリアのカンパリにも入っています。ペルーにはキニーネ入り飲料が多く、紫トウモロコシを発酵させたアンデス地域の「どぶろく」に似た食前酒チチャ・モラーダも、苦みのもとはキニーネです[36]。

キニーネのリスク

キニーネの投与には、安全な量の少しだけ先が危険量(過剰量)…という特徴があります。過剰投与の後遺症(キニーネ中毒)は、皮膚の病変、かすみ目、耳鳴り、嘔吐《おうと》、下痢など。重症なら失明もありえますが、そこまで行くのは珍しく、硫酸キニーネ２００ミリグラム錠を50個も飲んで自殺を試みた例くらいでしょう[37]。

キニーネ中毒は心臓にもよくありません。１９５５～５９年のアラバマ州知事ジェームズ・フォルソムが耳鳴りの発作を訴え、担当医２人がそれに気づきます。心電図に現れるＱＴ延長(心筋の興奮周期が長くなること)は、頻脈《ひんみゃく》と失神を招きかねないレベルでした。問診で知事は毎晩、ジントニックを何杯も飲むと判明。トニックウォーター中のキニーネが悪かったらしく、バーボンに切り換えさせたら耳鳴りもＱＴ延長も消えました[38]。

キニーネは「黒水熱」も起こします。19世紀末から20世紀初頭にかけ、マラリアの温床ともいえるアフリカや南米に駐留し、マラリア予防にキニーネを使う兵士に見られた病気です。赤血球が壊れるせいで尿が黒ずみ（黒水）、腎不全も起こしやすい。イギリス陸軍が1943年、マラリア薬をキニーネからアタブリンに変えたら黒水熱の発生がパタリと止まり、キニーネが主犯だと推測されました[10]。

やがてキニーネに代え、合成品のクロロキンを使うようになります。キナ皮の供給が途絶えた第二次世界大戦中の1944年、キニーネの有機合成に成功しました[39]。ただし20工程も要する「全合成」は、経費も時間も莫大だから、いまなおキニーネを手に入れるベストな道は、キナ皮からの抽出なのです[40]。

薬効がキニーネほど持続しないクロロキンは、原虫の耐性も短期間のうちに現れました。熱帯マラリア原虫のクロロキン耐性は、1950年代に東南アジアと南米で、80年代には全世界で認められています。病原のマラリア原虫が「熱帯」系でなければ、クロロキンもまだ使います。また、クロロキンを入手しにくいアフリカなどでは、いまもキニーネがマラリアの第一選択薬です[1]。

キニーネの後継薬クロロキンとヒドロキシクロロキンを、新型コロナ（16章）の臨床試験に使ったところ、効果はないとわかりました[41]。それを知らなかったがゆえの悲惨な事故が起きています。2020年3月24日にアリゾナ州の夫婦が、飼っていた鯉の寄生虫駆除用だったクロロキンを飲んでしまいました。何のために？　新型コロナの予防になると思ったのです。過剰摂取の夫は心臓発作で死亡し、妻は救急車で病院へ[42]。それを知ったＦＤＡが20年6月、心臓と腎臓・肝臓にあぶないからと、クロロキンやヒドロキシクロロキンを臨床試験外で使わないように警告しています[43]。

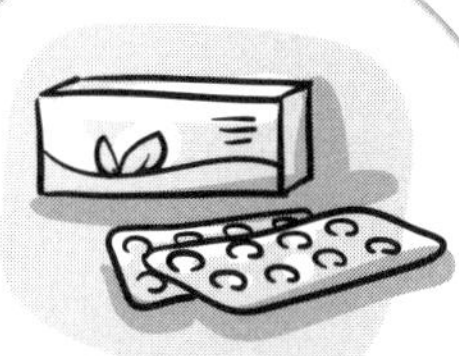

Chap 03

アスピリン
——ヤナギの恵み

物質名のアセチルサリチル酸は忘れても、アスピリンをご存じない読者はいませんね。20世紀オーストリア＝ハンガリー帝国（現チェコ）の実存主義作家フランツ・カフカがアスピリンを、「生存の苦悩を和らげる唯一のもの」と称えました[1]。いま販売量がトップの薬、中国の年産量だけで１２００億錠を超す薬です[2]。

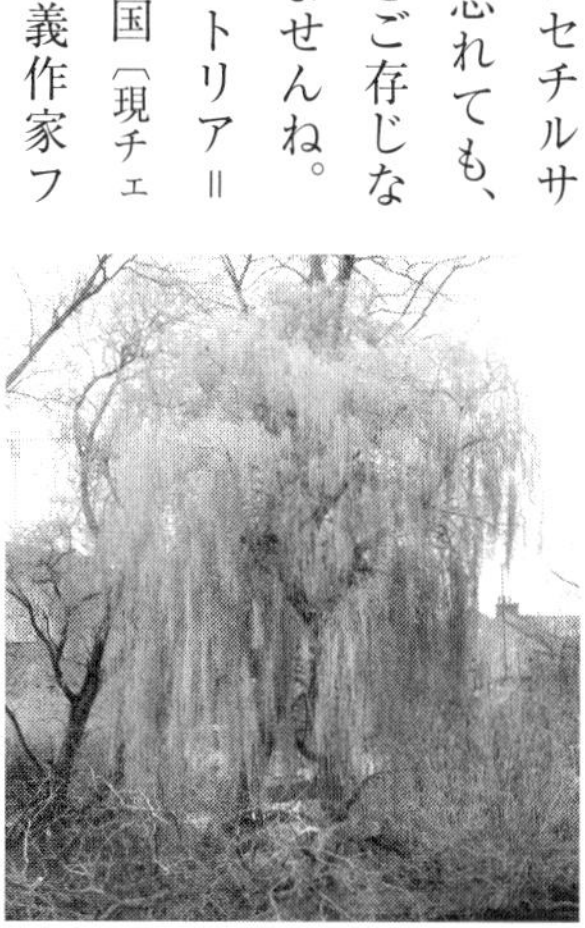
ヤナギ

ヤナギの皮に始まり、薬効成分の単離に続く簡単な化学反応でこの世に生まれ、解熱・鎮痛のほか、たぶん心臓発作にも、ひょっとすると発がん予防にも効くアスピリンは、もはや暮らしの一部だといえましょう。

数千年来の交わり

ヤナギはシダレヤナギ属（*Salix*）の植物です。文字どおり枝が垂れ、細身の葉を茂らせる木。その樹皮にひそむ物質と、人類は何千年もつき合ってきました。５０００年前のメソポタミアに初の都市文明を生んだシュメール人が、痛みや炎症とヤナギの関係を粘土板に刻んでいます[3]。古代バビロンでも樹皮を鎮痛と解熱に使い、古代中国ではリウマチの痛みや甲状腺腫に使ったようです。紀元前５〜４世紀のギリシャでは、医学の祖ヒポクラテスが、眼痛や陣痛の緩和にヤナギ樹皮の煎じ汁を使いました。

古代ローマの兵は、ヤナギ樹皮入りの大箱を戦場に運び込みました[1]。樹皮が利用されたのは東半球だけではありません。樹皮に含まれるサリチル酸が、アメリカのコロラド州デンバー郊外で出土した紀元６〜７世紀の陶器から検出されています。するとアメリカの先住民も、ヤナギ樹皮の煮出し汁を解熱に利用したのでしょう[4]。

古代エジプト人はヤナギの樹皮を、鎮痛・解熱のほかいろんな病気にも使いました。アメリカの貿易商エドウィン・スミスが１８６２年にカイロで買った全長20メートルの巻物は、３５００年ほど前にヒエログリフ〔神聖文字〕で書かれた

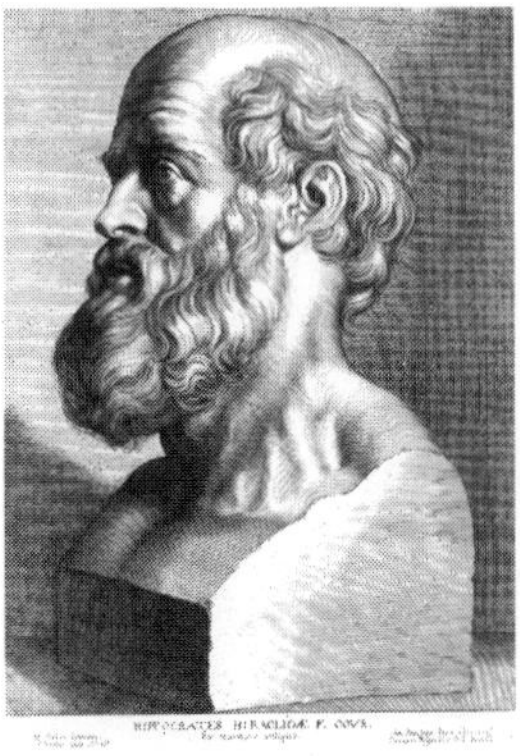

ヒポクラテス

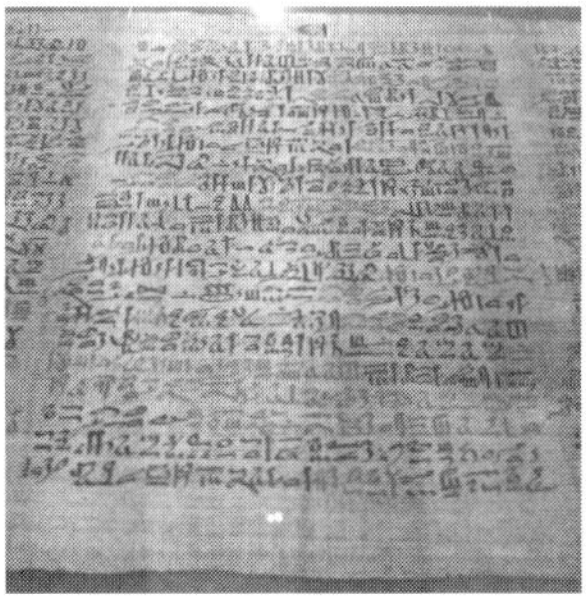
エーベルス・パピルス

もの(5)。それを1873年にドイツの学者ゲオルク・エーベルスがルクソールで買い求め、いまエーベルス・パピルスとよぶその古文書に、傷口のほてり止め、炎症や骨折の処置にヤナギの木を使ったと書いてあるのです。ヤナギ以外の天然素材も使って潰瘍《かいよう》や腫瘍《しゅよう》、多尿症などの治療も試み、たとえば多尿症は、ある池の水とニワトコの実（エルダーベリー）、ナツメヤシ（デーツ）、キュウリの花、牛乳を混ぜたもので処置したとのこと(6)。

そんなふうにヤナギの樹皮は時を越え、世界各地で使われてきました。交流したはずのない諸民族が同じことをした以上、どの大陸のご先祖も同様な科学探求心をもっていたといえましょう。ご先祖たちのそんな面は高く評価してよさそうです。

ヤナギの薬効は、樹皮に多いサリチル酸の働きですが、シモツケ属（*Spiraea*）のユキヤナギもサリチル酸が多いとわかっています。変わったところでは、ビーバーがお尻近くの袋（香嚢《こうのう》）にため、縄張りのマーキングに使う粘っこい海狸香《かいりこう》（カストリウム）もサリチル酸を大量に含みます。香水の原料になり、お値段が毛皮といい勝負の香嚢には、ビーバーが食べたヤナギ樹皮のサリチル酸が濃縮されるのです。中世の医者は香嚢を頭痛に処方したほか、効果などありえないのに、性的不能の治療にも使っています(7)。

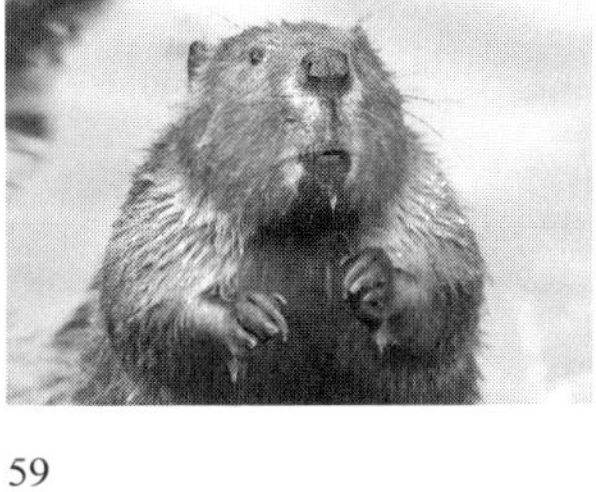

サリチル酸がヤナギなど植物に多い理由は？ サリチル酸も、少し化学変化した分子も、植物が病原菌から身を守る化学兵器（植物ホルモン）なのです。また、タバコモザイクウイルスを接種したタバコは、サリチル酸から揮発性のサリチル酸メチル〔湿布薬などに含まれる〕を合成して揮散《きさん》させ、仲間に届けます。「受信」側はサリチル酸メチルをサリチル酸に戻して体を防衛モードにし、病原菌と戦うための遺伝子をオンにするのです[8]。

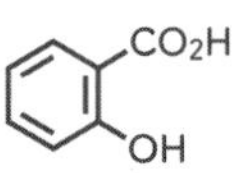

サリチル酸

生薬から化学への道

ヤナギの本格利用は、イギリスの牧師エドワード・ストーンが始めました〔慣用の表記「エドマンド」は、手書き原文の誤読だと1997年に判明〕。彼はヤナギの樹皮を解熱に使い、研究結果を1763年の論文『ヤナギ樹皮のエイギュー治療効果』にまとめます〔エイギューは2章参照〕。研究のきっかけは、ヤナギの樹皮をなめてみると、当時は貴重だったペルー産「イエズス会の皮」（前章）に似た苦みがあったこと。あるいは…と、約0.5キロのヤナギ樹皮をパン焼き炉のそばに3か月置いて乾かします。乾いた皮をすりつぶし、煎じ汁を発熱時に自分で飲んだほか、知人にも飲ませました。以後5年、50人ほどの解熱に成功しますが、マラリアの「4日熱」には効きません。そこで「イエズス会の皮」とヤナギ樹皮を「1：5」の比率で使ったら、4日熱も引いたそうです[8]。

当時のイギリスで解熱にもっぱらヤナギの樹皮を使ったのは、「イエズス会の皮」が高価だったたからだけではありません。ナポレオンがやった禁輸のせいで、貴重な「イエズス会の皮」が手に入らなくなったのです[3]。だからキニーネが単離された1820年以降も、キニーネの合成法がないため、身近なヤナギが最善の選択でした。

有機化学の芽生え期といってよい1828年、ドイツの薬理学者ヨハン・ブフナーが、黄色い結晶になる有機物をヤナギ樹皮から単離して、属名の *Salix* からサリシンと名づけます[5]。約10年後の39年、イタリアの化学者ラファエレ・ピリアが黄色い結晶をいじり、薬効のぐっと高い物質を得てサリチル酸とよびました[5]。

1853年にフランスの化学者シャルル・ジェラールがサリチル酸にアセチル基〔OHのない酢酸分子〕をつけて得たアセチルサリチル酸は、安定性がイマイチでした。3年後にジェラールが39歳で他界したあと誰かが調べたら、工程中で紛れこむ物質のどれかが、不安定化させていたようです。そしてついに59年、オーストリアの化学者フーゴ・フォン・ギルムが、安定なアセチルサリチル酸の合成に成功します[8]。

続く40年ほどアセチルサリチル酸は棚上げでしたが天然成分の薬効調べは続き、1876年に、ブフナーが単離した天然物サリシンの治験が行われます。スコットランドのダンディー王立病院でトーマス・マクラガン医師が、投与量を決めるため自ら服用したあと、リウマチ熱の患者8人にサリシン約800ミリグラムを3時間おきに投与しました。熱は下がったものの胃がおかしくなったため、

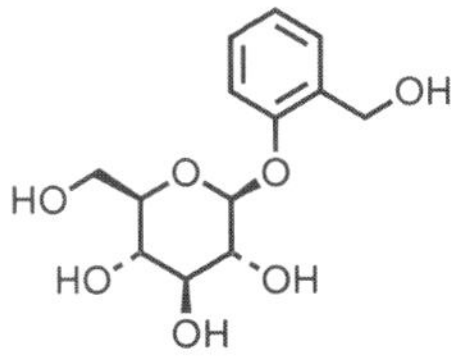

サリシン

サリシンは広く普及していません(5)。

バイエル社の快挙

マクラガンの治験から20年後にドイツのバイエル社が、アスピリン物語を本格始動させました。いま多国籍企業として名高い同社の原点は、染料の行商人フリードリッヒ・バイエルと染色職人ヨハン・ヴェスコットが1863年8月1日に興した小さな会社です。80年代まではコールタールから染料をつくっていました。化学産業としては主流でも、人命を救う業種ではありません(9)。やがて医薬に目を転じ、部外者の発明を買って製造販売を始めます。独自の新薬づくりはまだ先のことです。

発明者のひとり、やがて淋病の薬プロタルゴールをつくるアルトゥール・アイヒェングリュンが1896年10月1日、同社に採用されます(10)。プロタルゴールはタンパク質と銀からできた優秀な薬で〔タンパク質 **pro**tein と銀のラテン語名 **arg**entum から命名〕、以後の半世紀、ペニシリンの大量生産が始まるまでは、淋病の治療に使われました。

アイヒェングリュンの腕を見込んだ同社は、サリチル酸を化学変化させ、胃にやさしい薬をつくろうとします。彼は同僚のフェリックス・ホフマンと働き、1897年8月10日、アセチルサリチル酸の合成に成功(10)。ホフマン自身は、リウマチに苦しむ父親を楽にしようと、胃にやさしい薬をつくりたかったようです(11)。

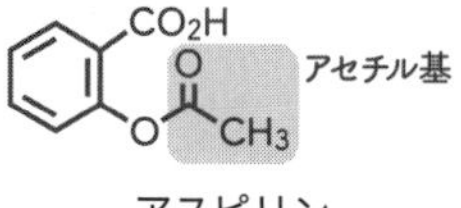

アスピリン
（アセチルサリチル酸）

ホフマンは合成産物を自分で飲み、味がサリチル酸とちがうのを確かめます。胃にもよさそう…[12]。彼のヒットは続きます。2週間しないうちにジアセチルモルヒネ（通称 ヘロイン）も合成。バイエル社は依存性のないモルヒネ類をつくりたくてホフマンの腕に頼り、みごと成功したわけです[5]。

製薬部門長だったハインリッヒ・ドレーザーは、アセチルサリチル酸が心臓に悪いと思いこみ、臨床試験に進もうとしません。それが不満なアイヒェングリュンは、試料をこっそりもちだしてホフマンと一緒に治験をやり、鎮痛・解熱作用を確認したほか、心臓に障らないことも確かめます。ドレーザーはなお突っぱねますが、研究部長カール・デュイスベルクが鶴のひと声を発し、アイヒェングリュンに結果の追試を命じました[12]。読者ご賢察のとおり治験は成功し、バイエル社はついに奇跡の薬を手にしたのです。

薬を売るには、ぜひともいい名前をつけよう。発語しやすく、胃に悪いサリチル酸ではないとわかる名前にしたい。というわけで、アセチルの「ア」に、ヤナギ以外でサリチル酸が多いシモツケ属（*Spiraea*）の「スピル」をつなげ、薬の名らしく「イン（-in）」で締める「アスピリン」になりました[13]。

1899年1月、スペルの aspirin が英語の動詞 aspirate〔吸引する〕と似ているのはどうなのか…などと異論は出ながらも、語頭にラテン語 eu-〔すぐれた〕を使う第2候補の euspirin より発語しやすい aspirin に決まります[14]。

研究室がつくった薬の販売益から対価をもらう――という契約を交わしていた部門長ドレーザーは巨万の富を築きましたが、室員のホフマンとアイヒェングリュンには何もありません[14]。おまけに以後の数十年、ナチス興隆のなか、ホフマンとちがってユダヤ系のアイヒェングリュンには苦難の道が待っていました。胃にやさしいアセチルサリチル酸は自分がつくった。ホフマンは自分の手下にすぎない…といい張り続けたのですが。

彼は1908年にバイエルを退社し、アセチルセルロースから難燃素材をつくる会社をベルリンに興します。また、射出《しゃしゅつ》成型プラスチックの分野も先導しました[12]。バイエル社にしてみれば競合相手の成功物語、おもしろいはずはありません。34年にバイエル社が編集した『アスピリン開発史』も、ドレーザーとホフマンだけを称え、アイヒェングリュンへの言及はありません。彼は完全に無視されました[5]。

ユダヤ人アイヒェングリュンの状況は悪化の一途をたどります。ベルリンの工場は操業停止を命じられ、1938年に国が接収。非ユダヤ人と結婚すれば収容所行きは免れるという噂を信じてそうしましたが、44年にボヘミア／モラヴィアのテレージエンシュタット強制収容所に監禁され、45年にソ連が解放するまでそのままでした[12]。収容所のなかで彼がつづった「アスピリン誕生史」は49年の『ファルマツィー〔薬学〕』誌に載り、それが彼の最終論文となりました[10]。

ミュンヘンのドイツ博物館を訪れたアイヒェングリュンが、悲しい経験をします。「ユダヤ人の入場を禁ず」と書いた看板を無視して入り、アセチルサリチル酸の展示を見たところ、明記してある発明者はドレーザーとホフマンだけ。そのあと回ったアセチルセルロースの展示台にも、発明と普及を率いた自分の名前はありません[12]。

ただし現在、研究者の多くはアイヒェングリュンの言い分を信用し、ホフマンはアイヒェングリュンの下働きをしただけだとみています。

アスピリンの市販、第一次世界大戦、スペイン風邪

分子量が約180のアセチルサリチル酸は、飲み薬にふさわしい小分子だといえます。合成は高校の実験でもやるほど簡単な3工程[15]。実際に合成すれば体が覚え、1歩だけ先がもう産業の現場だし、なにしろ日ごろ使う薬です。学生時代にやった実験の産物をとっておけば頭痛のときに使えたなぁ…といま少し悔やんでいます。

1899年にバイエル社は、発売の告知用に、大量のキットを配布します。おなじみの錠剤はまだなくて、アスピリンが粉末だった時代、配布先はヨーロッパ内の医師3万人以上。製薬業界として史上初のDM作戦でした[16]。巷《ちまた》にあふれるあやしげな薬と一線を画し、医師の処方だけで普及させよう…。アスピリンはたちまちサリチル酸を追放します。ただしサリチル酸は現在もニキビやイボの塗り薬に使われますが。

万能薬アスピリンは、なぜ効くのかがまだ不明な時期、ロシア皇帝ニコラス2世の王子アレクセイ・ニコラエヴィッチの血友病に使われて、名声が世にとどろきます。王子の治療を担当した「怪僧」グリゴリー・ラスプーチンが、「西側の薬」を毛嫌いしながらもアスピリンを使ってみたら、王子は

たちまち快方に向かいました。その手柄も効いて怪僧は、サンクトペテルブルクの宮廷に出入りを許されます[16]。

1915年、アスピリンの人気と普及を受けてバイエル社は錠剤化し、しかも処方薬から市販薬に切り換えました[17]。ヨーロッパで第一次世界大戦が荒れ狂い、アメリカはまだ参戦していない時期です。アメリカでも売りたいドイツ企業の同社、とりわけアセチルサリチル酸を製造するニューヨーク州レンセラー市の工場には、ひとつ困ったことがありました。原料のサリチル酸をつくるには、大量のフェノール〔ベンゼン環にOHがついた分子〕がほしい。けれど当時のフェノールには、鎮痛薬どころではない大事な用途がありました。戦争に使う爆薬の原料です。

フェノールをつくってレンセラー工場へ送っていたイギリス国内の企業は、フェノールの全部を爆薬(トリニトロフェノール)の製造に回すよう議会から厳命され、1915年4月に泣く泣くアスピリン製造プラントの操業を停止します[18]。間も悪く、同年の5月7日にドイツの潜水艦がイギリスの海洋船ルシタニア号を沈めて1200人近い死者を出し、それを知ったアメリカ国民の間に反独感情が高まりました。そんな情勢のもと、バイエル社用にイギリスからフェノールを輸入していたアメリカ国内企業も協力を拒むようになります。

そこにトーマス・エジソンが登場し、ひとつ救いの道を拓いてくれま

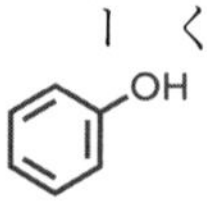

フェノール

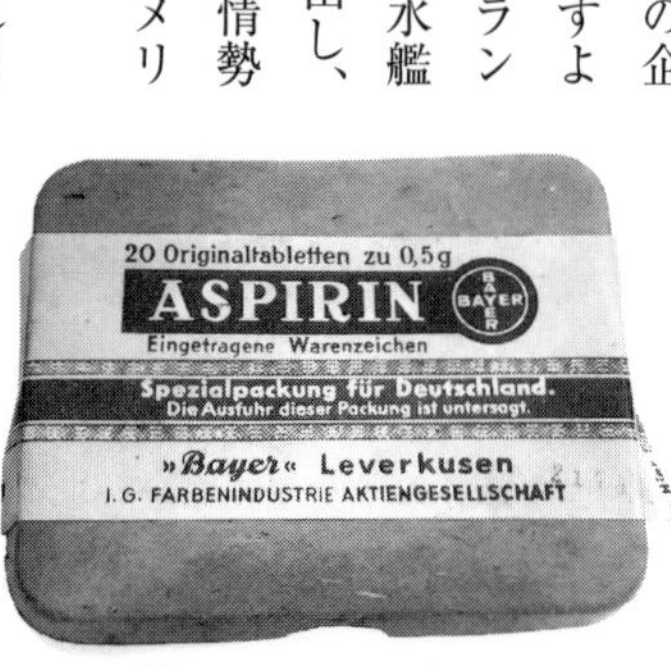

バイエルのアスピリン

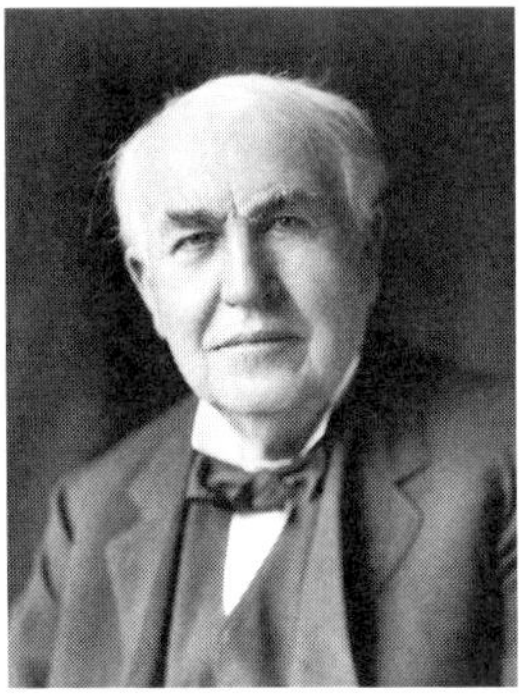
トーマス・エジソン

した。エジソンも大量のフェノールがほしい。なぜか？　自分が発明した蓄音機で使うレコードの素材用です。エジソンは外部に頼るまいと、ベンゼンからフェノールをつくる工場の建設にかかります。完成した工場の日産量12トンは、レコードに回しても3トンほど余る。その3トンはどうしよう…。価格が急騰中のフェノールを、アメリカン・オイル・アンド・サプライ社の仲介人を通じ、オープン市場にだしたのです[14]。

ほどなく買い手が見つかります。ドイツの国家主義者2名（工業化学を修めたスパイのフーゴ・シュヴァイツァーと、ドイツ内務省の役人ハインリッヒ・アルベルト）の工作で拓けた道でした。2人はドイツの国費でエジソンの3トンを買い、ドイツ企業ハイデン社のアメリカ側取引相手に売却。買った企業はフェノールをサリチル酸に変えたあと、バイエル社のレンセラー工場に売りました。同社がそれでアセチルサリチル酸を合成した結果、アメリカ国内のアスピリン供給も維持できたのです[18]。

要するに、ドサクサに紛れて、ドイツ国内の企業（ハイデン社）と、アメリカ拠点のドイツ企業（バイエル社）が儲かったわけです。けれどアメリカにしてみれば、エジソンの3トンを買って爆薬の製造に回し、時が来れば、その爆薬でドイツを攻撃できるはずでした（まだ第一次世界大戦に公式参戦していなかったアメリカも、ルシタニア号撃沈の報に接し、17年4月6日に参戦を決断）。

アルベルトとシュヴァイツァーの暗躍も長くは続きません。1915年7月24日、アルベルトを尾行した政府の諜報部員が、機密文書の詰まった書類かばんをゲット。政府は文書の中身を反独の『ニューヨーク・ワールド』紙に洩らし、同紙が15年8月15日に「フェノール大陰謀」を詳報します[14]。バイエル社もエジソンも恥じ入って、余分なフェノールは以後、アメリカ政府だけに回すとエジソンが約束しました[19]。

やがてバイエル社は、アメリカで別のゴタゴタにも巻きこまれます。スペイン風邪が流行し始めた1918年8月、妙な噂が飛び交いました。2か月後の10月18日付バーミンガム・ニューズ紙にバイエル社が広告を出し、「アメリカ政府の管理下にあるアスピリンの錠剤とカプセルを、弊社は政府の意向に百パーセント合わせて生産中」と表明[20]。なにやら卑屈な感じの広告を、部数が多いとはいえ地方紙になぜ出したのか？ 同盟国の戦時作戦の一環としてバイエル社は、アスピリンにスペイン風邪のウイルスを忍ばせた…などという噂が飛び交っていたのです。

アメリカの反独感情はいよいよ高まり、バッハやベートーベンも聴かないなど、ドイツ不買が進みました[20]。正式参戦後に政府はたちまち国内にあるドイツ資産を差し押さえ、18年1月10日にはバイエル社の米国工場も（広告文のとおり）管理下に置いています。つまり8月の時点ではアスピリンも「ドイツ企業の製品」ではないから、「噂」を信じて不買に走る意味はなかったのです[21]。

スペイン風邪でもアスピリンは、鎮痛・解熱用に重宝されました。アメリカの軍医総監ルパート・ブルーが1918年9月の声明で、症状の（治療は無理なので）緩和にキニーネとアスピリンの両方を使うよう指令し、アスピリンの効能を絶賛します。しかし、ブルーの声明の直後にアスピリン服用者の死亡例が急増し、18年10月の死者は過去最高を記録[22]。バイエル社と何か関係が？　たぶんありまず。まずいことに、毒性レベルのアスピリンを患者に飲ませたのです。1日に8～30グラムも飲ませていました。そんなに飲めば一部が体内にたまってサリチル酸中毒を起こし、ひどい場合は肺水腫《はいすいしゅ》になります。そのころスペイン風邪で死んだ患者に、肺水腫の特徴（湿性肺）が認められた原因の一部は、アスピリンの大量摂取にちがいありません[23]。つまりアスピリンは、適量ならスペイン風邪の症状を緩和したところ、大量摂取が死者を増やしたといえましょう。

第一次世界大戦後、戦敗国のバイエル社は、戦時賠償のあおりを受け、アメリカ国内で長らく存在感を失うこととなります。1918年12月12日、ニューヨーク州レンセラーの工場は競売に付され、530万ドル〔現在なら140億円〕でスターリング・ドラッグ社が落札[21]。70年後の88年にスターリング社はイーストマン・コダック社が併合。そのコダック社も94年、スターリング社から得ていた製薬事業をスミスクライン・ビーチャム社に売却します。アメリカ国内での復活を望むバイエル社は機に乗じ、スターリング社部分の権利を10億ドル〔現在なら2600億円〕でスミスクライン社から買い戻しました[24]。10億ドルを払ったバイエル社に同情する必要はありません。なにしろアスピリンだけで年間の売り上げが10億ドルを超すわけですから[25]。

アスピリンの新用途

アスピリンは非ステロイド系抗炎症剤（略称 NSAID《エヌセイド》）の仲間です。サリチル酸より胃にやさしいとはいえ、胃の痛みや出血を起こす人がいます。ほかの薬と同様、アスピリンも万能ではありません。長らく競合相手はなかったところ、1950年代にアセトアミノフェン、60年代にイブプロフェンが現れ、強敵になりました。どちらも高い鎮痛・解熱効果を示しながら胃への刺激は弱いため、アスピリンの需要は減っていきます。

ただしアスピリンの場合、ほかの用途も拡大していくかもしれません。たとえば1940年代にロサンゼルスの開業医ローレンス・クレイブンが、扁桃《へんとう》を摘出したあとの痛み止めにアスピリン入りガムを処方しました。ガムを使い過ぎた患者がひどい出血を起こすのを見た彼は、アスピリンが血栓形成や心臓発作を予防するのではと考え、主流ではない医学雑誌いくつかに論文を発表します[26]。開業医だから自分のできる範囲で患者を助けたいと思い、通常の研究だと必須なアスピリンを飲まない対照群（コントロール）を用意していなかったため、一流誌には投稿できなかったのでしょう。

1948年に出した最初の論文は、日に1度ずつ2年間アスピリンを飲ませた患者400人の誰ひとり心臓発作を起こさなかったという話。自身でも日に12錠のアスピリン服用を5日間続け、鼻血が出るのを確かめています。3つ目の論文は、45〜65歳の肥満男性にアスピリンを処方した話。最後の論文には、毎日アスピリンを飲ませた患者8000人のうち9人だけが心臓発作で死亡し、死因はどれも〔心疾患ではなく〕大動脈瘤破裂だったと書いてあります[26]。翌57年、クレイブンが心臓発作により76歳で他界したのは、彼が想定した「アスピリンの心疾患緩和効果」に反するのかもしれません。しかし、研究のやりかたが正攻法ではなかったものの、以下に紹介する話からみて、クレイブン医師が「何かをつかんだ」のは確かだと思えます。

１９６７年には、対照群も使い、アスピリンの「抗血小板」活性を調べる治験が行われました。出血量と血栓形成までの時間を見たところ、アスピリンを飲んだ10名は、血液の凝固にかかる時間が対照群より長かったのです[27]。クレイブンの直感が裏打ちされたといえましょう。88年には、かつて心臓発作を起こした１万７０００人以上の治験で、アスピリン服用群は、５週間内に2度目の発作に見舞われる確率が20％ほど低く、直後の臨床試験でも、アスピリンの脳卒中・脳梗塞予防効果がつかめました[5]。

アスピリンの働き

アスピリンが鎮痛・抗炎症作用を示すわけは、ホフマンのアセチルサリチル酸合成から１００年近くあとにようやく判明します。１９７１年にロンドン大学基礎医学研究所のジョン・ベインと大学院生プリシラ・パイパーが、アスピリンがプロスタグランジンの合成を抑えるのを確かめました。プロスタグランジンは、細胞に大事な反応を起こさせる物質群です。略号でＰＧＥ$_2$と書く分子は、傷などができたとき脳に「危険だ」と教え、痛覚が発生します。アスピリンがＰＧＥ$_2$〔伝令分子〕の合成を抑えるから、痛みが減るのですね[8]。

それを突き止めたベインが、１９８２年のノーベル生理学医学賞に輝きます。共同受賞者だったスウェーデンのスネ・ベルイストレームは、30年前にプロスタグランジンの存在をつかみ、ベインとパイパーの研究にヒントをくれた人です。

ベインの発見から数年後に、プロスタグランジンの合成が抑えられる仕組みもわかります。シクロオキシゲナーゼと総称する酵素群のうち、略称をＣＯＸ－１という酵素に、アスピリン分子が強く結合する。そうなるとＣＯＸ－１は、「アラキドン酸→プロスタグランジン」の化学変化を起こせなくなるのです。

プロスタグランジン類のうちトロンボキサンＡ$_2$が、血小板を凝集させます。アスピリンがＣＯＸ－１に結合すると、血小板がトロンボキサンＡ$_2$を合成できなくなるので、血栓ができにくいのです（心臓発作も起きにくい）。アスピリンの投与量が１日81ミリグラム以下と少ないときにそうなります[8]。ＣＯＸ－１は、消化器系を守るプロスタグランジン類の合成にも働くため、アスピリンがＣＯＸ－１を減らす結果、胃の調子が狂うのでした[28]。

やがて別の酵素ＣＯＸ－２も見つかりました。ＣＯＸ－２の働きで生じるプロスタグランジンは、炎症反応を起こします。アスピリンはＣＯＸ－２にも結合しますが、そ

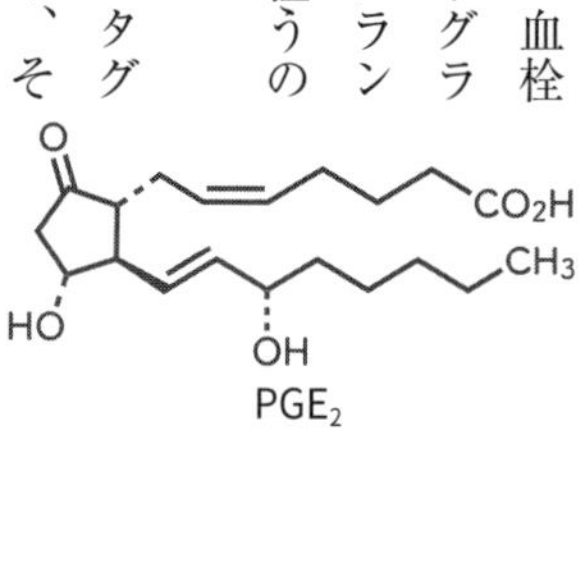

PGE$_2$

の結合は相手がCOX-1のときより弱い。そのため、投与量が多ければCOX-2に結合して炎症を抑えても[8]、胃がやられやすい状況にもなるから、痛しかゆしですね。

すると当然、COX-2だけを働けなくする薬がほしい。そんな薬バイオックス（一般名ロフェコキシブ）をメルク社が発表し、1999年にFDAの認可を受けながらも2004年9月、自主的に撤退しました。なぜでしょう？　バイオックスが心臓発作と脳卒中のリスクを高めるとわかったのです。FDA医薬安全部の副部長デヴィッド・グレアム博士によれば、バイオックス服用中の国民およそ10万人で、心臓発作や脳卒中の発症率が高まりました[29]。

数十年のうちベインらの成果は、おびただしい研究と臨床試験の対象になりました。1994年の『英国医学会誌』が成果を「アスピリン論文群」とよんで総括し、心疾患と虚血性脳梗塞《のうこうそく》（酸素の多い血液を脳へ送る動脈が詰まって起こる脳卒中）を予防するためのアスピリン利用にお墨つきを与えます[5]。こうしてアスピリンは、解熱・鎮痛だけだった第1ステージから、命を救う華麗な第2ステージへと移り、なにしろ毎日きちんと服用するという話なので、製薬企業にとってもたいへん喜ばしい変身を遂げたといえましょう。

いつの日かアスピリンは、発がん抑制にも効くとわかるかもしれません。ただしまさにここで、本書の冒頭に置いた「使用上の注意」を強調しておきます。本書の記述だけを頼りに薬の服用をなさらないよう。「近未来の話」には、まだ指針の類もありません。ほかの章も、そのつもりでお読みください。

がんの予防にアスピリンが効くとすれば、標的はCOX-2でしょう。がん化すると酵素COX-

2が増えることはわかっています。そこに目をつけ、アスピリンがCOX-2を不活性化させる結果としてがん細胞の増殖を抑え、アポトーシス（プログラムされた細胞死）を促す…という仮説が提案されました[(30)]。

最近の大規模調査によると、アスピリンを8〜10年ほど途切れなく飲み続けた人は、大腸がんの死亡率が35％減っています。また、5年以上の服用なら、全がんの死亡率も21％減ったとのこと[(30)]。アスピリンの抗がん作用にからむ研究は当面それだけですが、少なくとも大腸がんの予防効果には、いずれ白黒がつきそうです[(31)]。

数千年の利用史、無視された発明者、国際的スパイ活動、鎮痛の秘密、心臓発作の予防？…などなど、「前駆体」がヤナギの木にひそみ、そうとは知らずに人類が何千年もつき合ってきた分子にふさわしい、豊かな物語だといえましょう。

次章では、リチウムという軽い元素が、精神医学の分野で使われるようになったいきさつを眺めます。

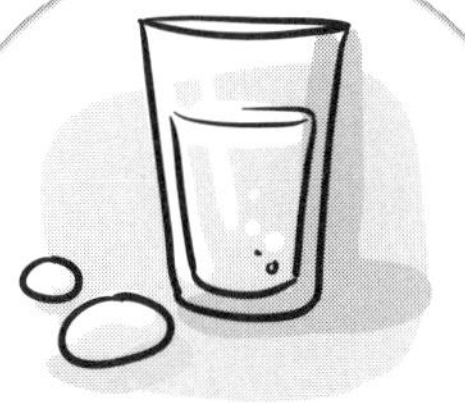

Chap 04

リチウム

——心に響く金属イオン

リチウム〔2015年創刊のオンライン誌〕は若者文化の一角を占め、ニルヴァーナ〔ロックバンド〕のヒット曲名でもありました…というのは紛れもない事実ですが、むろん私はそんな世間話をしようというわけではありません。スポットライトを当てるのは、3番元素リチウムの小さなイオン。そんなものに精神疾患を治す力があるなんて、誰ひとり思いもしませんでした。けれど1940年代に、知名度は低くても直感の鋭いオーストラリアの医師が、心の病気に効くことを確かめます。しかも自宅でやった雑なモルモット実験で、その画期的な発見をしたのです。

発見前夜

リチウムという薬は、ここまで見てきた小分子医薬とはまったくちがいます。なにしろ薬効成分が、リチウムという原子〔実体はリチウムイオンLi^+〕だから。正電荷のLi^+だけでは集まれないため、何か負電荷のものとペアを組んで物質になります。ふつう錠剤の炭酸リチウムか、溶液のクエン酸リチウムです。どちらも飲めばたちまち体液に溶け、自由になったリチウムイオンが体内をめぐり、すごい仕事をしてくれます。

リチウムの原子量はわずか7でも、炭酸リチウムとクエン酸リチウムの式量がそれぞれ約74と210だから、薬の「リチウム」は小分子医薬の類ですね。有効成分のLi^+は金属のようなものといえるため、よくある薬（炭素や水素、酸素、窒素、硫黄の原子がつながった有機分子）とは、その点もまるでちがいます。

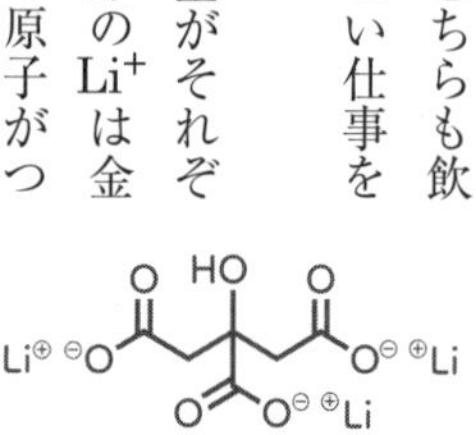

クエン酸リチウム

元素のリチウムは岩石の成分として1817年に見つかり、ギリシャ語 *lithos*（石）から命名されました[1]。そのほぼ150年後、オーストラリアの医師ジョン・ケイドがモルモットと患者に試した結果、精神医学が変わり始めます。

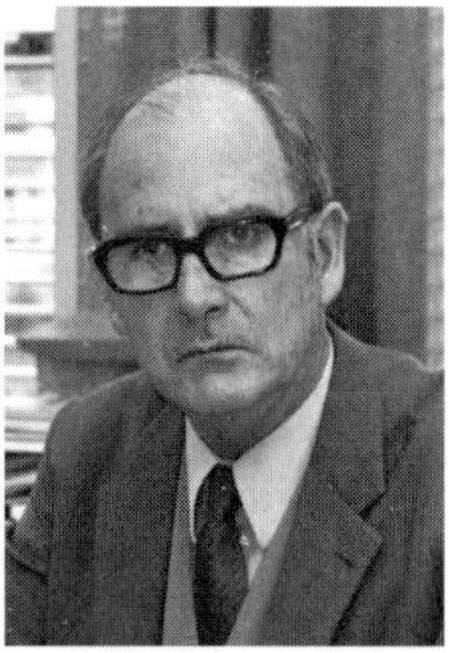
ジョン・ケイド

開業医だった父のデヴィッド・ケイドは、第一次世界大戦から復員したあと、「戦争疲れ」の発作に苦しんだ人。スペイン風邪の猛威が地域医療をグチャグチャにしたこともあって医療設備を売り払い、地元にある病院の精神医学部門に職を得ました。

息子ケイドは21歳のとき、メルボルン大学の医学部を優秀な成績で卒業しました。在学中の1931年に、かのフレミング（1章）と似て伯父（医師）の遺産を分与され、父親に学費分を返済します。

卒業後、第二次世界大戦に召集されるまではメルボルンの王立小児病院に勤務。肺炎球菌に感染して両側性《りょうそくせい》肺炎になり、死の一歩手前まで行きました。肺炎が治るころの担当看護師だったジーン・チャールズと結ばれ、4男1女を授かります。大戦への応召は29歳になった41年。従軍中の3年間は日本の捕虜になり、シンガポール・チャンギ村の捕虜収容所で医療奉仕をさせられました[2]。

モルモットと人間モルモット

チャンギの収容所では労をいとわずに働きます。心療面を診た患者の死後剖検《ぼうけん》で、ほぼ例外なく体内に病変が見つかりました。そこでこう考え始めます。躁うつ病のような心の病気も、何か物質が起こすのでは？　ある物質の合成量が多すぎると躁、少なすぎるとうつになる？　なお後者は現在、臨床的うつ病とよぶものです[3]。

いま双極性障害とよぶ症状を昔は躁うつ病とよんだため、以下ではたいていのシーンで「躁病」「うつ病」という言葉を使います。私が無神経だとお思いにならないよう。精神病患者が汚名を着せられていた事実を、そのままお伝えしたいからです。双極性とは、躁状態とうつ状態が交互にくり返すという意味。人によって表れかたはいろいろでも、外からの刺激なしに、多幸感と落ちこみ感をくり返すところは共通しています。

大戦が終わり、ケイドはオーストラリアに戻ります。能力を認められてビクトリア州精神衛生局の

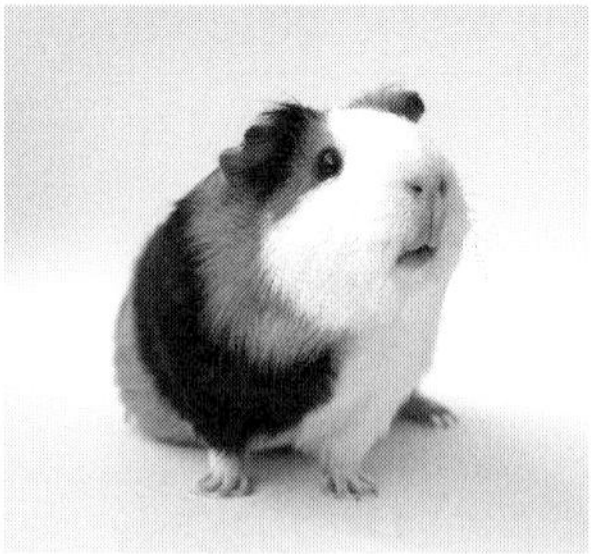

上級医務官となり、バンドゥーラ町の精神科病院で退役軍人のケアを担当[4]。病院も当人も、慢性精神疾患が専門でした。彼は再び、精神疾患をもたらす物質のことを考え始めます。１９４７年、躁の発作を生む物質が患者の尿に含まれるのではと、モルモット〔正式名 ギニアピッグ。誤用を承知で以下「モルモット」と表記〕を使う実験にかかりました。モルモットに尿を注射し、行動がどうなるのかをみるのです。尿を濃縮すると析出してくる尿素や尿酸が、躁状態を生むのでは？と考えました。

躁病患者のほか、うつ病患者と統合失調症〔旧名：精神分裂病〕患者の尿に加え、健常者の尿もモルモットに打ってみました。実験室は、病院の敷地内にある木造の小屋（異説では廃キッチン）です。先端研究にふさわしい場所ではありません。ケイド一家も病院の敷地内に住んだため、当時こんな噂が飛び交ったとか。あの先生は患者の尿を自宅の冷蔵庫に保管して、実験用のモルモットを裏庭で飼っているらしいよ…[5]。

尿をモルモットに打ったあとケイドは、小屋にこもって何時間も見守ります[6]。観察の結果、躁病患者の尿はモルモットへの毒性が強く、対照群やうつ病患者の尿より少量でモルモットの命を奪いました。ときにモルモットは震えたあと筋肉運動が失調し、全身麻痺から痙攣《けいれん》を経て絶命したようです。

モルモットの命を奪う物質を特定しようとケイドは、躁病患者の尿が含む３つの窒素化合物、尿素・尿酸・クレアチンの溶液を注射します。尿素を打ったモルモットは、躁病患者の尿を打ったときと同じ症状で死にましたが、尿素とクレアチンを一緒に打ったモルモットは痙攣を示さず、尿素の毒性をクレアチンが弱めるようでした[4]。

3つ目の尿酸を試そうとしたとき、セレンディピティが訪れます。尿酸は水に溶けにくい。じゃあ、尿酸塩《えん》(尿酸の陰イオンと金属の陽イオンからできた物質)のうちいちばん水に溶けやすい尿酸リチウムのかたちで、尿素の水溶液に溶かしたらどうか…[7]。尿酸リチウムは尿酸とそっくりな姿をもち、陰イオン形の酸素原子OにリチウムイオンLi^+が寄り添ったもの。そんな推論に従い、尿酸リチウムを溶かした尿素8%水溶液をモルモットに注射すると、毒性が大きく下がりました。もしも尿酸リチウムでなく、たとえば尿酸カリウムを選んでいたら、実験の結果は(したがって現在の世界も)だいぶちがっていたでしょう。

尿素の毒性をリチウムイオンが消す──と考え、尿素8%水溶液に炭酸リチウムを溶かしてモルモット10匹に投与したところ、10匹とも生き残りました。ただの尿素8%水溶液なら、半分の5匹が死んだのです。次に炭酸リチウムだけ含む水を投与したら、モルモットは1~2時間ほどぐったりしたものの、やがて正常に戻りました[7]。するとリチウムイオンは、尿素の毒性を抑え、しかも鎮静作用があるらしい…。

では次に何をする？　モルモットと同じことが人間でも起これば、リチウムは有効だといえますね。ただし、「人間に安全」だと証明するのが先決です。

そこで自分自身をモルモットにしました。患者に使う予定だった量のリチウム塩を

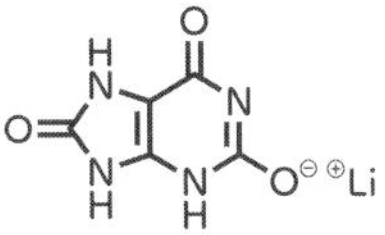
尿酸リチウム

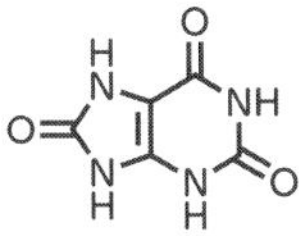
尿酸

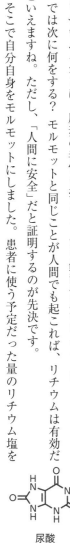

飲んだところ、何も起きません[4]。彼の勇気は感動モノですが、まかりまちがえば死んだかもしれないし、いまならとうてい許されない実験ですね。ともあれ安全だと確信したケイドは１９４８年から翌年にかけ、つごう19人にクエン酸リチウムを投与します。躁病が10人、統合失調症が6人、うつ病が3人でした。ただしそのとき、クレイブンのアスピリン投与（前章）と同様、対照群は使っていません。

本番の治験には40～63歳の集団を選定。躁病患者のうちには、症状がたいへん重く、暴れだすような人もいました。ケイドは論文中に、イニシャルで「W・B」と書く51歳男性のケースを誇らしげに紹介しています。慢性躁病患者として5年前に入院し、一般の患者から隔離するほど症状が重かった人物です。

W・Bへのクエン酸リチウム投与は１９４８年3月29日に開始。3週間後にはもう症状が改善して回復期病棟に移され、7月9日には、継続服用の炭酸リチウムをもらって退院します。以後ほどなくW・Bは、入院前の仕事に復帰さえしました。ただし、炭酸リチウム服用中はよかったものの、48年のクリスマス直前に服用を中断し〔ありがちな怠薬《たいやく》〕、たちまち症状が再発したため、翌49年の1月30日に病院へ逆戻り。病院でリチウム投与を再開したら回復し、2月28日にはまた退院して仕事に復帰しました。

もうひとり目立つ患者が、イニシャルをW・Sと書き、25歳から躁病の発症をくり返してきた「いかつい47歳の大男」です。見かけによらず、症状が最悪のときでも暴れなくてケイドも気が楽だったとか。クエン酸リチウム投与の開始から1か月内に、W・Sの躁が出なくなります。そのころW・S

に面会した知人いわく、「あれくらいまともな姿は初めて見たよ」とのこと[7]。なお、躁病の患者は10人が10人とも快方に向かった半面、統合失調症の6人とうつ病の3人は明確な変化を見せていません。

やがてケイドは、クエン酸リチウムより炭酸リチウムのほうが胃にやさしいと気づき、副作用が出たら投与法を変えました[7]。いまは血中濃度を監視しつつ治療を進めますが、戦後まもなくの当時、血中のリチウム濃度を精密に測る方法はありません。リチウムが効く投与量の幅は狭く、血中濃度が少し上がるだけで吐き気や嘔吐、震え、痙攣(急性リチウム中毒)が起こり、重症なら透析してリチウムを除くのです。

リチウムは甲状腺にたまりやすく、腎臓から排出されるため、投与量や患者の腎機能によっては中毒症状が出る。だからリチウムの投与は、腎不全や甲状腺機能低下症が起こらないよう、腎臓と甲状腺の機能をじっくり監視しながら進めます[8]。

承認までの長い道

クレイブンが見つけたアスピリンの効能(前章)と似てケイドの知見も、医学界が認めるまでに数十年かかりました。彼が1949年9月に論文「精神病的興奮の処置に使うリチウム塩」を出した『オーストラリア医学雑誌』は無名誌の類ですが、要因はそれだけではありません。当時のアメリカは、

25%の塩化リチウムを含む食卓塩「ウェスタル」が起こした「リチウム・パニック」のさなかだったのです(5)。

食塩(塩化ナトリウム)に塩化リチウムを混ぜるのは、一見よさそうでした。周期表でナトリウムの真上にくるリチウムの性質は、ナトリウムとそっくりだから。どちらも塩化物をつくり、味も似ています。ただし当時は、生理学的な作用を考えていなかった。味つけレベルの量を調理に使えば、食べた人の命にかかわるのです。

そんな食中毒が現に起こりました。だから、いまや名高いケイドの論文も、そのころ主流にいた科学者は受け入れません。なにしろ、ウェスタルの事故に接したFDA(食品医薬品局)が同じ49年、ウェスタル類のリコールを命じたほどですから(9)。

ただしリチウムは、食卓塩のほかにも入れていました。名高い飲料の7up(セブンアップ)は、1929年に発売された当時の宣伝文句が「リチウム添加レモン・ライムソーダ」で、原材料7種のひとつとしてクエン酸リチウムが含まれていた。飲料へのリチウム添加をFDAが禁ずる48年まで、セブンアップもそんな製品でした(10)。

20年前にペニシリンの研究を中断したフレミング(1章)に似てケイドも、1949年以降はリチウムの研究をやめ、リチウム塩と似た鎮静効

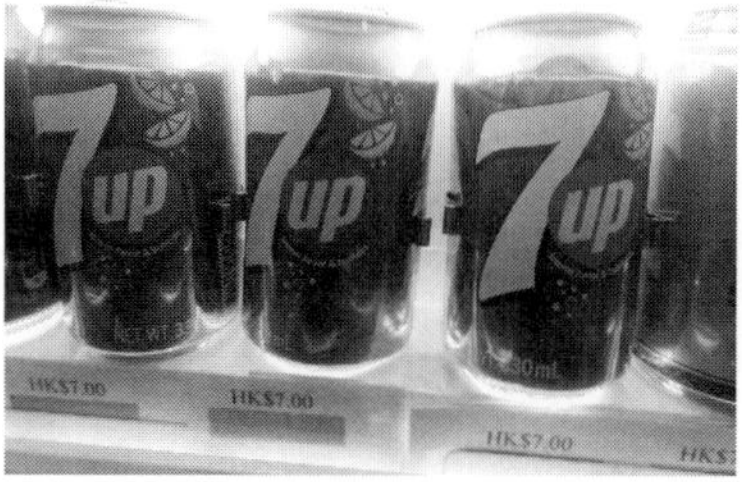

セブンアップ

果をもつ別の金属塩を探すしかありません。70年のケイド記念シンポジウムで、当人がそのへんを振り返っています。調べた金属は、周期表でリチウムと同族のルビジウムとセシウムのほか、ストロンチウム、希土類のセリウムとランタン、ネオジム、プラセオジムなど。そのうち炭酸ストロンチウムだけが、ほどほどの効果を見せたようです[4]。

ケイドが使った炭酸リチウムもクエン酸リチウムも、数十年前に見つかっていました。だから製薬会社は〔儲かりそうになくて〕食指を動かさず、薬効調べは大学の仕事になります。デンマークの精神科医ポール・バーストラップとモゲンス・スコーが、対照群もきちんと使い、ケイドの仕事を追試しました。かりにその追試がなかったら、双極性障害に使うリチウムという薬は生まれなかったでしょう[11]。

ケイドを称える１９８２年の講演でスコーは、ケイドと自分たちの差は、芸術的な科学者と体系的な科学者の差だと語ります。芸術的な科学者(ケイド)は、鋭い観察眼と好奇心をもち、不確かな仮説を検証したがり、世評など気にしない。かたや体系的な科学者(自分たち)は、芸術的な科学者の発見を検証したがる[4]。医学の歴史にも未来の患者にも、その両方が欠かせないのですよ…。スコーとバーストラップ、ケイドらの努力が実ってＦＤＡは70年、急性躁病の薬にリチウムを認可し、４年後には、(双極性障害のうち)躁病の再発抑制用にも認可しました[12]。

双極性障害にリチウムが効くことはケイドが見つけたとはいえ、精神障害とリチウムの関係はずっと前から注目されています。そんな話の一部を以下にご紹介しましょう。

19世紀の前半にロンドンの医師アルフレッド・ギャロッドは、痛風《つうふう》患者の血液が尿酸を含むのを確かめます[13]。リチウム塩の水溶液が尿酸の結晶を溶かすと知った彼は、痛風の尿酸結石を溶かすのではと、リチウム水溶液を使ってみました[3]。しかし結石を溶かすほど濃い溶液は毒になり、ひどい副作用が出るはず。ギャロッドは副作用など念頭になく、「痛風性躁病」や「脳痛風」の患者にリチウム溶液を投与するべきだと主張します[13]。妙な病名2つはうつ状態や躁状態の発作のことでしょう。彼は脳内に尿酸がたまって躁やうつになりやすい「尿酸体質」を改善したかったのです[14]。

数十年後、南北戦争（1861～65）で軍医総監だった神経科医ウィリアム・ハモンドが81年の本『神経系疾患論』に、リチウム化合物のことを書いています。（臭化カリウム、臭化ナトリウムのほか）臭化リチウムの利用を述べた論文4本を引き、鎮静効果をもつのはLi^{+}ではなく臭化物イオンだろうと推測[15]。南北戦争では「異常興奮性の」兵にリチウムを与えたそうですが、どんな化合物だったかの明記はありません[16]。

デンマークの精神科医フレデリック・ランゲは1894年、うつ病の患者35人に固体の炭酸リチウムを飲ませました[13]。以後ケイドの登場まで30年ほど、リチウムを使おうとした人は見当たりません。大量投与で毒性が出るうえ、体内のリチウム濃

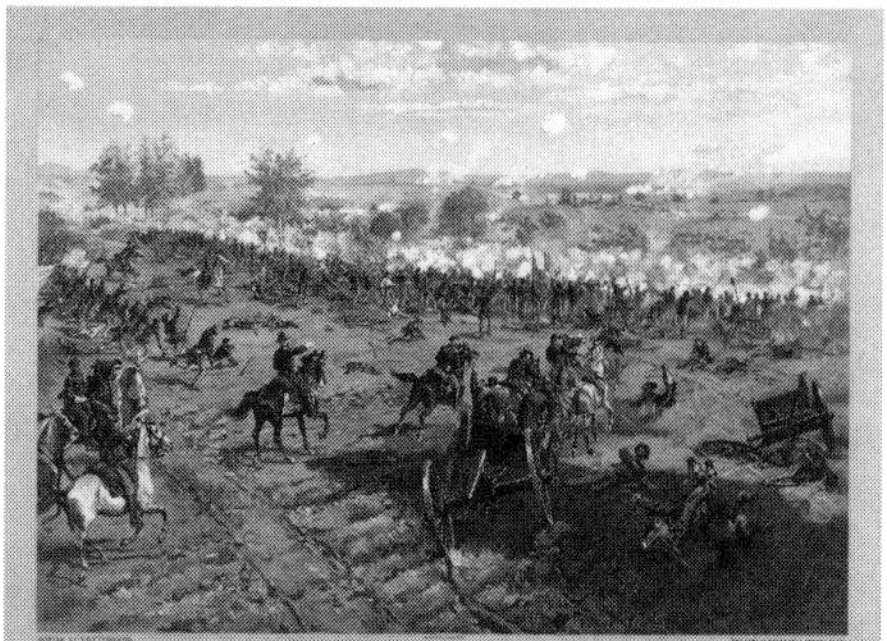

南北戦争

度を精確に測る手段がなかったからでしょう。

関連の話をひとつ。天然のリチウムを含む鉱泉は少なくありません。テキサス州ミネラルウェルズ市にある鉱泉群が一例です。その水を飲むと病気がよくなる人もいるため、現地の人は「クレイジーウォーター」とよぶそうですが[13]。

リチウムの働き

ケイドの仕事から70年以上を経てもなお、リチウムがなぜ鎮静効果を示すのか、正確な仕組みはつかめていません。本の何章分にもなりそうなほど諸説があるし、いろいろな出来事が合わさって双極性障害の症状を和らげる可能性もありましょう。

ある説では、リチウムとマグネシウムの類似点に注目します。オングストローム〔1億分の1センチ〕を単位としたイオン半径は、リチウムが0・76でマグネシウムが0・72だから、たいへん近い[17]。マグネシウムイオンは体内に多く、大事な役目をしています。イオン2つの大きさが似ているため、リチウムイオンが体を「だまし」、想定外の作用が現れることはありえます。ただし可能性を絞るのはむずかしく、何がどう変わって双極性障害を緩和するのかは、まだ闇のなかだといえますね[18]。ただし、リチウムとマグネシウムには大差があります。イオンのプラス電荷が、マグネシウムは2のところ、リチウムは1なのです。

動物実験の結果によるとリチウムは、気分を左右する神経伝達物質セロトニンの合成・放出量を増やします[18]。また、リチウムを投与した患者の断層撮影で大脳皮質と海馬《かいば》の肥大が認められるため、脳の神経を保護すると推定する人もいます[18]。どう起こるのかは不明ながら、略号でＡｋｔ／ＧＳＫ-３βと書くタンパク質複合体が関係し、リチウムの作用で複合体の姿が変わったとき、タンパク質Ａｋｔが、細胞膜の柔軟性や細胞周期、運動性などを司る別のタンパク質に作用する…という可能性もあるそうです[19]。

仕組みはともかくリチウムの投与は、双極性障害など心の病気に悩む人の自殺率を大きく下げました。双極性障害の人の自殺率10％は一般国民の「10倍」も高く、自傷歴のある男性患者にかぎれば自殺率はなんと25％[20]。リチウムの投与で、それが一般国民の「2倍未満」へと下がったのです[20]。自殺率のほか、長期入院患者の国費負担も減りました。１９９４年の推計でアメリカ国費の節減分は１４５０億ドルにのぼり、いまのお金に換算すると２５００億ドル(約35兆円)の歳出減です[21]。

リチウムは、血中濃度が毒性レベルにならないよう注意しつつ服用すれば、個人差はあるにせよ、１９４９年にジョン・ケイドが診たＷ・Ｂのように、患者を正常な暮らしに戻します。それもこれもケイドが、尿酸リチウムの形なら尿酸も水によく溶けそう…と思いつき、気配りもしながら患者に鋭い目を注いだおかげだといえましょう。

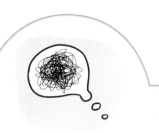

Chap 05
イプロニアジド
——10年限りの波乱万丈

イプロニアジドという薬をご存じの読者は少ないでしょう。当初は結核の薬だったところ、ほどなく「いい副作用」が見つかります。服用した患者が幸せな気分になったのです。それが抗うつ剤としての用途を拓き、いま数多く知られるモノアミン酸化酵素阻害薬（MAOI）の第1号となりました。そこまではよかったのですが…。

誕生と初仕事

イプロニアジドは、前駆体《ぜんくたい》〔出発物質〕から2工程の反応でつくれます。1951年、イソニコチニルヒドラジンという物質が結核に効くことを、1か月も置かずに2つの製薬企業が動物実験で確かめました。アメリカのニュージャージー州にあるスクイブ社と、スイスが本拠の巨大企業エフ・ホフマン・ラ・ロシュ社〔以下「ロシュ社」〕です。

両社ともヒドラジンをいじっていました。なぜヒドラジンを？　第二次世界大戦でドイツが、V2ロケット〔爆撃用弾道ミサイル〕の燃料にヒドラジンを使い、やがて終戦を迎えます。大量の備蓄ヒドラジンを連合国が見つけ、有機合成の原料にしたらと、製薬会社や化学企業に安く払い下げたのです[1]。

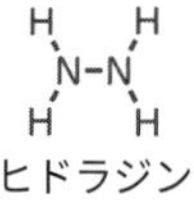

ヒドラジン

本章の主役のひとつイソニコチニルヒドラジンは、ロシュ社やスクイブ社が合成したわけではありません。合成者は、当時ドイツ領〔現チェコ〕のプラハにあったカール・フェルディナンド大学のハンス・マイヤーとヨーゼフ・マレー。博士号をとるための研究でした[2]。それにならって両社もイソニコチニルヒドラジンを合成し、臨床試験で結核に効きそうな感触を得ます。

結核は感染力がたいへん強く、肺をひどく傷めます。出血を伴う咳の発作や胸痛、発熱、寝汗、体重激減が何週間も患者を見舞うのです。つい１５０年前はアメリカでもヨーロッパでも、死因の15%近くが結核でした。少しさかのぼる17~18世紀のヨーロッパなら、死因のほぼ25%が結核です[3]。統計はないものの結核は数千年来、人類を悩ませてきました。紀元前７２５０年ごろのものとおぼしい人骨に、結核菌のＤＮＡ断片が検出されています。地中海に没した石器時代のアトリット・ヤム遺跡で、母親の肋骨《ろっこつ》と腕骨、幼児の長骨《ちょうこつ》が出土し、その骨にＤＮＡ断片が見つかったのです[4]。

結核と戦えるようになったのは20世紀のこと。結核菌に感染したかどうかを診るツベルクリン検査は、読者も覚えがあるでしょう〔「ツベルクリン」は結核 tuberculosis から〕。

結核用の抗生物質ストレプトマイシンは１９５０年代にできたものの、たちまち耐性菌が現れました[5]。大量の窒素を吹きこんで肺を圧迫し、病巣部の安静を保つ「虚脱療法」も、確かな治療法だっ

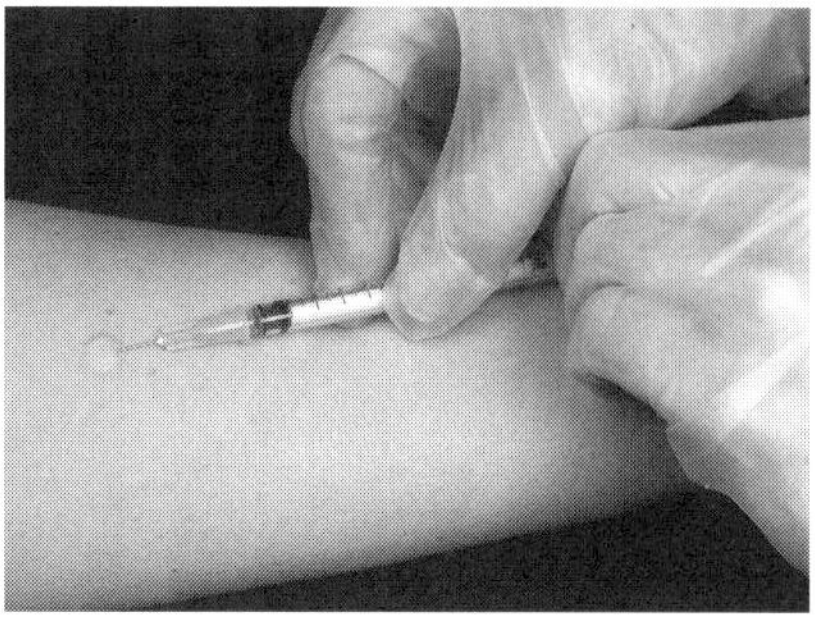

たかどうかは疑問です[6]。

　そんな療法が生まれるまでは、サナトリウム〔療養所〕に入り、きれいな空気のなかでのんびり過ごすくらい。サナトリウム療法は1920年代まで大流行し、富裕層が仕事を離れて何か月も滞在する多様なサナトリウムができました。アメリカのサナトリウムの病床は、1900年の約5000から25年の67万5000に激増しています[7]。

　富裕層でない結核患者にも使える治療薬がほしいというわけで、イソニコチニルヒドラジンに注目したロシュ社は、好成績だった治験を経て「イソニアジド」と名づけました。ほどなくイソプロピル基をつけた分子もつくり、1951年に薬効も確かめたうえ、「イプロニアジド」と命名します[2]。

　分子量はイソニアジドが137、イプロニアジドが179だから、どちらも小分子医薬の類ですね。ロシュ社が商品名「マルシリド」で売るイプロニアジドは、結核との戦いで新しい武器になりました。

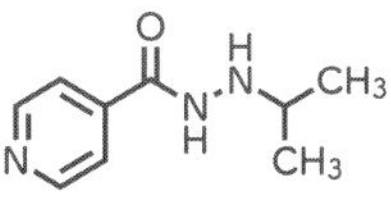

イプロニアジド

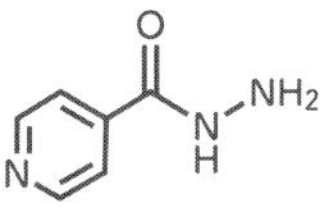

イソニアジド

華麗なる転業

ただしロシュ社にとっては、想定外のことが起こります。結核患者にイプロニアジドを投与したニューヨーク市シービュー病院〔結核サナトリウム〕の神経科医アーヴィング・セリコフとエドワード・ロビツェクが、おかしな副作用に気づきました。患者の気力や幸福感が高まるようなのです[8]。当時AP通信がシービュー病院を撮った写真の1枚、ダンスに興じる患者たちの写真に、こんな説明文が添えてあります――「ほんの数か月前なら、患者の咳しか聴こえなかった場所」[1]。

同じ年、〔イリノイ州〕ノースウェスタン大学でアーンスト・ゼラーのグループは、イプロニアジドがモノアミン酸化酵素（MAO）と不可逆的に〔一度できたら切れない形で〕結合し、酵素を働けなくするのを見つけます。現在いくつも知られるモノアミン酸化酵素阻《そ》害《がい》薬（MAOI）の第1号でした。どういうことなのでしょう？

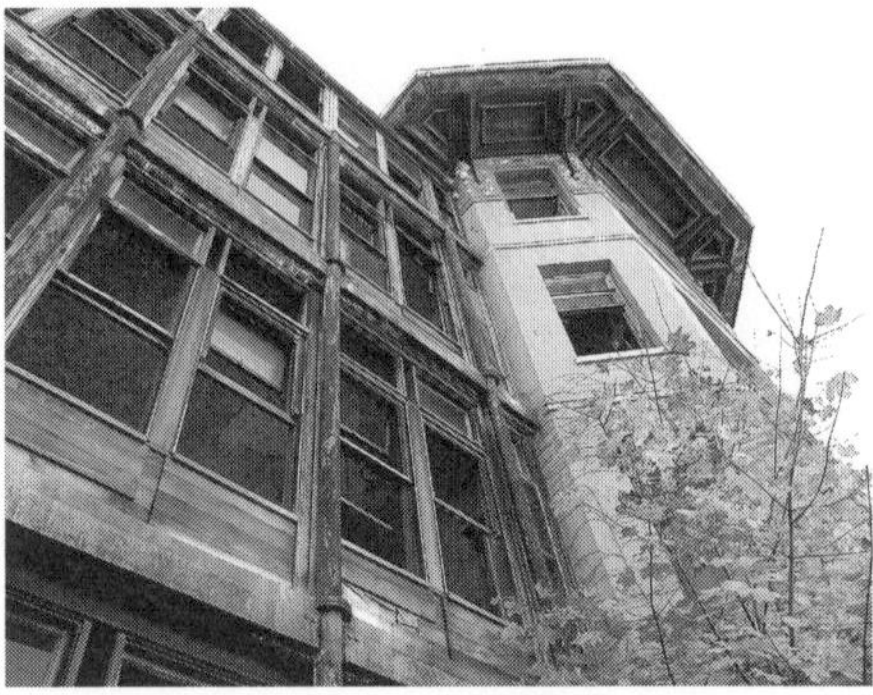

シービュー病院

MAOという酵素は、セロトニンとかドーパミン、ノルエピネフリンなどの神経伝達物質〔分子内に$-NH_2$が1個あるモノアミン類〕を分解します。MAOが働けなくなれば、脳内に「快楽物質」のセロトニンやドーパミンが増えるため、うつの度合いが下がるのです。イプロニアジドに結合したままのM

AOは働けないので、体は新しいMAOをつくりますが、服用をやめたあとも、新しいMAOができるまで抗うつ効果は何週間か続きます[9]。また、イソニアジド(イプロニアジドの前駆体)がMAOと結合しない〔抗うつ作用を示さない〕ことは、ゼラーが確かめました[10]。

研究が進むにつれ、結核患者を幸せな気分にするイプロニアジドの働きは、当初の用途(結核治療)よりはるかに高い関心をよびました。なお「抗うつ剤(antidepressant)」という語は、そんな研究を進めたマックス・ルーリーがつくったようです[2]。

本家の物言い

研究にはまだ「抜け」がありました。結核患者以外の治験データがなかったのです。そこでニューヨーク州オレンジバーグ市にあるロックランド州立病院の精神科医ネイサン・クラインのチームが、患者24人(統合失調症17人、うつ病7人)を被験者に、イプロニアジドの効能を調べます。日に3度、50ミリグラムずつ投与したところ、17人の体調はみるみる改善しました。イプロニアジドに未来を見たクラインは、イプロニアジドを「精神活性剤」と形容します[2]。当時の向精神薬は大半が患者を鎮静化するものだったため、患者を「元気にする」働き自体がビッグニュースでした[10]。

かたや、結核治療薬マルシリド(イプロニアジド)で儲けていたロシュ社は、抗うつ薬市場は小さいし将来も読みにくいから深入りしない…と考える役員もいて、1957年にクライン軍団と手を切りたがります。けれどクラインは、ロシュ社のデヴィッド・バーニー社長と同席した夕食会で研究の継続を社長にじきじき打診し、許されました。土壇場の逆転勝利です。ただし、イプロニアジドの抗うつ作用を誰が見つけたのかでもめたあげく、同じ57年の末までにクライン軍団は仲間割れしてしまいます[2]。

本家本元（ロシュ社）がマルシリドを抗うつ薬とみないのに、ゲリラ的な利用は続き、40万人を超すうつ病患者が、その「結核治療薬」兼「ＭＡＯＩ第1号」で治療を受けています[2]。まぁ精神医学界には朗報でした。なにしろ当時、うつ病の治療といえば、全身麻酔した患者の脳に電流を流す通電療法（ＥＣＴ）だったので[11]。電流が脳内を乱し、化学反応が変わる結果、行動や感覚も変わる…という理屈でした。動物実験ではＥＣＴが脳内のセロトニン濃度を増やしたため、デタラメでもなかったようですが[12]。むろん、おっかないＥＣＴを嫌がる患者たちは、錠剤を大歓迎しました。

イプロニアジドのご臨終

やがて、服用した患者に肝炎が多発したため、１９６１年にアメリカはイプロニアジドの市販を禁じます[10]。イプロニアジドの代謝中に生じるフリーラジカル〔活性化学種〕が肝臓を傷めたのでしょう[13]。カナダも64年に販売を禁止。イプロニアジドのようなＭＡＯＩ〔モノアミン酸化酵素阻害薬〕と一緒に、チーズやワイン、チョコレート、カフェイン入り飲料、燻製《くんせい》肉など、チラミン〔やはりモノアミン類〕

の多い食事をすると「チーズ効果」が現れます。チラミンの作用で体が放出するノルエピネフリンは、ふつうＭＡＯに分解されます。けれどイプロニアジドのようなＭＡＯＩが共存すれば、体がノルエピネフリンの放出をうまく調節できなくなる結果、頭痛や血圧上昇が見舞うのでした[1]。

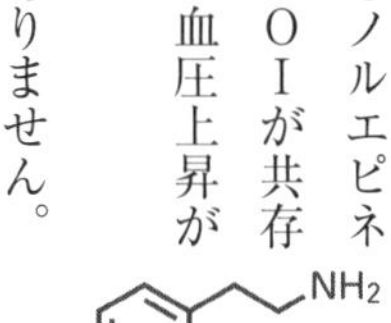

チラミン

チラミンを含む食品の数はおびただしいので、「チーズ効果」は避けようがありません。こうして１９６０年代の前半に、わずか10年の活躍期を終え、イプロニアジドは退場しました。そのあと80年代までは、ＭＡＯＩとしてフェネルジン（商品名 ナルジル）とトラニルシプロミン（商品名 パルネート）が使われ、市場の90％を占めることとなります[2]。さらに以後、副作用の多いＭＡＯＩ類は人気を失い、うつ病の薬は「選択的セロトニン再取り込み阻害薬（ＳＳＲＩ）」になりました[9]。

なお意外にも、イプロニアジドの前駆体だったイソニアジド〔商品名 イスコチン〕は、年に１０００万人以上が発症し１５０万近くの人が亡くなる結核の治療に、まだ使われ続けています[14]。

Chap 06

ジゴキシン

――ゴッホも被害者？

ジゴキシンはジキルとハイドのような薬です。適量なら心臓を強くするのに、量が過ぎたら（本章の後半で眺めるチャールズ・カレンの大量殺人のように）命を奪うので。ジゴキシンは、オオバコ科ジギタリス属（キツネノテブクロ属）の植物に含まれます。16世紀初頭から薬効が知られるジギタリスの秘密は、何人もの賢者と数百年の時が明るみにだしました。

ウィザリング登場

ジギタリスの花は、かわいい帽子やベルに見えるため、英語には昔から「妖精の帽子」「妖精のベル」という通称があります。別名のキツネノテブクロも、「妖精が狐にプレゼントした手袋」だから、おとぎ話の世界ですね。古楽器にも、ジギタリスの花に似た小さなベルをアーチ形にずらずら並べたものがありました。

科学面の研究は16世紀、現ドイツのバイエルンにいた医師レオンハルト・フックスが始めます。彼は花の姿を、だいぶ無粋《ぶすい》な「指サック」と見て、属名をジギタリスと命名〔ラテン語 *digitus* ＝指から。１個・２個…と数えるデジタル digital も同源〕。性質を調べたら下剤や吐剤《とざい》の作用があって、浮腫《ふしゅ》の治療に使えそう――と１５４２年の本『植物誌』に書きました。浮腫とは、心臓のポンプ機能が弱ったせいで手足に水がたまる症状をいいます。ジギタリスは１６６１年の『ロンドン薬局方《ほう》』にも載りましたが、投与量を少し増やすだけで毒性が出るため、薬とみる人は多くなかったようです[1]。

歴史への再登場は100年以上もあとのこと。イギリスのウィリアム・ウィザリング〔１７４１～９９〕がジギタリスを本格的に調べました。医師を本業としながら、植物学や鉱物学も究めた人です（イングランド北部に産し、化学式を $BaCO_3$ と書く「毒重石」の英語名 Witherite は彼にちなむ）。

ウィザリングは、もちまえの探求心と、他者に向ける愛や配慮が、よくバランスのとれた人でした。イングランド中西部のスタッフォードシャー州で貧困層向けクリニックの創設を手助けしたあと、少し南の大都会バーミンガムに移って総合病院に勤務します。バーミンガム行きを勧めた恩師のエラスムス・ダーウィン医師は、誰あろうチャールズ・ダーウィンの祖父ですね。

ジギタリスとの出合いは１７７５年。訪れた知人が、20以上の植物名が並ぶ処方を見せました。植物をよく知っている君の意見

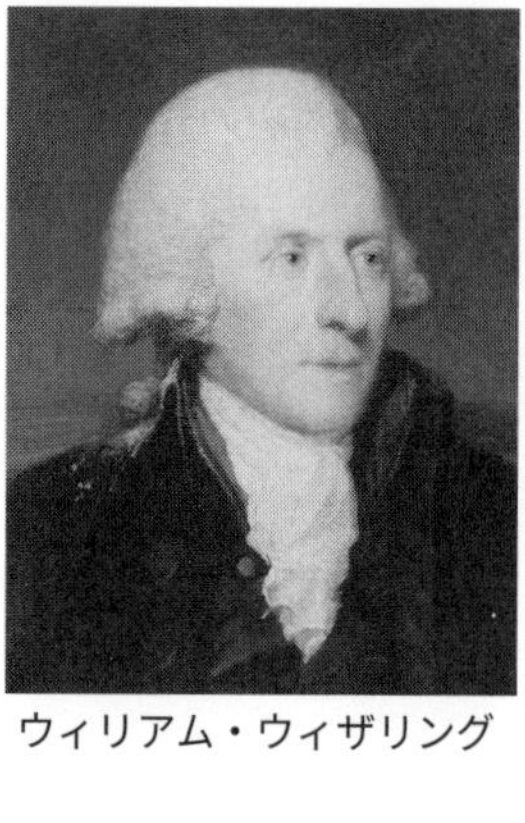
ウィリアム・ウィザリング

を聞かせてほしい。浮腫に効くのは、このうちのどれだろう?…ウィザリングはすぐにジギタリスを指さします。それをきっかけに以後の10年ほど、ウィザリングはジギタリスの薬効を調べ続け、163人の患者に使った結果を「ジギタリスの医療応用:浮腫などへの利用」という論文にまとめました(2)。

ジギタリスは、猩紅熱《しょうこう》の発作や、いまでいう連鎖球菌性咽頭炎《いんとう》のあとに出る浮腫の緩和に効くようでした。どちらも連鎖球菌が起こし、症状が進むと心臓の弁がやられてポンプ機能が弱まる結果、手足がむくむ病気です(3)。ウィザリングは、ジギタリスが「心臓の働きをよくする効果は、ほかの薬よりずっと高い。とくに心房の細動や粗動が起こす不整脈と頻脈《ひんみゃく》を減らす」と書きました(2)。いまの表現なら「強心作用がある」でしょう。

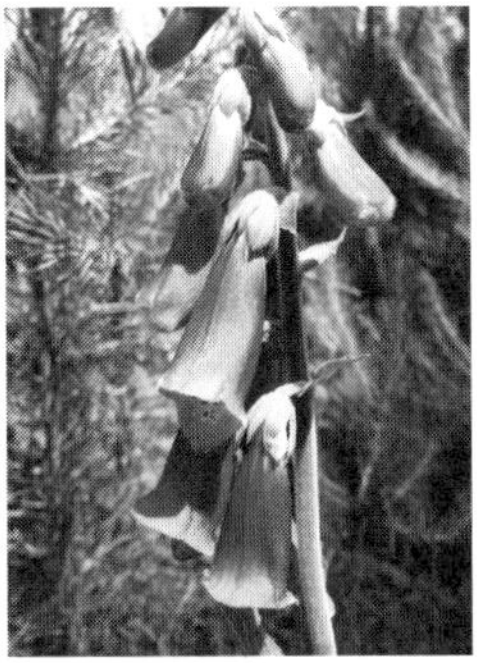
ジギタリス

ウィザリングはジギタリスを万病に処方したりせず、ほかの手がないときにだけ使いました。嘔吐や視覚障害(緑黄色覚異常)、過度の徐脈《じょみゃく》…といった副作用に気づいていたからです。ある患者は〔正常値60~90程度の〕脈拍が35まで落ちています(4)。彼は投与量を慎重に決めました。論文中の一例だと、ある女性が、ひと握りのジギタリス葉を入れた半パイント〔280mL〕の水を沸騰させ、煮出し汁(ジギタリス茶)を喘息《ぜんそく》の夫に飲ませます。致死量に近い量でした。「調製法は知りながらも適量を知らない善良な夫人が、夫をあわや殺すところだった」というのがウィザリングの感想(5)。

当初ウィザリングは、ジギタリスが起こす嘔吐などの副作用を「効いている証拠」とみて、副作用が出たときは少し先の投与量まで使いました。だいぶあとでは考え直し、副作用の気配を見たら投与を中止しています(2)。

ジギタリス茶の件に接したウィザリングはさらに一歩を進め、中毒を避けようと、投与量の標準化を考えます。ジギタリスの葉を摘むのは年に1度、しかも開花期だけ(6)。葉のほかに、花と種、樹液も活性成分を少し含んでいるようでした(3)。次に、葉を天日か炉の火で乾かしたあとすりつぶし、緑色の微粉にします(4)。患者にはその粉か、粉の煮出し汁を飲ませました(2)。

ウィザリングは19世紀が目前の1799年、結核にかかり58歳で他界します(6)。以後ジギタリスは、副作用に注意せよという彼の警告を無視した形で医学事典に載り続け、浮腫の緩和以外にも使われました。

ジギタリスを、フィンセント・ファン・ゴッホの人生にからめた話もあります。たとえば油絵の黄色っぽさを、ジギタリスと関連づけた話です。黄色フィルターをかけたようにものが見える症状を黄視症《おうししょう》といいますが、ジギタリスの過剰摂取で眼球にビリルビン〔ヘモグロビンの分解で生じ、尿を黄色くする物質〕がたまればそうなります(7)。

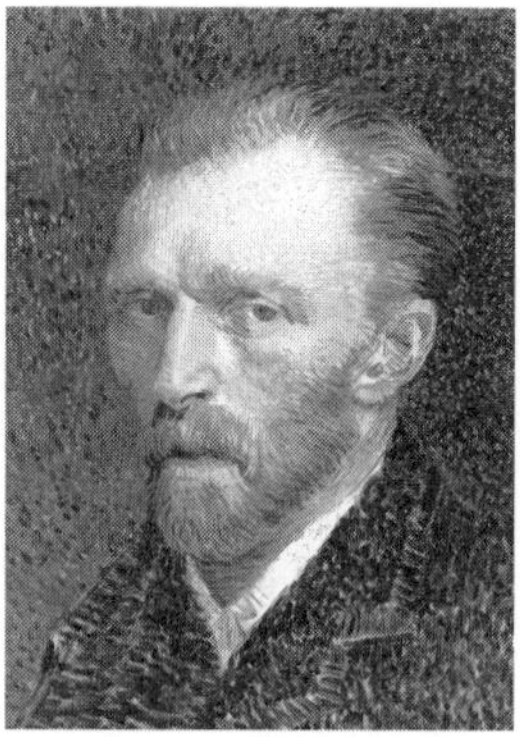

フィンセント・
ファン・ゴッホ

ゴッホは心身とも多様な疾患に見舞われ、36歳だった1889年、南仏アルルの精神科療養院に入った際、ポール・ガシェ医師の指示でジギタリスを投与されたのかもしれません。なぜそう推測できるのか？　当時はジギタリスを万能薬とみる人が多く、心疾患から頭痛、眼痛までいろんな症状に使っていたからです[8]。

かの有名な「医師ガシェの肖像」（1890年）は、右傾姿勢で椅子にかけ、右手で頬《ほほ》を支えたガシェ医師が左手をテーブルにペタリと置き、その脇に、2本のジギタリスを差した花瓶を描いたものです〔1990～97年に昭和製紙名誉会長の齊藤了英氏が所有し、売却後しばらく行方不明になった絵〕。むろんそうした事実だけで、ゴッホが黄色を好んだのはジギタリスのせいだと断定はできません。なにしろガシェ医師はジギタリスのリスクを知り抜いていたらしく、投与時の注意点を論文にもした人です[7]。また、医師がゴッホを診た2か月間は、黄視症が発症するには短すぎます[7]。以前の作品、とくに1888年の超有名な「ひまわり」も黄色の世界ですけれど、それを描いたのはガシェ医師にかかる1年前のことでしたから[8]。

入院前に飲んだ過剰量のジギタリスが視覚異常を生んだとみる人もいますが、ひとつ決定的な反証が存在します。ガシェ医師がゴッホの目を検査した記録です。検査の結果、ゴッホの視力はほぼ完璧で、色覚異常も認められていません[8]。視覚検査が正しく行われたとすれば、悩み多きゴッホの絵が黄色っぽいのは、ただ黄色が好きだったからでしょう。

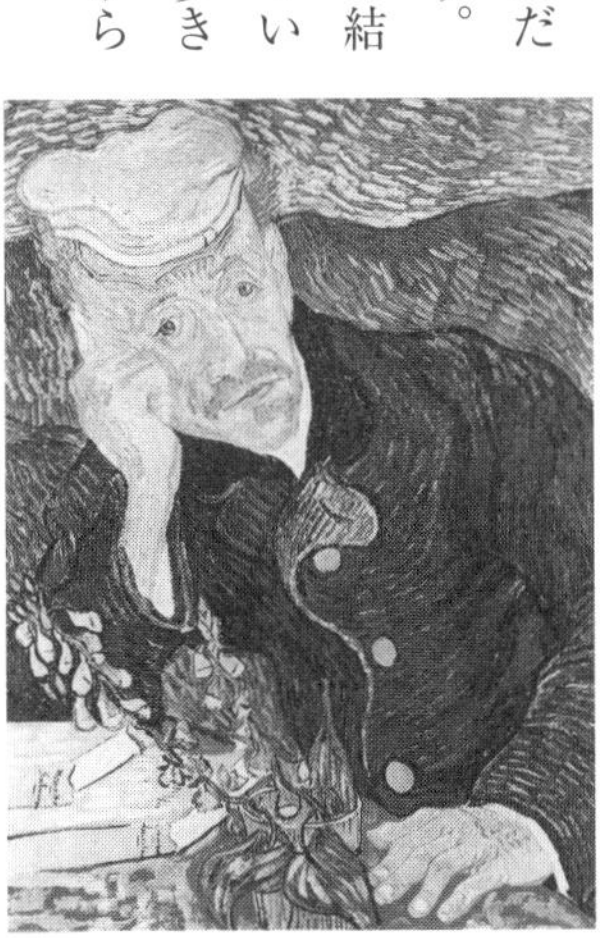

医師ガシェの肖像

ジゴキシンの単離

ジギタリスの薬効成分はジゴキシンだとわかったのに、ジゴキシンの投与はいまなお「ジギタリス療法」とよばれます。ジゴキシンは1930年にイギリスのシドニー・スミスが単離しました。ジギタリス・ラナータという種〔毛深いワタゲジギタリス〕が、兄弟筋のジギタリス・プルプレア〔花が紫色＝パープル〕より強心作用が強いと知って、その理由を知りたかったのです(9)。

数十年前の1875年にドイツのオズヴァルト・シュミーデベルクが、なんとも紛らわしいジギトキシンという名前の物質を「プルプレア」から単離し、それも薬効成分だとつかんでいます(10)。ちなみに薬理学者・教師のシュミーデベルクは1911年、「合衆国対コカコーラの40バレルと20樽」という珍妙な裁判で証言し、少しだけ名を売りました。連邦政府が無生物を被告にし、飲料からカフェインを除くようコカコーラ社に迫った裁判です。同社は、それまで入れていたコカインをやめ、カフェインを増やしていました。技術面の争いに終始した1審で同社は、カフェインは天然由来の物質だから添加物ではないと主張。けれど16年の差し戻し審で最高裁が、「カフェインも添加物」と裁定します。最後はコカコーラ社も和解に応じ、裁判費用を負担したうえ、カフェインの添加量を半減しました(11)。

シュミーデベルクのジギトキシン発見に接し、「ラナータ」がジギトキシンを含むのを知るスミスにも、なぜジギタリス療法で「ラナータ」の薬効が強いのかはわかりません。ここはひとつジギトキシンを抽出して、強い薬効は量や濃度のせいなのか、それとも何か似たような物質を含むせいなのか、突き止めてやろうじゃないか。

腕利きの化学者だった彼は、新しい成分ジゴキシンを単離します。ジゴキシンを含む「ラナータ」の薬効が「プルプレア」より高い理由を教える快挙でした(9)。調べてみたら、「プルプレア」はジギトキシンだけ含むところ、「ラナータ」はジゴキシンもジギトキシンも含んでいました(12)。2つは、名前が似ているところからご想像できるとおり、分子の構造も近い「強心配糖体《はいとうたい》」の仲間です〔下図の左半分が「糖」部分〕。

当時スミスの職場だった製薬企業バローズ・ウェルカム社は、やがてグラクソ・スミスクライン社に吸収されました(3)。グラクソ社は現在もジゴキシンの抽出を業務にし、オランダの契約農家が栽培した「ラナータ」の葉を乾燥後にアメリカへ送って処理ののち、産物をラノキシンという商品名で販売します(3)。化学合成もできますが、いまなおジギタリスから抽出するほうが簡単だし安上がりなのです。

たった3種の元素(炭素・水素・酸素)からできるジゴキシンも、その分子量781は、前章までに紹介した物質よりだいぶ大きく、本書内ではリピンスキーの法則(分子量500以下。

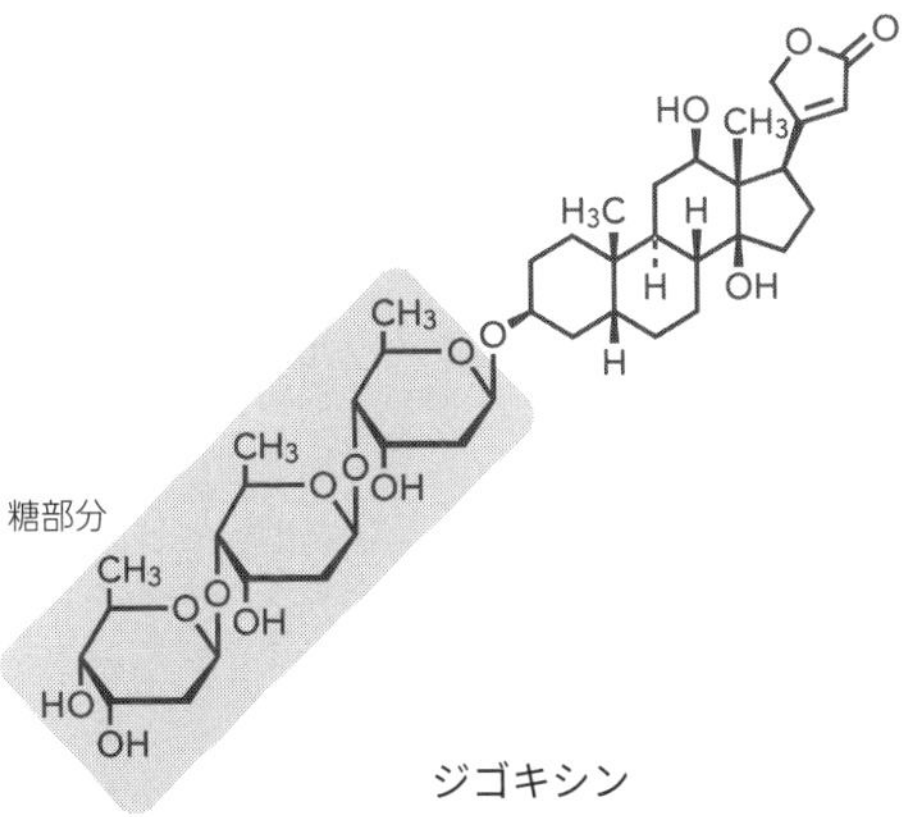

ジゴキシン

序章参照）を外れる薬の第1号だといえます。

ジゴキシンは、Na^+・K^+（ナトリウム・カリウム）ATPアーゼという酵素の働きを変えます。その酵素は、1分子のアデノシン三リン酸（ATP）がアデノシン二リン酸（ADP）に加水分解される際の放出エネルギーを使い、3個のナトリウムイオンNa^+を細胞の外へ汲みだし、2個のカリウムイオンK^+を細胞のなかに運びこむ。ジゴキシンがその働きを邪魔し、心筋の細胞内に別の陽イオン（カルシウムイオン）が増え、心筋線維の収縮速度が上がる。その結果、弱っていた心臓の機能が回復するわけです[6]。現在のジゴキシン投与も、その効果をねらっています。

2008年の研究でジゴキシンは、低酸素誘導因子（HIF）-1というタンパク質の働きを抑えるとわかりました。1990年代に見つかったHIF-1は「転写因子」の仲間で、がん細胞の存続にからむ遺伝子群の転写を促します〔つまり、HIF-1の働きを抑えるジゴキシンは抗がん作用をもつ〕。ただしその研究では、正常な投与より3〜10倍も高いジゴキシン濃度を使っていました。抗がん作用が出るほどの濃度ではさまざまな副作用と毒性も現れるため、あいにく抗がん作用のメリットを帳消しにしてしまうのですね[13]。

前章までに紹介した薬と同様、ジゴキシンも治療濃度域は狭いため、投与量が多いと重い副作用が出かねません。だから長らく投与を控える医師も多かったのですが、ある大規模な研究で、鬱血《うっけつ》性心不全の患者だと、適切な投与量なら副作用も死亡率増加もなく、入院期間を短縮できるとわかっています[14]。

殺人鬼チャールズ・カレン

ジゴキシンもジギトキシンも、用量が一定以上なら毒物です。作家のアガサ・クリスティーが、6編の推理小説でジギトキシンを扱っています。1937年の『死との約束』でもジギトキシン注射が殺人に使われ、名探偵エルキュール・ポアロが、いつもながらの鮮やかな推理で、いつもながらに意外な犯人を言い当てました(5)。

ジギタリスは現実の犯罪にも使われ、1930年代のニューヨークで起こった保険金詐欺の主役がジギタリスでした。まずは患者を、障害補償つき生命保険に入らせる。次に、医師が心疾患について説明したうえでジギタリスを投与する。症状が悪化し、身障者と認定された患者に国から下りる補償金を、医師と悪徳弁護士が山分けする。5年後に保険会社が詐欺だと気づき、一味はついに起訴されて、41年に有罪判決を受けました。

ジギタリスは、保険金詐欺どころではない大事件にもからみました。おもにジゴキシンを使ったチャールズ・カレン〔1960～〕の連続殺人です。

カレンは常人の理解を超える男でした。まずは9歳のとき、教会の慈善事業でもらった化学実験キットの試薬を牛乳に混ぜて飲み、自殺を図っています。2度目の自殺未遂は高校時代、てんかん症の母親が交通事故死した際のこと。年長のきょうだい7人から自分を守ってくれた母親にお別れを言おうと病院に行った際、遺体と対面させてもらえなかったのがきっかけで、うつ状態になりました(15)。カレンの心は以後ずっと、亡き母を想いつつ暗い道をたどり続けたのかもしれません。

高校を中退して海軍に入り、軍艦ウッドロー・ウィルソンに勤務。ポセイドンC3核ミサイル16個のエレクトロニクス面が担当でした。そのあいだも自殺願望は続いたらしく、ある日など、手術着を着て核ミサイルの制御室に座ったカレンを上官が目撃しています。核兵器をいじられては困るからと、ほどなく艦内勤務から外されました。カレンに自力でミサイルを発射する腕はなかったようですが[16]。

次は戦艦カノーパス勤務を命じられ、単純業務につきました。深海を潜航する際は陸上勤務に配置換え。海軍暮らしも心の重荷だったようで、6年の契約期間に3度自殺未遂を起こし、そのつどチャールストン海軍病院の精神科病棟に入っています[15]。

1984年、24歳のカレンは海軍を辞め、看護学校に入学しました。それも、母親が亡くなった病院の看護学校です。世間の役に立ちたい…というカレンの言葉を海軍時代の同僚が聞いているため、当時から看護師は選択肢のひとつだったのでしょう[16]。

クラスで唯一の男性だった彼は級長に選ばれ、ダンキンドーナツなどのバイトで学費を稼ぎました[15]。バイトで知り合ったエイドリアン・ボームと結ばれ、生まれて初めて主体的に生きることとなります。ただしその主体性は、16年間の看護師時代、勤務地を9回も変えながら、数十人の命を奪うことに使われるのですが。

カレンの人生は、ほどなく狂い始めました。1992年の暮れ、集中治療室に勤務中だったカレンのもとに、エイドリアンからの離婚調停申し立て書が届きます[15]。家庭内別居同然で、会話も拒み、ペットの犬を虐待する…というのが理由です[16]。離婚手続きのあと、裕福でないカレンは地下室のアパートに引っ越しました。以後しばらくは、別れた妻の生活費と子ども2人の養育費を払う義務もあったため、勤務を続けます[17]。

離婚直後の職場、ニュージャージー州のウォーレン病院で出合ったジゴキシンが、やがて彼の殺人道具になりました。ある日、91歳女性患者の病室に正体不明の男性看護師が入り、見舞いの息子を部屋から追いだして注射を打ちました。患者は容態が急変して翌日に死亡[16]。毒物検査で不法な投薬は見つからず（100を超す検査項目中にジゴキシンはなし）、カレンも別の男性看護師もウソ発見器にかけられながら正常と判定され、その場は無罪放免になりました。

1998年10月からはリバティー・ナーシング病院に勤務。あるとき彼が注射器を手に、担当外だった高齢女性患者の病室に入るのを、数人の同僚が目撃します。少しあとで入室した担当看護師が見ると、暴力を振るわれたのか老女は腕を骨折していました[18]。病院はカレンを解雇しましたが、全国で看護師が足りない時代、応募者の情報が病院から病院へ回らなかったせいもあり、次の職場を見つけるのはむずかしくありません。

解雇から1週間もせず、ペンシルベニア州のイーストン病院に雇われました。そこでもたぶん彼が、78歳の男性患者に毒性量のジゴキシンを注射します。ペースメーカーを装着した患者にはありえない処置でした。カレンは同病院にあと少し務め、1999年3月からは、パート勤務だった近くのリーハイ・バレー病院を本務にします[16]。

カレンが次々と殺人に成功したのは、管理のきびしい指定薬物やモルヒネではなく、ジゴキシンやインスリンを使ったからでしょう。とはいえ、目立たないジゴキシンも、ウィザリングが見た徐脈(毎分35回)のように、心拍を激変させて命を奪うのです。

殺人を重ねながらも自死願望は消えず、2000年1月2日には、目張りした浴室で練炭自殺を試みました。異臭に気づいた隣人が警察に通報して救出(16)。彼の人生には以後も苦悩と不安、絶望、死がつきまといます(むろんその死は「他人の死」ですが)。

海軍時代に習得した電子機器の知識は、渡り歩くどの病院でも役立ちました。病院にあったピクシス・メド・ステーションという装置は、看護師・薬剤師・医師の端末とつながり、物品の配給に使うもの。端末から注文した薬は所定のボックスに届き、ボックスの窓を開ければとりだせる(自動販売機の趣)。ただし、注文後にすぐキャンセルすると、開いたままのボックスから薬をとりだせて、注文履歴は残らない。カレンはそれを悪用し、毒殺用の薬を何度か手に入れました(19)。

おびただしい注文キャンセルはやがて疑われ、ピクシスの技術的なミスも問題になりそうだからと、カレンは別の手を思いつきます。装置内では意外にも、アセトアミノフェンとジゴキシンが同じボックスに入っていました。風邪薬と殺人薬の共存！アセトアミノフェンを発注し、開いたボックスからジゴキシンをとり出せばいいのです…(19)。

リーハイ病院を出て移った先が、ニュージャージー州ベスレヘム市にある聖ルカ(セント・リューク)病院の心臓内科。ジゴキシンの性質を思えば、いかにもな勤務先です。不審な行動が多くても次つぎに雇われたのは、たぶん病院として、名誉棄損《きそん》の裁判など起こされたくなかったのでしょう。ともあれ聖ルカ病院が、カレンの人生で大きな分岐点になります。彼を雇い続けるなら辞表を提出する…と看護師団が当局に訴えたのです[15]。ニュージャージー州警察も捜査に着手します。こんな背景がありました。使用ずみ注射器などを捨てる容器のなかに、未開封のプロカインアミドとニトロプルシドナトリウムが隠してあるのを同僚が見つけ、上司に報告[16]。猛毒ではなくても過剰投与なら命を奪うため、カレンが好みそうな薬物です。プロカインアミドは重い頻脈を生み、ニトロプルシドナトリウムは血圧を急降下させる。ニトロプルシドナトリウムには、シアン化物(青酸)イオンを放出して急性中毒を誘う力もあります[20]。

調査の結果、薬物を盗んで捨てたのはカレンだとわかり、彼は聖ルカ病院を解雇されました。ところが、彼が担当した患者70人近くの死亡記録を当たっても、薬物と死因の関連は見つかりません[16]。担当外の患者のカルテを読み、病室に出入りするカレンをたびたび同僚が目撃していたのに、動かぬ証拠は出てこない。２００２年のことでした。

カレンは翌年、ニュージャージー州のサマセット医療センターに次の仕事を見つけます。同年の夏が、殺人劇の幕引きになりました。以前の職場では悪用できた「ピクシス」の特性が、今度は落とし穴になります。カレンは03年6月15日、40歳女性がん患者の電子カルテをよびだしました。担当外の患者です。やがて女性は心臓に異常をきたし、いっとき回復しながらも3か月後に死亡。心臓がおかしくなる直前にカレンがジゴキシンを発注した事実が、ピクシスのログに残っていたのです[16]。

同月の下旬にも、カトリック司祭だった患者の病室にいる(担当外の)カレンが目撃されます。ジゴキシンの発注は2003年6月27日で、その翌日に司祭は死亡。司祭の妹が兄の死亡所見に「ジゴキシン投与の可能性あり」とあるのを見て毒殺を疑い、その旨を病院当局に通報しました(16)。

2003年12月12日金曜日、チャールズ・カレンは〔サマセット医療センター雇用中の〕殺人1件と未遂1件の容疑で逮捕されます(17)。酒場で女友達と春巻きを楽しんでいた43歳のバツイチ男には、間の悪い逮捕劇でした(16)。翌日カレンは警察当局に、数十人の患者を殺したと自白。未遂も含め被害者は300～400人にのぼると当局が発表し、アメリカ史上最悪の連続殺人事件に世間も大騒ぎしました(17)。

死刑にしないなら捜査に協力する――とカレンが言って、当局はそれを受け入れます。カレンが殺害した人数の多さからすれば異例のことですが、検察側は犠牲者を特定して、遺族が気持ちに折り合いをつけるのを期待し、合意したのかもしれません。自白の中身は殺人22件と未遂6件。罪状は「終身刑11回分」に相当し、仮釈放がありえても397年後のこと(21)。

カレンの餌食《えじき》には若者もいました。そのひとりが、命にかかわらない脾臓《ひぞう》移植で入院中だった21歳の青年です(18)。長く苦しまずに死なせるのが当人のため…とでもカレンは思ったのでしょう(17)。

そんなカレンに、ひとつ「善行」の機会が到来します。当人から悔恨《かいこん》のひとこともなく、遺族ぎっしりの法廷で審理と量刑言い渡しがくり返す日々、カレンに1通の手紙が舞いこみました。差出人は、元ガールフレンドの母親。2人の子アーニー・ペッカムに腎臓を提供できるかどうか、抗原検査で確かめてほしい…という話でした[17]。抗原が適合する確率は百万分の1とのこと。カレンは同意し、検査したところ適合性は完璧だと判明します。別のドナーに頼るなら、手に入るのは早くても7年後。それよりは、連続殺人鬼の腎臓でもいいからすぐにほしい…。わが子を助ける可能性に賭けようと思ったのか、カレンは腎臓の提供に同意しました。

けれど検察も犠牲者の家族も、腎移植に反対します。病院の敷居をまたいだあとカレンが次の殺人に走ったり、自殺して手の届かない場所に行ったりすれば、死者の魂も浮かばれない…というのが理由でした。

アーニーの命が風前の灯だと知ったカレンは怒り狂い、公判の場で判事に向かい、「裁判官さんよぉ、とっとと辞めろや」などと暴言を吐きました[17]。判決に手心を加えてもらおうというわけではなく、わが子のことだけが頭にあったのでしょう。廷吏《ていり》が口に飛沫《ひまつ》防止のマスクをかぶせても、口をタオルでふさいでも、粘着テープを張っても暴言をやめません。暴挙に激怒した判事は、その場で「終身刑6回相当」を量刑に追加しました。

その行動は、臓器提供の道を閉ざしたのでしょうか？　不思議なことに、そうはなりませんでした。誰かが彼の「願い」をかなえてやったのです。２００６年8月の某日、カレンはひそかに独房から出されて病院に送られ、みごとアーニー・ペッカムに腎臓を与えたのです[17]。

その日から（彼の看護師時代とほぼ同じ）18年の歳月を経た現在、チャールズ・カレンはアメリカ国内のどこかで独房に身を置いています。約４００年先の仮釈放など念頭にはないのでしょうけれど。

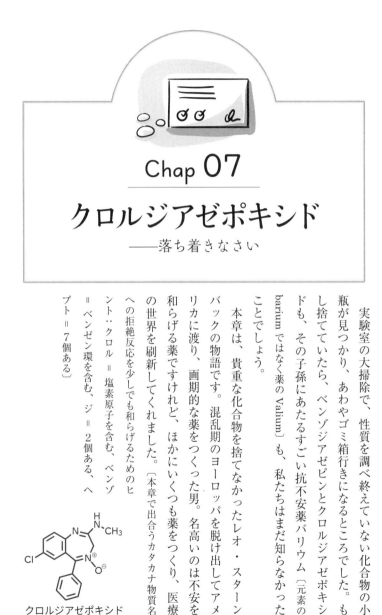

Chap 07

クロルジアゼポキシド

——落ち着きなさい

実験室の大掃除で、性質を調べ終えていない化合物の小瓶が見つかり、あわやゴミ箱行きになるところでした。もし捨てていたら、ベンゾジアゼピンとクロルジアゼポキシドも、その子孫にあたるすごい抗不安薬バリウム〔元素の barium ではなく薬の Valium〕も、私たちはまだ知らなかったことでしょう。

本章は、貴重な化合物を捨てなかったレオ・スターンバックの物語です。混乱期のヨーロッパを脱け出してアメリカに渡り、画期的な薬をつくった男。名高いのは不安を和らげる薬ですけれど、ほかにいくつも薬をつくり、医療の世界を刷新してくれました。〔本章で出合うカタカナ物質名への拒絶反応を少しでも和らげるためのヒント：クロル＝塩素原子を含む、ベンゾ＝ベンゼン環を含む、ジ＝2個ある、ヘプト＝7個ある〕

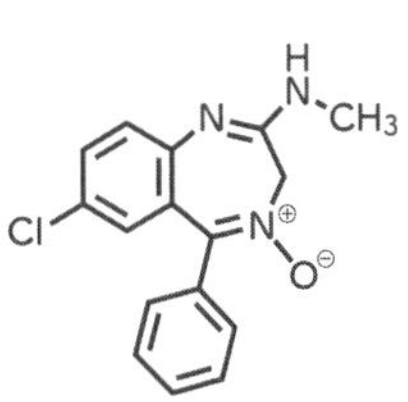

クロルジアゼポキシド

12 ニュージャージーに着いた難民

スターンバック〔原音 シュテルンバッハ〕は1908年、現クロアチア領のオーストリア＝ハンガリー帝国に生まれました。父が薬剤師だったため、化学への探求心が自然と育ち、子どものころ、第一次世界大戦で使われずに残った砲弾を分解し、花火を自作したりもしています[1]。手先が器用で賢い子だから、事故になってはおりません。

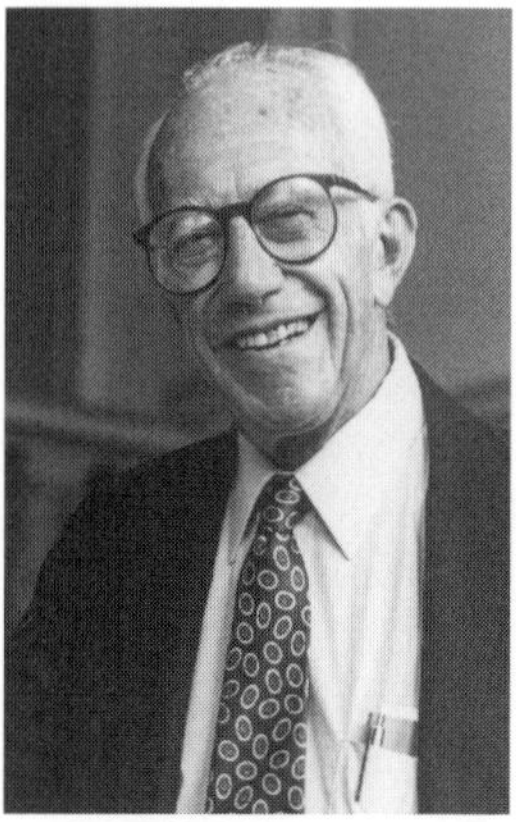
スターンバック

少しあとで一家はポーランドのクラクフに転居し、薬局を経営します。スターンバックも同地の学校に通い、1931年には有機化学の研究でクラクフ大学から博士号を取得。ただ、ひとつ心配がありました。ユダヤの家系だから、ナチスが勢いを増す当時、行く手は慎重に考えなければいけない。学位取得のころ、まさにナチスがポーランドを蹂躙《じゅうりん》中でした。結局はチューリッヒのスイス連邦研究所に行き、ほどなくノーベル化学賞〔1939年〕をとるレオポルト・ルジチカの研究室に入ります。クラクフ大学時代の仲間は、次つぎとザクセンハウゼンの強制収容所に送られていました[2]。

ユダヤ人に学術界は合わないとみて1940年、バーゼル市のエフ・ホフマン・ラ・ロシュ社〔以下「ロシュ社」〕に入社。けれどスイス暮らしも長くは続きません。ロシュ社が、ユダヤ系の社員をアメリカ国内の拠点に異動させることにしたからです[1]。スターンバックの住まいも41年6月22日から大西洋の向こう、ニュージャージー州ナットリー町になります。動乱期に支え合った妻へルタも一緒でした[3]。

渡米したスターンバックに、上司が難題を与えます。天然物のビオチンを人工合成してくれ…。ビタミンB_7ともいうビオチンは、サプリの謳《うた》い文句によると、髪や皮膚や爪を美しく保つ物質。足りないと髪が抜け、皮膚炎ができ、爪が割れやすくなるようです[4]。スターンバックは大量合成法をみごとに仕上げ、成果はいまなお賞賛されています。なにしろ、複数の不斉《ふせい》中心〔異なる4個の原子や原子団が結合した炭素原子〕を保護しつつ複雑な反応を進める、たいへんむずかしい仕事なのですから[5]。

以後は新薬開発が主務になります。まずは、手術中に心臓の動作を静める神経節遮断薬カンシル酸トリメタファン(商品名アルフォナド)の開発を助けました[3]。そのあとが、彼の代名詞ともいえる抗不安薬。皮切りはずっと単純な問題だったのに、彼はわざとむずかしいルートを選びます。まさにその選択が、ベンゾジアゼピン類という画期的な薬の世界を拓いたのですね。

初めロシュ社は、メプロバメートの「二番煎じ」を彼に指示しました。メプロバメートは1950年代にウォレス・ファーマ社がつくってミルタウンの名で売り、俳優(兼患者)ミルトン・バールのおかげで爆売れした抗不安薬。バールが番組中で自称した「ミルタウンおじさん」が、売れ行きを伸ばしたのです[6]。ロシュ社はスターンバックにこう指示します。メプロバメートの構造を少しだけいじり、「ウォレス社の特許を侵害しない抗不安薬」をつくってほしい…。

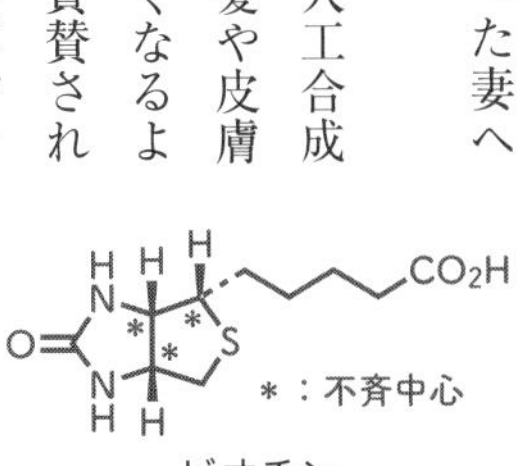

ビオチン

けれど、複雑なビオチン分子の合成さえやりとげた彼は、安直な仕事などしたくない。１９３０年代のポーランドでつくった化合物を思い出しながら、抗不安性のある斬新な分子をつくろうとします。その化合物（ベンゾヘプトオキソジアジン類）は、合成染料にしようとしたところ、染料特性がイマイチの物質でした[7]。でも分子構造をにらむと抗不安薬になりそうだし、以後の展開もいろいろありそうに思えたのです。

スターンバックは終生、「かつての結果」にこだわりました。その姿勢こそが、華ばなしい成果を生んだのです。合成染料「候補」で終わったベンゾヘプトオキソジアジン類を出発点に多彩な抗不安薬をつくり、なかでもヘプト‐１、２、６‐オキソジアジンからは40種もの薬を得ています[2]。ただし当初は、動物実験をいくら重ねても望みの結果が出てこない。ようやく最初の薬ができたのは、ある偶然のおかげでした。

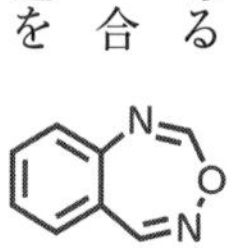

ヘプト−1,2,6−オキソジアジン構造

２本足のラット

抗不安薬を目指しつつ2年ほど無駄足を踏んだころ、ロシュ社は事業の一部を見直し、新しい抗生物質の合成をスターンバックに命じます。それを始めて数年後の１９５７年、彼は面倒くさい仕事、年に2度やる実験室の大掃除をしていました。そのときたまたま、Ro５‐０６９０というコード番号がついた「ヘプト‐１、２、６‐オキソジアジンの誘導体」を見つけ、あるいは…と動物実験の担当に回します。実験の結果Ro5‐0690の抗不安作用は、他社の製品メプロバメートといい勝負でした。構造を調べたらベンゾジアゼピンの一種と判明。そんな構造の抗不安薬はまだありません[8]。そこで同社はRo5‐0690をクロルジアゼポキシドと名づけ、58年に特許化します。

抗不安薬や鎮静剤の動物実験では、マウスに物質を飲ませたあと、金網の坂道に乗せる方法があります。マウスが元気よく坂を登れば、〔気分を鎮める〕抗不安薬ではなさそう。坂をズルズル滑り落ちたら脈がある。マウスは楽しくもないでしょうが、ふつうよりずっと「人道的」な実験でした（かりに私が実験動物なら、4章のジョン・ケイドがリチウム塩の実験でモルモットにやった「尿の腹腔内注射」は願い下げ。坂道に乗って滑り落ちるほうを選びます）。

ロシュ社がクロルジアゼポキシドを見つけた時期、動物実験はベリル・カッペルという女性が担当したようです。カッペル夫人は、市販されていた鎮静・抗不安薬（メプロバメート、クロルプロマジン）の効果と見比べながら、研究員がもちこむ化合物を次つぎに試しました[9]。

スターンバックは、自分たちを「2本足のラット」とみる世代の化学屋です。つまり、合成した候補分子を、実験動物ではなく、まず自分の体で試す。やってよければベストな方法でしょう。ちなみに、新物質の「味」なら動物実験ではわかりません。人間がなめ、苦いとか酸っぱいとか判断します。スターンバックの場合、むろん味ではなく、薬効を知りたい。クロルジアゼポキシドを飲んでみた日は、ぐったりして帰宅したそうです。別の化合物を試した日はそんなものではなく、飲んだあと数時間で足がフラつき、妻をよんで一緒に帰ってもらったとか。以後2日間はベッドから出られなかったらしい[1]。

Ro５‐０６９０の「発見物語」には、別バージョンもあります。社命で抗生物質の仕事を始め、Ro５‐０６９０をつくって動物実験をした際、頭には「抗菌性」だけがあったため、すごい「抗不安性」を見逃したまま6か月ほど過ぎた…だから、たまたま実験室を掃除していて見つけたことにした…というバージョンです[1]。いやいや掃除する彼に幸運の神々がお情けをかけ、彼の目を「お宝」に向けさせ、セレンディピティを起こした…といった類の話ですが、まぁ真相は神のみぞ知る。

クロルジアゼポキシドの治験は１９５８年、高齢者を対象に行いました。どうやら投与量が多すぎ、被験者はぐったりして発語もあやしくなったとのこと。不安感はめっきり減ったため、疲労も発語不明瞭も「ただの副作用」と解釈されました。次にロシュ社は、テキサス州ガルベストン市の医師団に臨床試験の実施を依頼します。ずっと少ない投与量で明確な抗不安作用が確認でき、さっそく60年に製品化。ビーカー実験から臨床試験まで約3年しかかけなかったのは、いまのＦＤＡなら許さないでしょう。

特許に使ったクロルジアゼポキシドという化合物名は、どうみても一般受けしない。というわけで、人の心に安定や平衡（equilibrium）をもたらすところから、商品名はリブリウム（Librium）に決まりました[2]。

クロルジアゼポキシドの体内半減期（終章参照）はせいぜい1日でも、薬効はずいぶん長く続きます。じつは肝臓で代謝されてできるデスメチルジアゼパムも精神安定作用を示し、その作用が100時間ほど続くからです[10]。

ヒト脳内のニューロン（神経細胞）には、γ《ガンマ》－アミノ酪酸（略称ＧＡＢＡ）という神経伝達物質を結合する受容体（レセプター）があります。クロルジアゼポキシドなどのベンゾジアゼピン類は、その受容体にくっつき、ＧＡＢＡ分子を受容体に結合しやすくする。ＧＡＢＡが受容体に結合すると、塩化物イオン（Cl^-）がニューロン内部にどっと流入し、細胞内に負電荷が増える結果、中枢《ちゅうすう》神経が興奮しにくくなる。それが抗不安（鎮静）作用の仕組みだといわれます。

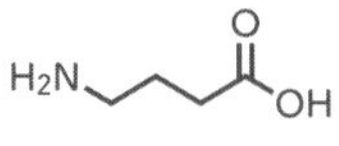
GABA

バリウム（ジアゼパム）の誕生

過去の創造を大事にする性分のスターンバックは、もっといい薬もできるのではと、クロルジアゼポキシドの構造をいじってみました。結果は大成功です。それから数年のうち、商品名のバリウム（Valium：由来はラテン語 *valere* ＝ 強くなる）で世に知られるジアゼパムをつくります[2]。１９６３年から世に出たバリウムは、たちまち先行のクロルジアゼポキシドを駆逐しました。

バリウム（ジアゼパム）はクロルジアゼポキシドからできたため、両者の構造はそっくりです。クロルジアゼポキシド分子の３か所を少しずつ変えればジアゼパムになり、分子量はジアゼパムが２８５、クロルジアゼポキシドが３００といったところ。

バリウムは、1960〜70年代のアメリカで売り上げが最高の処方薬となり、87年だけでも出荷は28億錠にのぼりました[11]。ただし時の流れにバリウムも、先代（クロルジアゼポキシド）と同じく新薬に抜かれ、最近は精神科の勤務医も開業医も、やはりベンゾジアゼピン類のザナックス（一般名アルプラゾラム）を処方しがちです。ザナックスはアップジョン社の製品だから、スターンバック自身と関係はありません。

利用が広がるにつれ、離脱症状（禁断症状）や依存症、乱用の問題も浮上します。依存症の気配が見え始めた1970年代は、処方数がなお激増中の時期でした。「気配」を「事実」に変えたのが、囚人を被験者にした治験です。ただし大量投与の治験だったため、医師が処方するような低用量で、クロルジアゼポキシドやジアゼパム（バリウム）が依存症を起こすかどうかはわかっていません[12]。

ベンゾジアゼピン類の依存症は、服用をやめたあと不安感がぶり返すことで現れ、ときには治療前よりひどい不安に襲われます。また離脱症状とは、薬が体から急になくなって起こる症状をいい、よくあるのは不眠です。離脱症状を軽くするには、数週間かけて服用量を少しずつ減らしていくのがいいそうです[13]。

病気の治療ではなく、遊びに薬を使っても、依存症は現れます。長く使い続けるほど離脱症状も起

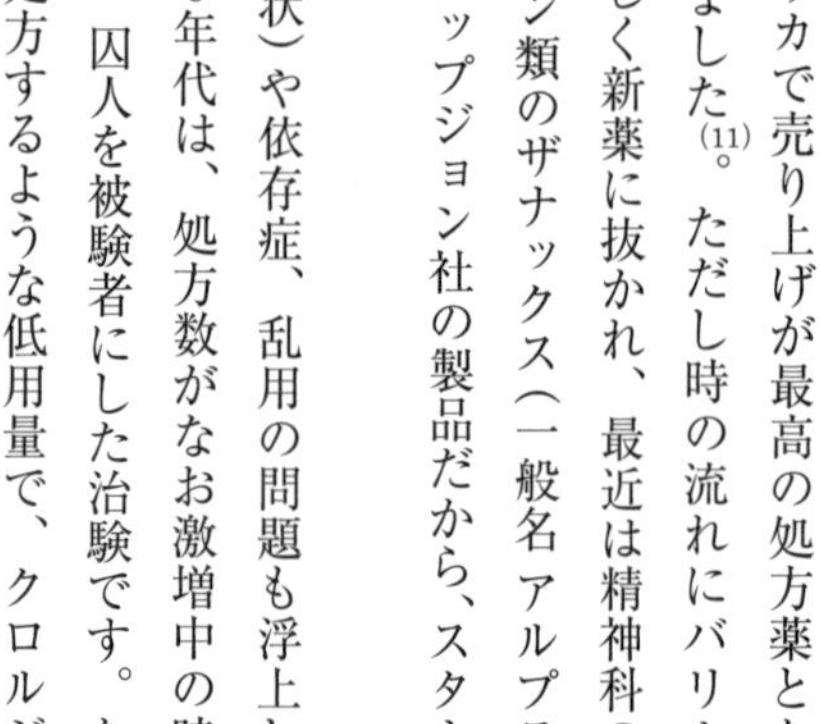

ジアゼパム（左）とクロルジアゼポキシド（右）

こりやすく、とりわけアルコール(エタノール)と一緒にベンゾジアゼピン類を飲むとあぶない。どちらの物質も中枢神経系を抑制するので相乗効果が現れ、呼吸障害や昏睡、ときには命の危険をはらむのです[14]。

意外にもベンゾジアゼピン類は、断酒後の禁断症状を軽くします。先ほどのＧＡＢＡに及ぼす作用が、エタノールとベンゾジアゼピン類で似ているからです。断酒の直後はニューロンの活動亢進《こうしん》が起こりやすく、ベンゾジアゼピン類の量を徐々に減らしながら飲むことで、その活動亢進を抑えることができます。効果が持続するジアゼパム(バリウム)とクロルジアゼポキシドは、体内での安定性も高く、禁酒したときに暴れだすニューロンを鎮めてくれるため、断酒後の処置によく使われてきました[15]。

不滅の遺産

ベンゾジアゼピン類、とりわけクロルジアゼポキシドとバリウムをつくったスターンバックは、20世紀屈指の創薬者だといえましょう。ただし２つで満足するような人ではなく、抗不安薬クロノピン、不眠症の薬モガドンとダルメーン、消化性潰瘍《かいよう》の薬クアルザン、(あいにく乱用されやすい)睡眠導入薬ロヒプノールも彼の作です。大半がベンゾジアゼピン類だから、過去の結果を発展させる彼の性分がよくうかがえます[3]。なお、引退までに彼が発明者として名を連ねる新薬特許は２４１件にものぼりました[2]。

スターンバックの仕事こそが、ロシュ社を巨大企業にしたのです。1994年の時点で、ロシュ社の売り上げの28％までが、彼の特許から出た製品でした[3]。純益の4分の1以上が彼の頭脳と化学知識のおかげだったのに、製薬業界ではよくあるとおり、彼がもらう給与への加算分は、特許1件あたりわずか1ドル——クロルジアゼポキシドもジアゼパムも1ドルずつ——にすぎません。契約上、彼の発見はロシュ社の所有物なのです[1]。

社内表彰を何度も受けたスターンバックは順調に出世を続け、最後は薬化学部門長として1973年に退職します。勇退後も95歳(2003年)まで顧問を勤め、その分だけロシュ社も利益を増やしたでしょう[3]。

以後は妻ヘルタともどもニュージャージー州からノースカロライナ州に引っ越し、息子2人のうちダニエルの勤務地のそばで暮らしました。ダニエルは父親の跡を追いながらも、就職先はライバル企業のグラクソ・スミスクライン社[1]。その気があればロシュ社にも入れたところ、「2本足のラット」たる父親の影があまりにも濃い同社ではなく、ライバル会社を選んだのだと思います。

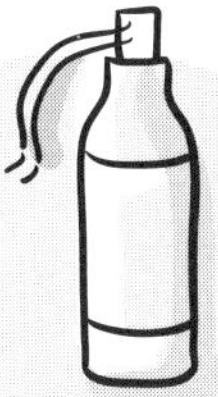

Chap 08

亜酸化窒素
——しびれる笑い

亜酸化窒素〔一酸化二窒素〕N_2Oは、1772年の初合成から薬になるまで100年近くかかった気体です。合成と性質調べをやったのが、イギリスの名高いジョゼフ・プリーストリーとハンフリー・デーヴィー。やがて、吸いこむと顔の筋肉がピクピクして笑ったようにも見えるため笑気《しょうき》の名がつき、19世紀には各地で見世物興行のネタになりました。そして1844年12月、興行の観客だったアメリカの歯科医が、抜歯の麻酔に使えそうだと気づきます。

$\overset{\ominus}{N}=\overset{\oplus}{N}=O$

亜酸化窒素（笑気）

プリーストリーと亜酸化窒素

ジョゼフ・プリーストリーは1733年、イングランド中部のリーズ近郊で生まれました。布地の仕上げ屋だった父親は、家族のことなど顧《かえり》みない人。妻が亡くなるや、6歳のジョゼフを親戚のキーリー家に預けます。以後ほどなく夫に先立たれるキーリー夫人は、ジョゼフにとって実母のような人でした。

非国教徒の夫人は少年を自分の型にはめようと、独特な政治・宗教観を叩きこみます。実父とはちがい、夫を亡くしたばかりの彼女はジョゼフをかわいがり、1742年、9歳のジョゼフを正式な養子に迎えました[1]。宗教と科学が未分化の当時、彼は名前に負けることなく〔ジョゼフの由緒は、キリストを産んだマリアの夫ヨセフ〕、周囲を輝かせるような子どもでした。義母は教育にも心を砕いて向学心を植えつけ、そのおかげで彼は、ゆくゆく9か国語を習得し、宗教学と科学で18世紀最高ともいえる博学者になったのです。

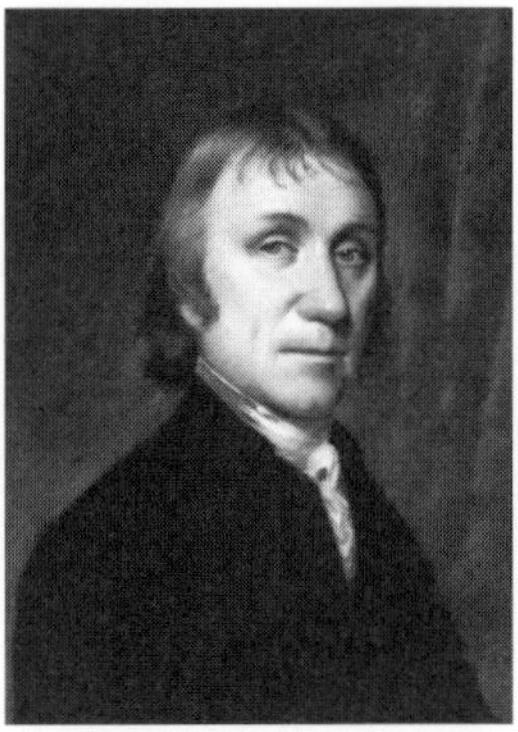
ジョゼフ・プリーストリー

しかもプリーストリーは、名のある学校を出てはいません。義母がガチガチの非国教徒に育てたせいで選択肢が狭く、オックスフォードもケンブリッジも、縁などありようのない大学でした。

十代のころは〔ロンドンの北北東100キロ〕ダヴェントリーの非国教徒アカデミーで学び、22歳で卒業したあと牧師になって、サフォーク州の小さな教会を運営します。学識で並ぶ者のない彼も収入は乏しく、もらえる年俸はたったの30ポンド〔いまの約80万円〕だから、教会付属の小さな学校をつくって生活費の足しにしました。また、生まれつき吃音《きつおん》症だったため、説教や授業のために独自のスタイルをあみだしています。

教師をしながら最初の本を書きました。博識をまざまざと語る『英語文法の基礎』(1761年)。

同書は世に歓迎され、19世紀まで使われ続けます。次の本はまるで別物、ロンドン滞在中の〔アメリカ人〕ベンジャミン・フランクリン〔1706～90〕から教わった電気の話を展開したもの。フランクリンの独創力に心を打たれ、自分でも勉強と実験をくり返し、成果を1767年の『電気研究の歴史と現状』にまとめます。同書の第2版に使う図版を描きながら彼は、18世紀のイギリスに初登場した天然ゴムで鉛筆の字が消せると気づき、それまで字消しに使われていたパンくずを追放しました。

近所の醸造工場からもらった二酸化炭素を泉の水に吹きこみ、炭酸系飲料の元祖「ピアモント水」をつくってもいます[2]。二酸化炭素が水の性質をどう変えるかに興味をもち、いろんな気体〔彼は気体を「空気」とよびましたが〕の性質もじっくり調べ、成果をまとめたシリーズ本『さまざまな空気の実験・観察』の刊行を1775年から始めました[3]。

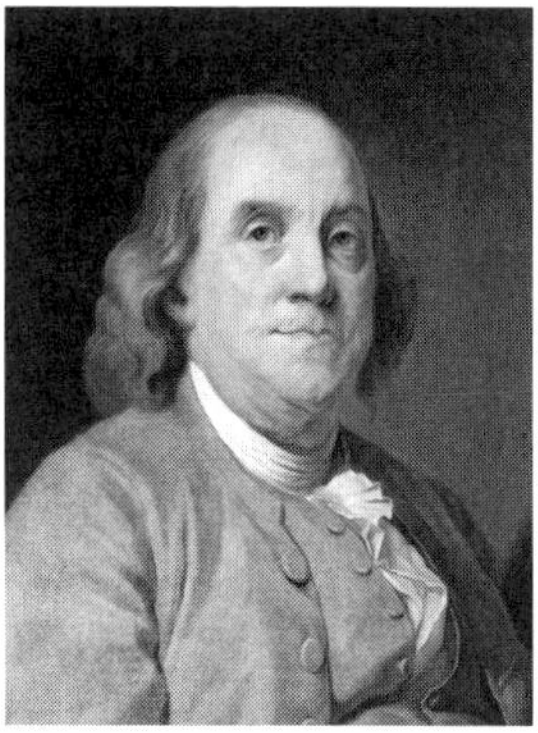
ベンジャミン・フランクリン

最高の成果は酸素の発見です。直径30センチほどのガラスレンズで太陽光を集め、焦点に置いた物質を熱し、出てくる気体を調べました。1774年の某日、きれいな赤い固体（酸化水銀）から出た気体がものの燃焼を助けるのを見て、それを「脱フロギストン空気」と命名[4]。ご想像どおり、酸素の確認です〔フロギストンは後述〕。

続いて彼は、ほかの空気が混ざらないように工夫した道具だてを使い、「脱フロギストン空気」が動物に及ぼす作用を調べます。水銀で満たした容器のなかにガラス容器を逆立ちさせ、空気が出入りしないようにしました。いま水銀は、蒸気の毒性を嫌って使いません。ビタミンCやEを働かせるタンパク質がセレン原子を含み、そのセレンに水銀原子が結合するので毒になるからです。とはいえ、酸素と亜酸化窒素のほかアンモニアや二酸化硫黄、四フッ化ケイ素などの気体を調べる実験で水銀を吸い続けたプリーストリーも、当時としては高齢の71歳近くまで生きたため、水銀にはやられなかったのでしょう。

動物も使う実験では、3点に注目しました。酸素のなかで、ものが燃え続ける時間と、燃えるようす、動物(おもにマウス)が生き続ける時間です。最初の2つは「勢いよく、長く燃える」とわかってケリがつき、3つ目に注目します。ガラス容器内が「脱フロギストン空気」の場合、マウスは1時間ほど生きました。ただの空気なら10〜20分だったので、効果は明らかですね[4]。

次に、薄い硝酸に亜鉛の板を入れたとき、じわじわ出てくる気体を「脱フロギストン化した硝石《しょうせき》の空気」と名づけます[2]。不純な亜酸化窒素N_2Oでした。1772年には方法を改良し、硝酸アンモニウムを熱して出る純粋なN_2Oを集めます[5]。酸素のときと同じ装置で調べたら、その気体は炎の勢いを強め、マウスの命をたちまち奪うようでした(ただし当人の誤解。次項参照)。――というわけでプリーストリーと亜酸化窒素の関係は、初合成に成功し、動物実験を少しやっただけだといえましょう。

以後の彼は、事務所を構えはしないにせよ、反体制の論客として過ごします。アメリカ独立戦争もフランス革命も断固支持。現在なら珍しくない姿勢でも、当時バーミンガムの上級階級に属す公人としては、かなり過激な姿勢でした。国の権力者にも国教にも反発し、自分の発言を「英国国教会に向け、いつか爆発する火薬」とみています[2]。

自国も大波をかぶるのでは…とびくつく権力者と同じ思いの大衆がプリーストリーに怒りを爆発させ、フランス革命記念日の1791年7月14日に街路を埋め尽くし、彼の実験室と自宅のほか、非国教徒の礼拝所を破壊しました(プリーストリー暴動)[6]。

騒乱後に一家はバーミンガムを脱出します。心穏やかでない日々をロンドン北東部の町で送ったあと94年に渡米し、ペンシルベニア州ノーサンバーランド市に落ち着きました[2]。同好の士と宗教団体をつくろうとするも失敗。ベンジャミン・フランクリンが創設したペンシルベニア大学から化学の主任教授に誘われるも辞退します。うまくいったのは、アメリカ初となるユニテリアン主義〔三位一体の教理を否定し、唯一神を強調する主義〕の教会の創設くらいでした。

プリーストリーは大物と次つぎに知り合い、親しくなるたび、エラスムス・ダーウィン〔ウィザリングの師。チャールズ・ダーウィンの祖父。6章〕もベンジャミン・フランクリンも、トーマス・ジェファーソン〔第3代アメリカ大統領。「独立宣言」起草者のひとり〕も「友人」とよんでいます。エラスムス・ダーウィンは「月光協会」の会員でした。満月に近い月曜日、バーミンガムで会合を開く知識人の集団です。翌日の夜明け前に会合がはねたあとは、満月の光を浴びながら家路についたとか[2]。

功成り名を遂げ、政治観は急進的だったプリーストリーも、科学観には古臭い、頑固な面がありました。フロギストン説を信じ切っていたのです。フロギストン〔ラテン語の「燃える」由来〕とは、いわば「燃える元素」のこと。よく燃えるものはフロギストンをたくさん含み、燃えるときにフロギストンをだす——が当時の常識でした。たぶんプリーストリーは、数学も物理もきちんと学んでいなかったのでしょう。

大半の科学者が受け入れていた「質量保存則」を否定し、フロギストン説を信じ続けた人。また、何度か書いたとおり、酸素や亜酸化窒素を気体(ガス)と考えず、「空気(エア)」とみる人でした。

そんなプリーストリーも、独立独歩の才人だったといえましょう。本章の主役(亜酸化窒素)については、まず彼が合成に成功し、次の2項目で紹介するデーヴィーが、二十代の前半に「薬への萌芽」を見つけた——という位置づけになります。

デーヴィーと亜酸化窒素

1778年、イングランド西南端のペンザンスという港町で木彫り職人の家に生まれるハンフリー・デーヴィーは、500キロほど北東のバーミンガムで45歳のプリーストリーが暴徒に襲われていた瞬間、3歳の幼児でした[7]。彼も若いころ片親を亡くし、学費を出してもらえなくなったため、15歳のときペンザンスの外科医ジョン・ボーラスのもとへ奉公にだされます。ただし医者になる気はさらさらなくて、余暇はビリヤードか散歩に使い、だら

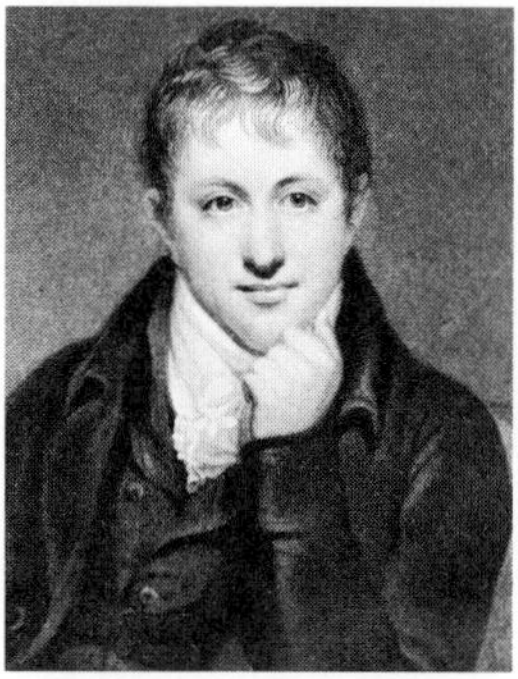

ハンフリー・デーヴィー

だらと日を過ごす若者だったようです。

18歳になった1796年、医家の奉公は性に合わない…化学と実験法を独習するぞ…と決め、計画を立てました。そうと決めたら集中する男。まず、クリニックを畳んだ外科医から、ガラス製の浣腸器をもらい受けます。浣腸器で何をしようと？ 空気ポンプをつくり、化学実験に使いました。わずか数か月のうち、フランス革命の余波で〔2年前に〕刑死した巨人アントワーヌ・ラヴォアジエも説明できなかったこと、つまり光が熱を生む仕組みと、化学反応で熱が出入りすることを実証したのです[5]。

そのあと、エジンバラ大学医学校に留学後アメリカに帰国していた医師〔1804～09上院議員〕サミュエル・ミッチルの理論と格闘します。まさに亜酸化窒素N_2Oの話です。ミッチルはこんな主張をしていました。プリーストリーの〔いずれデーヴィーが亜酸化窒素と名づける〕「脱フロギストン化した硝石の空気」は、疫病を起こす瘴気《しょうき》〔毒気〕ですぞ…。デーヴィーは、ミッチルの仮説を検証できそうな実験を思いつきます。

「脱フロギストン化した硝石の空気」を満たした容器にマウスを入れて観察し、「空気」を自分で吸ってもいます。「空気」を吹きつけた傷口が悪化するかどうかも、容器のなかで肉が腐りやすいかどうかも調べました。どの結果もミッチル説に合いません。

そんな仕事が前半生の成果、気体研究法の洗練につながりました。とりわけN_2Oについては、性質をよく知りたくてプリーストリーの実験を追試し、微妙にちがう結果を得ています。たとえばN_2Oのなかに置いたマウスは数分ほど「ぐったりして」見えるものの、そのあと外にだしたら回復し

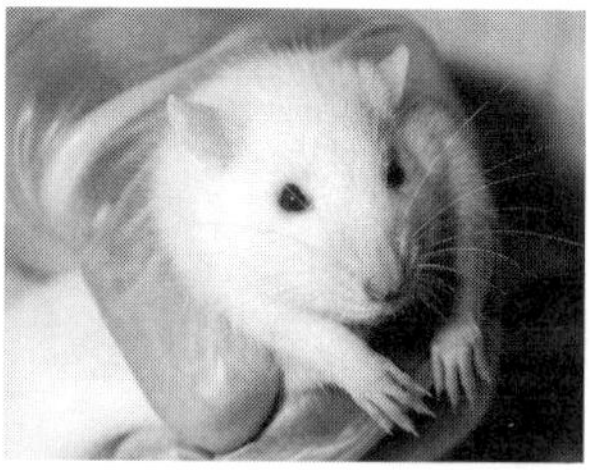

た…というように[5]。
以上の全部を十代のうちにやりとげました。奉公時代のロスをとり戻そうと頑張った成果が認められたのか、早くも19歳で、ブリストル空気研究所の管理職に名を連ねます。同所は、浮腫や喘息、全身衰弱、「難治の性病」、リンパ腺結核など、当時の難病を気体で治すことを目的に創設された病院です。なおリンパ腺結核は、体表面に出る結核性の病斑をいい、「王の害悪」ともよばれていました[7]。はて、王の害悪とは？ 当時、王や君主は〔聖人から授けられた〕治療力をもち、王様が体にちょっと触れただけで病気も治る〔触れてもらえない人は長患いする〕と思われていたようです[8]。

ブリストル空気研究所が目的を達したはずもありませんが、デーヴィーには、職務を利用してN_2Oの実験を続け、本にまとめる好機となりました。奉職からわずか2年後に、当時の決定版といえる『亜酸化窒素とその呼吸効果に関する化学・哲学的考察』という600ページもの本を書き、亜酸化窒素など気体あれこれの調製法と、亜酸化窒素が動物に及ぼす作用をくわしく紹介しています[5]。

プリーストリーとちがってデーヴィーは、「空気」から「空気」へと次つぎに興味を移した人ではありません。亜酸化窒素をとりわけ好み、気分高揚効果を自分でも試し、吸えば「快い錯乱状態」になる、と書きました[5]。化学の芽生え期らしく、いまなら誰もやらない人体実験をしたわけですね。

1799年のクリスマス直前に、亜酸化窒素N_2Oがアルコールの作用を弱めるのかどうか知りたくなります。ボトル1本のワインを8分間で空けたあとN_2Oを吸ったら、翌朝の二日酔いが軽くすんだとのこと。また、N_2Oを吸うと頭痛が引くようなので、親知らずが痛むときN_2Oを吸ってみました。それをもとに1800年、N_2Oは手術の痛み止め（麻酔）になりそう、と書き留めます[5]。ただしそのメモが世に出ることはなく、麻酔への利用が始まるのは半世紀もあとになりました。

元素6個とファラデーを見つけた男

　翌1801年にデーヴィーは亜酸化窒素から足を洗い、いま電気化学とよぶ分野に進んで、元素発見のパイオニアになります。まだ23歳だから、いまなら大学を出た直後です。電解の実験にのめりこみ、元素6つ（ナトリウム、カリウム、バリウム、カルシウム、マグネシウム、ストロンチウム）を発見したうえ、ホウ素と塩素の性質も「ほぼ初めて」調べながら、自分の手柄は元素というよりマイケル・ファラデーを見つけたことさ…が口癖でした。

　そのファラデーは、電磁気学の進歩もあって、師をしのぐ仕事をします。2人の出会いについては諸説ありますが、実験で〔液体の〕三塩化窒素が爆発し、目に重傷を負った直後のデーヴィーがファラデーを雇ったことだけは確実です[9]。「元素の帝王」に諸国から招待状が来て大陸に出向くこととなり、助手が必要になったのです。

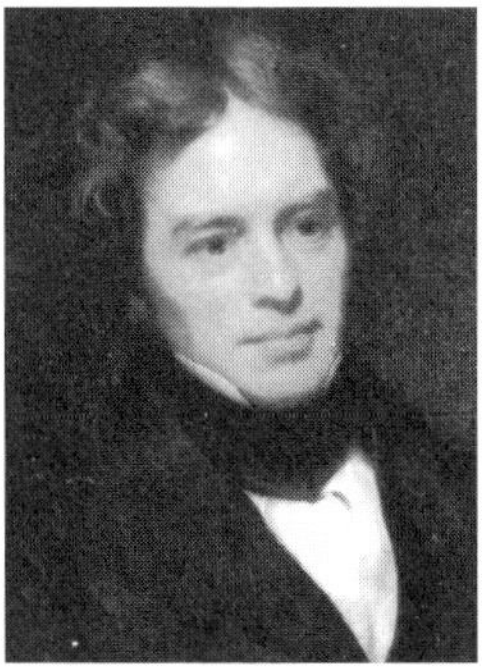

マイケル・ファラデー

英仏ともナポレオン戦争〔1803〜15年〕の泥沼にあった時期、どうやって大陸に渡れたのか？ 2人は1813年、捕虜交換用の船にひそんで、ナポレオンが封鎖していた英仏海峡を渡ります(7)。大陸には2年間いて見聞を広め、科学者と交流し、ときには彼らを助けました。助けたことのひとつが、発見から間もない元素、ヨウ素の確認です。

大陸から戻ったデーヴィーは、世の役に立つ仕事をしようとします。そのひとつが、鉱山労働者を助けること。急成長中の産業界が使う石炭など鉱物資源を掘る鉱夫は、裸火でまわりを照らしながら坑道から坑道へと移動しますが、どこかの窪みにたまったメタンが裸火に触れて爆発し、死亡事故が起こることもあります。1812年のフェリング炭鉱で起こった、少年を含む92人の命を奪った爆発事故が、デーヴィーには大きな衝撃でした。

そこで、石油の火を金網で囲ったランプを考案します。金網が炎の熱を吸収し、金網のすき間から外に十分な光が漏れる「デーヴィー灯」です。広く使ってもらうために、あえてランプの特許化はしていません。それを最後の仕事に彼は、いろいろな物質を吸い続けたせいか脳卒中に見舞われ、50年の生涯を閉じました(7)。

笑気の見世物、悲劇の歯科医

先述のとおりデーヴィーは、麻酔作用についてメモを残しながら、世に伝えてはいません。彼のメモから麻酔利用へと至る道の途中には、科学の話にそぐわない、見世物興行の「笑気ショー」がありました。初めて亜酸化窒素を吸わされた見物人が妙な顔つきになり、やんやの喝采《かっさい》を浴びるショーです。

笑気ショーは世界各地に普及し、アメリカでは発明家サミュエル・コルトが、北米大陸を巡業しながらやり続けました。コルトは興行で稼いだ大金を、回転弾倉つき拳銃〔コルト拳銃〕の開発につぎこみ、巨大企業の基礎にします[10]。ただし10年ほどあと、亜酸化窒素を医療の世界に引き入れるのは彼ではなく、名前が少し似てはいてもまったくの別人、ガードナー・コルトンという興行師でした。

コネチカット州ハートフォード市で１８４４年12月10日に催された笑気ショーの宣伝ビラが、19世紀の集客法と芝居っ気をよく伝えます。こんなことが書いてありました。当日のショーに使う亜酸化窒素は40ガロン〔１５０リットル〕。入場料25セント（いまの約10ドル）を払えば誰でも気体を吸えますよ。「どんな極悪人もビビるほど」屈強な男8人を控えさせ、気体を吸ったお客の自殺を食い止めます。ニューヨークでのショーは４０００人の観客を集め、気体を吸った全員が「また吸ってみたい」といいました…。

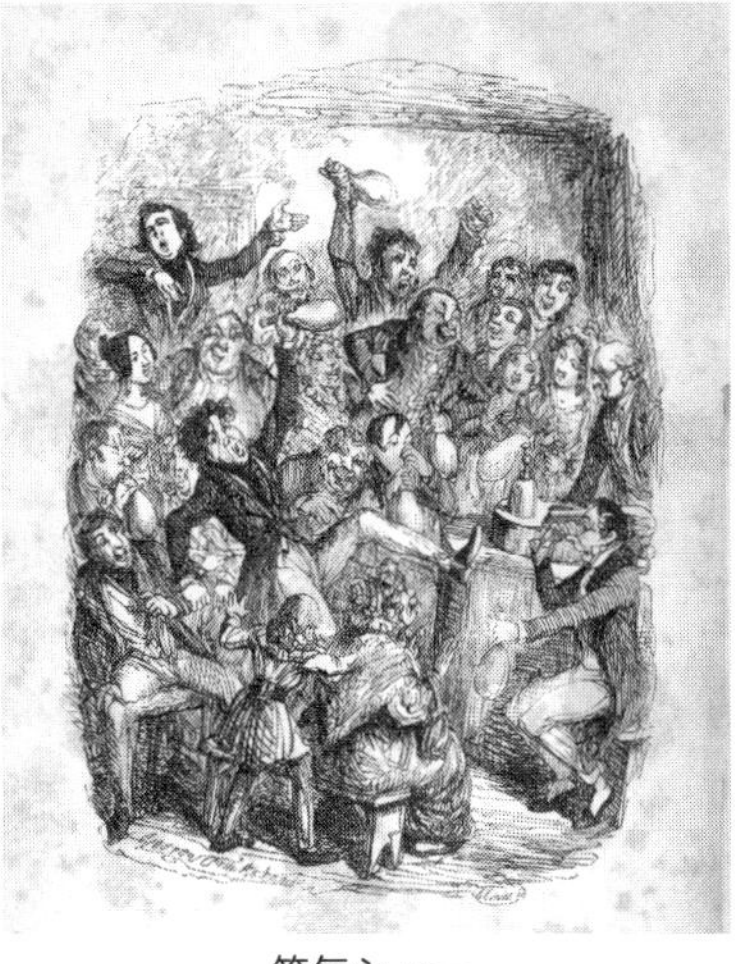

笑気ショー

コルトンは40ガロンの気体を使う前、気体の素性と科学的な性質をざっと解説するのが常でした。サービス精神もたっぷりで、本興行の前日は正午から午後1時まで、男子禁制の「ご婦人向け」ショーを、参加費無料でやりました(11)。

さて、1844年12月10日のイベントをとり上げたのには、わけがあります。参加者のひとり、地元の歯科医ホーレス・ウェルズが、笑気ショーを楽しみながらも、ある出来事にいたく興味を引かれたのです。当人はたぶん亜酸化窒素を吸っていません。

出来事とは、サム・クーリーという男の行動。亜酸化窒素を吸ったあと走り始め、初対面の人物に殴りかかる。むろん相手はひたすら逃げる。ひとしきり相手を追いかけたクーリーは、ふと立ち止まり、戻ってきてウェルズ医師に近い自席に座る。医師が見やると、長椅子の角にでもぶつけて切ったのか、足から血を流している。いつ切ったのか記憶になく、しかも痛みを訴えたのは自席に戻って数分後。笑気には鎮痛作用があるのでは？…とひらめいたウェルズは翌日、それを検証しようとします(11)。

19世紀のこと、検証に使うのは自分の体です。まず興行師コルトンに連絡して亜酸化窒素を分けてもらい、それを自分で吸いながら、知人の歯科医に大臼歯《きゅうし》を抜いてもらいました。痛みはほとんどありません。2人は以後も何度か麻酔効果を確かめます。

大発見だ、世に伝えよう…とウェルズは、さらに経験を積んだあと1845年の某日、ボストンのマサチューセッツ総合病院に連絡します。「亜酸化窒素の威力をお見せしましょう」。同病院は、東海岸で超有名なハーバード大学医学部と連携してきた教育用の施設です。ウェルズ医師には一世一代の晴れ舞台。実験場所にはぎっしり人が群れました。

けれど、亜酸化窒素を口内に吹きこみながら抜歯した人物が、痛い痛いと叫びます。参集していた医学生から、「ガセだ、ガセだ」とブーイングの嵐。大爆笑も湧きました[11]。あわてたウェルズは、吹きこみ停止が少し早すぎただけですよ…と弁解しますが、参会者からも病院当局からも同情の声はありません。

それがウェルズの人生を狂わせます。歯科医を廃業し、小鳥から日用品までなんでも売り歩く行商人に身を落としました。その後クロロホルムを常用し始め、ハートフォードに家族を置いたままニューヨーク市に移ります。1848年の1月、娼婦2人に硫酸をあびせ、うちひとりは顔と首筋を火傷させて入院。たぶんクロロホルム中毒のなせるわざでした。マンハッタンのトゥームズ刑務所に収監されたあとも精神は安定せず、48年1月24日の早朝、洗面所の髭剃《ひげそ》りで大腿部の動脈を切り、自殺してしまいます[12]。

やがて、ウェルズの仕事を知っていたウィリアム・モートン医師が、ボストンの医師と一緒に調べ直し、亜酸化窒素と〔ジエチル〕エーテル蒸気の組み合わせなら、確実に麻酔効果が出るのを確かめます。やはりマサチューセッツ総合病院でデモ実験をさせてもらい、今度は大成功。デモを見た同病院のジョン・ウォーレン医師が「皆さん、ガセじゃなかったようです！」と絶賛…なんて話も残りますが、数年前と同じ「ガセ」という表現は、たぶん誰かの創作でしょう[13]。

モートン医師は麻酔の条件をピシリと決め、麻酔方法を特許にしたうえ、ウェルズの相続人を探しだし、故人が特許を残していれば買いとりたい…と申し出ています[11]。

混合ガスに使うエーテルは常温で液体だから、持ち運びやすいのが利点でした。工業生産が始まっていて、入手面も問題はなし[3]。かたや亜酸化窒素は、当時なら使う直前につくるし、遠くから運ぶにしても、漏れやすいゴム製バッグしかありません。

また、条件に注意すれば、亜酸化窒素だけでも麻酔はできます。先ほどの興行師コルトンも、モートン医師と同様、歯科麻酔用の亜酸化窒素で大儲けしました。１８６３年に彼は「コルトン歯科協会」をつくり、以後の数年、何万人もの患者に亜酸化窒素が使われたおかげで、巨万の富を築いています[14]。現在のアメリカでは、小児科でも歯科でも、（酸欠を避けるため）酸素をたっぷり混ぜた亜酸化窒素を麻酔に使うようです〔日本の歯科では、亜酸化窒素ほぼ30％、酸素ほぼ70％の混合ガスを麻酔に使用〕。

いまや無痛の抜歯や手術は誰でも歓迎しますが、19世紀には〔笑い話ふうの〕反対意見もありました。１８４６年の記録によると、気づかないまま全部の歯を抜かれるのではと、抜歯予定の患者が麻酔を拒否したらしい。また、ロシアのニコライ・ピロゴフという外科医は、患者の叫び声に慣れたのでと、麻酔した患者の手術を嫌がったといいます。幸い、ピロゴフ医師もやがて心変わりしたようですが[15]、

亜酸化窒素の光と影

亜酸化窒素の用途は徐々に広がり、１９３０年ごろは出産の痛みを軽くするのに使われました。小

児科の軽い手術でも、皮下注射の必要がない亜酸化窒素は、子どもを落ち着かせるのに多用されるようです。フルーツの香りをつけておけば、吸入用マスクをつけた子も、いやがらずに深く吸いこんでくれますから。

手術中の患者に亜酸化窒素を吸わせると術後の痛みが軽くなる、という研究報告もあります[3]。抗うつにも利用されるかもしれません。2種以上の投薬で治らなかったうつ病患者に亜酸化窒素を吸わせたら快方に向かった、との事例報告もありますので[3]。

亜酸化窒素は分子量が約44だから、いままで出合った薬のうち、リチウム〔イオン〕に次ぐ軽さです。悪臭ではなく、ほのかに甘い香りがある無色の気体。鎮痛(麻酔)作用や精神安定(抗不安)作用を示す仕組みはさしあたり不明ですけれど、いろいろな現象が複合的に働くのでしょう。

鎮痛作用は、ニューロン(神経細胞)内のオピオイド〔モルヒネに活性が似た〕ペプチドが放出されて現れるのでしょうが、亜酸化窒素が結合したあとの出来事はわかっていません。軽い精神安定作用も、ベンゾジアゼピン類(7章)と似て、GABA受容体が活性化して塩化物イオンがニューロン内に流入する結果、ニューロンの興奮性が下がるためかもしれません。肝心の麻酔作用は、*N*-メチル-D-アスパラギン酸(NMDA)型のグルタミン酸受容体が、働き(興奮)を弱めるためだと思われています[16]。

亜酸化窒素の短所を指摘する人もいます。温室効果ガス排出量の約6%を占めるN_2Oは、赤外線吸収能が二酸化炭素の300倍なのだとか。また、成層圏に昇ったN_2Oは太陽の紫外線を吸い、オゾン層破壊の一因になるのかもしれません[3]。

入手しやすく、デーヴィーも感じた「快い錯乱状態」を生むN_2Oは、英米両国で乱用の道を拓きます。違法でもなく安価だし、日ごろ毒性が問題になることもないため、どんどん広まりました。効果がすぐ消えるのも売りでしょう。ただし、悪影響を警告する人も少なくありません。ことにあぶないのが、小穴つきの缶入りN_2O（商品名 ホイッペット）。加圧ガスが噴出するとき急激に膨張し、温度がぐっと下がるため、顔や唇に凍傷ができたりします。また、一気に吸った大量のガスが酸素を薄めて低酸素症になれば、発作が起こり、ひどい場合は不整脈から心臓発作を起こしかねません。

使用をやめてからの悪影響もありえます。長く使い続けると、体内でメチオニン合成酵素の働きが阻害されてビタミンB_{12}の活性が落ちる。そうなると、手足のしびれや位置認識能の低下、全身的な神経系の退化などが進むといわれます(17)。

亜酸化窒素物語の主役は、おもに3人でした。多忙のなか気体の研究に没頭したジョゼフ・プリーストリーと、鎮痛作用に気づいたハンフリー・デーヴィー、実用化への道をつけた善良な（ただし悲惨な人生を送る）ホーレス・ウェルズ医師ですね。乱用の道が拓けはしても、麻酔への利用は福音でした。麻酔があればこそ私たちは、手術や抜歯のときビクビクせずにすむわけなので。

Chap 09

窒素マスタード

——両極端のNとS

窒素マスタードを、マスタードガスと混同なさらないよう。「硫黄マスタード」ともよぶマスタードガスは、第一次世界大戦で使われた恐ろしい化学兵器です。そばでガス入り砲弾が破裂すると、毒から逃れるすべはないため、兵士も気が気ではありません。

かたや窒素マスタード（クロルメチン。別名メクロレタミン）は、マスタードガスの硫黄原子Sを窒素原子Nに変えた史上初の抗がん剤です。化学兵器になってはいませんが、誕生のいきさつには、第一次・第二次世界大戦が深くからみ合いました。

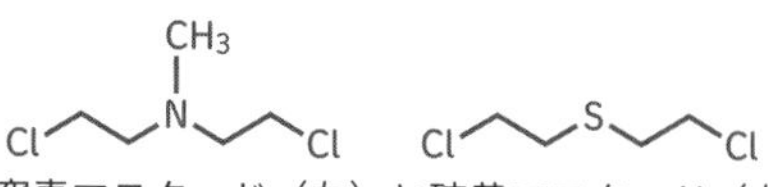

窒素マスタード（左）と硫黄マスタード（右）

化学兵器の本格使用

マスタードガスは、１８６０年にイギリス・エジンバラ大学のフレデリック・ガスリーが合成しました。19世紀の人らしく、前章のデーヴィーなどと同様、性質は自分の体で試しています。けれど、吸えば痛みが鎮まる亜酸化窒素とはちがい、皮膚につけると水ぶくれ（水泡《すいほう》）ができる[1]。だから「びらん剤」とよばれるマスタードガスが、ほぼ半世紀後の第一次世界大戦で化学兵器に使われるのです。

ただしマスタードガスは、化学兵器の第1号ではありません。やはり第一次世界大戦中の1915年1月、〔現ポーランド〕ボリムフの戦いでドイツがロシア軍に向け、催涙剤の臭化キシリル入り砲弾を飛ばしています。しかし気温が低すぎたため、出た臭化キシリル〔融点18℃〕が固化して失敗。とはいえ、1000人近い敵兵を倒したのですが[2]。

化学兵器の発想は昔からあり、1899年のハーグ宣言と1907年のハーグ条約が「毒物兵器」の使用を禁じていました。むろん、諸国が戦時にそんな約束を守るわけはありません[3]。古くは15世紀にレオナルド・ダ・ヴィンチ〔1452〜1519〕が、毒物入りの砲弾を敵船に撃ちこもうと提案しています[4]。

本物の化学兵器第1号となる塩素ガスは、想定どおりの結果を出しました。1915年4月22日の第二次イーペル会戦でのことです。ベルギーの町イーペルはチョーサー『カンタベリー物語』にも登場し、ドイツと連合国が何度も戦った場所[5]。3週間前にドイツ軍が配備したシリンダー6000個から、10分間に160

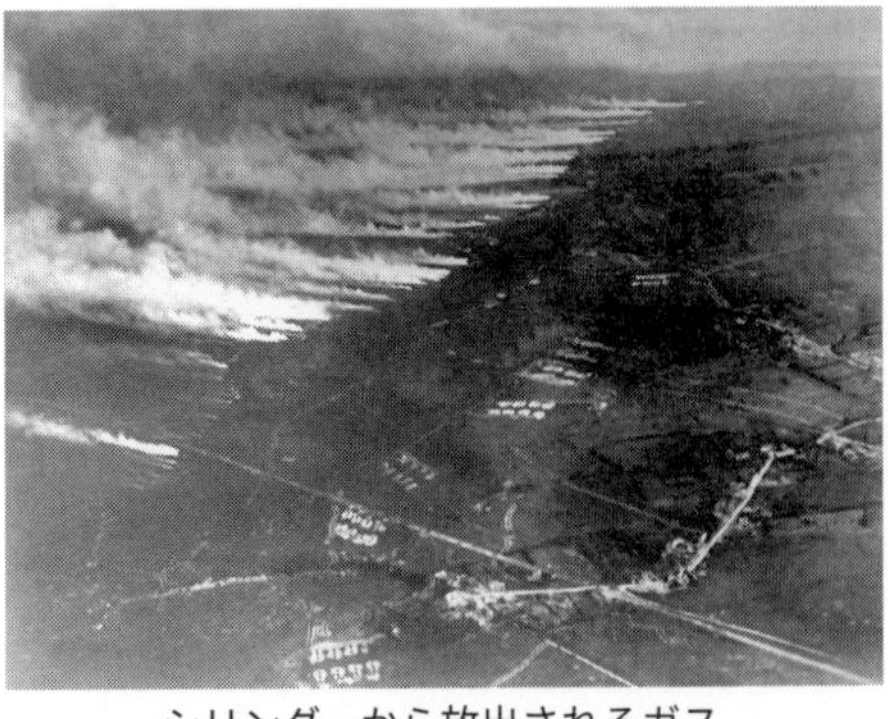

シリンダーから放出されるガス

トンもの塩素ガスが流れ出ました。配備から3週間後だったのは、しかるべきタイミングを待ったからです。

塩素は気流に乗って連合軍のほうへ向かいます。戦線の後方にいたイギリス兵の目撃談によると、「緑灰色の雲」が近づき、黄色っぽく見えるころ、前線にいる友軍のまわりで草木がしなび始めました。最後は「フランス兵がよろめき、目をやられ、咳きこみ、あえぎ、顔が紫色になっていった」。前線のフランス・アルジェリア合同部隊が新兵器にやられ、数分内に約1000人が死亡、約4000人が負傷しています[3]。負傷者の多さが、毒ガスの威力というもの。たった一度の攻撃が、兵士の群れを無力化するのです。生存者も回復に60日ほどかかり、治療用の戦費もバカになりません[3]。

塩素ガス作戦を率いたのは、3年後にノーベル化学賞をとるフリッツ・ハーバー（1868～1934）。ただし受賞業績は毒ガスではなく、人類を飢《き》餓《が》から救う大戦果、窒素肥料の生産につながるアンモニア合成法（ハーバー・ボッシュ法）の完成でした。

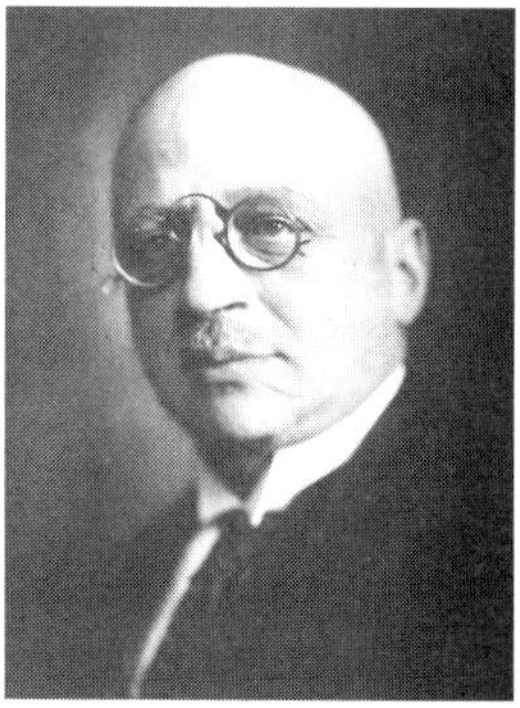
フリッツ・ハーバー

塩素ガス攻撃を成功させたハーバーには、高い代償が待っていました。ベルリン郊外の自邸で、ガスを使う前日の深夜、自分と同じ化学の博士号をもつ妻クララが大量殺戮《さつりく》に心を痛め（家庭内不和もあったとか）、夫に支給されていた軍用拳銃で自殺したのです[6]。

ハーバーのような大物学者が、戦時とはいえ兵器に手を染めた事実から、当時の学界も産業界も軍と一体だったとわかります。ハーバーだけではありません。１９２０年にノーベル化学賞をとるベルリンのヴァルター・ネルンストも14年、化学兵器の使用を軍に進言しました[3]。いかめしい顔で写真に納まる軍服姿のハーバーは、極悪人かと見えてしまいます。60年代初期のマーベルコミックに出てくる悪役バロン・フォン・ストラッカーのモデルは、ハーバーなのかもしれません。

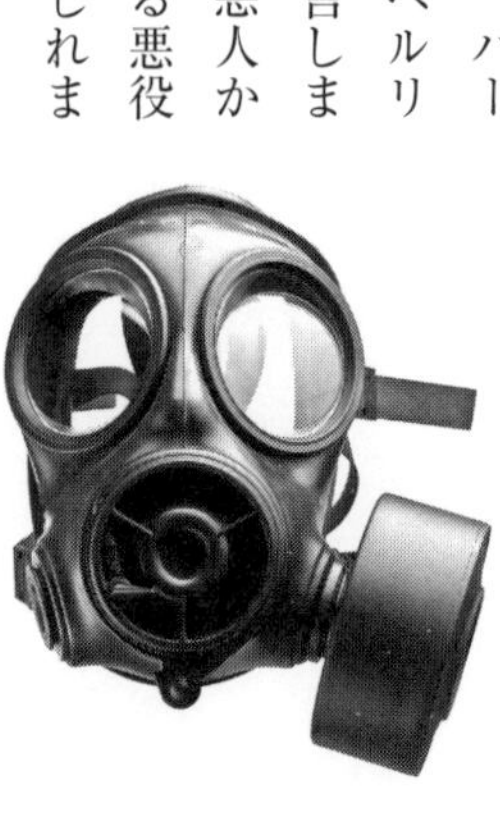

塩素ガス攻撃が常態化して、防毒マスクが標準装備になりました。訓練ずみの兵士なら、警報を聞いてすぐ装備をつけます。防護服の改良も進んで塩素の殺傷効果が落ち、どの国も次の化学兵器がほしいところ。窒素マスタード物語の夜明け前でした。

マスタードガスは塩素から２年後の１９１７年７月、敗戦の色も濃くなったドイツが、第三次イーペル会戦で切り札にします〔マスタードガスの別名「イペリット」は、地名イーペルに由来〕[3]。アメリカも正式参戦して連合国側に立ち、ドイツほかの中央同盟国と対決していました。塩素とはちがいマスタードガスは、呼吸器ではなく体表面を襲う「びらん剤」。触れると皮膚に水ぶくれができ、目に入ったら失明です。

ドイツ軍はマスタードガスを黄十字〔ゲルプクロイツ〕とよびました。容器（砲弾）に黄色い十字架を描いたからです。一方、連合国側はHun stuff（略してＨＳ）とよびました。Hun はドイツ人の蔑称〔日本人だとJap〕だから、「ドイツ野郎のブツ」ですね(7)。なお開発の途上でドイツが使った暗号名LOSTは、開発者ロンメル(LOmmel)とシュタインコップ(STeinkopf)の名前にちなみます(7)。

2人の作品が硫黄マスタードでした。まだ本章の主役(窒素マスタード)ではありません。通称「マスタードガス」の「マスタード」は、においがマスタード(からし)に似ているから。なお、室温では液体(油)なので「ガス」は一見おかしいのですが〔沸点216℃、融点13・5℃〕、砲弾が破裂したときの高温で油が気化したり微粒子になったりして、風に運ばれるという意味です。

兵士の浴びた油滴は、体表面にひどい水ぶくれをつくります。だから戦場でマスタードガス攻撃を受けたときは、衛生兵が携帯用シャワーを手に駆けつけ、戦闘服や皮膚についたものを洗い流しました。

気体の塩素とちがってマスタードガスは、比重が水より大きい油なので、攻撃のあとも地表に長く残留します。だから戦場の汚染も尾を引いて、敵味方の双方を危険にさらしました。負傷した兵が回復するまでの時間は短くても(平均46日。塩素なら60日)、風向きを気にせず攻撃できるため、敵側には脅威でした(3)。

マスタードガスはほどなく英仏もつくり、使い始めます(4)。アメリカも参戦直後から使いました。33代大統領〔1945〜53年〕になるハリー・トルーマンは、野戦砲兵隊の隊長だった1918年、ドイツ軍に対するマスタードガス攻撃を監督しています(2)。

第一次世界大戦で化学兵器(塩素とマスタードガス)は、死傷者130万人以上、死者9万人以上をだしました(3)。戦後の1925年にできたジュネーブ議定書が、「窒息性・毒性の気体と、同様な液体・材料・手段」の「使用」を禁じます。ただし「製造」も「研究」も禁じなかったため、実効はほとんどありません(4)。議定書に署名しながら、50年後の75年まで下院が批准しなかったアメリカには、馬の耳に念仏でした(4)。

史上初の抗がん剤

第二次世界大戦中の1943年12月2日、イタリアの港湾都市バーリでドイツが連合軍に浴びせた空爆が、本章の主役、窒素マスタードの薬効発見にからみ合うこととなります。沈没した輸送船など17隻のうち、米国船ジョン・ハーヴェイ号の船倉には秘密の荷がありました。2000個のマスタードガス弾です。もしヒトラーが化学兵器を使ったら、仕返しに使う予定のブツでした。砲弾から漏れた油と、沈没船から漏れ出た重油を浴びた生存者の皮膚が、同日の夜には水ぶくれだらけになります。

バーリの空爆では、通常兵器が1000人以上の英米兵と数百人の市民を殺したほか、被爆時の高温が生んだマスタードガスの油滴と蒸

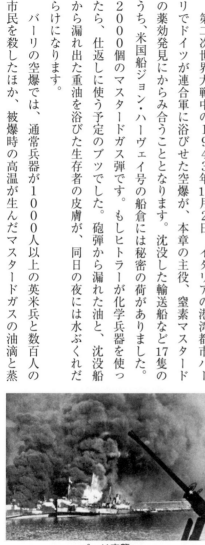

バーリ空襲

気が、港と町を何時間もおおいました。毒性の霧を浴びた市民25万のうち約1000人が亡くなっています[8]。

空爆後しばらく米軍が積み荷の素性を明かさなかったため、負傷兵も看護兵も以後の数日、体に何が起こるのか見当もつきません。結果論ながら、双方の戦術エスカレートを避けようとした沈黙が、多くの命を奪ったのです。

沈没船から脱け出て岸に泳ぎ着く兵士は、マスタードガスと重油まみれになりました。上陸後もしばらくは戦闘服が肌に貼りついたままだから、1日もしないうち、皮膚の水ぶくれや眼球の腫れに見舞われます。マスタードガスの大量使用から30年を経た当時でも、刺激物は何なのかと、医師たちは首をひねるだけ。記録によれば、汚染された海を泳ぎ、上陸後も「霧」のなかにいた兵士617人のうち83人が死んでいます。負傷者を診た医師の所見は「皮膚炎(ただし不確実)」。「積み荷」の正体をまだつかめていないイギリス軍の将校が連合軍の本部に、原因解明への助けを要請しました。

連合軍は、調査と支援のため、アメリカの医官スチュアート・アレクサンダー中佐を現地に派遣します。中佐は兵士の症状を見た瞬間、マスタードガスが原因だと確信。すると出どころは？ドイツ軍が使ったという噂は信用できない…というわけで彼は、兵士の診断書を読み、彼らと沈没船との位置関係を突き合わせました。その結果、火元は自国のジョン・ハーヴェイ号だったと推定します。やがて潜水夫が同船の残骸《ざんがい》からマスタードガス弾を回収し、推定は正しいと判明。調査の結果を『バーリ戦でのマスタードガス死傷事案：最終報告』にまとめるも、報告書はたちまち機密扱いにされました。

連合国遠征軍の最高司令官ドワイト・アイゼンハワーは、報告書を事実とみました。かたやイギリス軍の最高責任者ウィンストン・チャーチルは、アメリカに遠慮したのか、一件について明言はしなかったようです。

報告書は機密扱いになったのですが、どういうわけか、死亡した兵士83人の解剖所見が外部にもれて、ある事実が明るみに出ます。

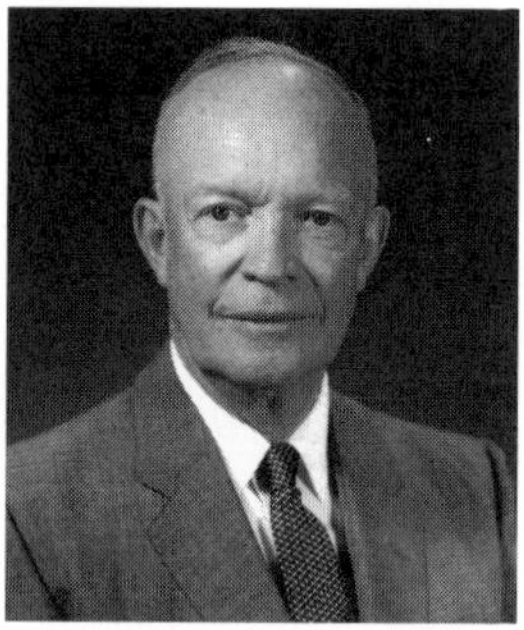
ドワイト・アイゼンハワー

83人とも、白血球の増殖が抑制されていました。マスタードガス原因説に合う事実だけれど、見かたを変えるとマスタードガスには、腫瘍《しゅよう》細胞の白血球をおとなしくさせる力がありそう。つまりマスタードガスは、がんの治療に使えるかも…。当時、がんの化学療法はまだありません[9]。

マスタードガスについては、痛い敗戦・戦時の隠蔽工作・内密調査・驚異の発見・抗がん剤…をつなげたわかりやすい話をする人もいますが、それは誤り。ジョン・ハーヴェイ号が船倉にマスタードガスを隠していたのも、空爆後の成り行きも事実です。ただし、マスタードガス（硫黄マスタード）の兄弟筋にあたる「窒素マスタード」の抗がん作用は、バーリ空爆の前年（1942年）に見つかっていました。そこまでの道のりを、やや長くなりますが、以下にご紹介しましょう。

第二次世界大戦のころアメリカでは、科学技術研究開発局が化学兵器がらみの研究をイェール大学ほかに委託していました。うちイェール大学の研究者アルフレッド・ギルマンとルイス・グッドマンが担当したのは、当時あった100種ほどの合成マスタード類を調べ、マスタードガスの解毒剤をつくることでした[10]。いまや古典の教科書『グッドマン・ギルマン薬理書』〔最新刊：第13版、廣川書店〕を出したばかりの2人には、ぴったりの任務です。いわば副産物として窒素マスタードの抗がん作用を見つけるのですが、ひとつ落とし穴がありました(国の研究費を使う学者にはありがちなこと)。実験データの類は、第二次世界大戦が終わるまで〔実際は1946年まで〕公表できなかったのです。

実のところ、マスタードガス類の生体作用は、もう1930年代に少しわかっています。白血球に何か影響しそうなことは34年に判明し、腫瘍の成長を抑えることも翌35年の動物実験で確かめられました[10]。

さて窒素マスタードには、物質名の略号でもないコードネームでHN1、HN2、HN3とよぶ3種類があります。うちHN1は「いぼ除去」用で、HN2とHN3が化学兵器の候補。そしてHN2こそが本章の主役、抗がん剤になるクロルメチンです。なお、硫黄マスタードとはちがい、窒素マスタードにマスタード臭は(不快臭も)ほとんどありません。それなのに「マスタード」とよぶのは、分子のつくりが共通だからですね。HN2は、濃い溶液ならフルーツ臭、薄い溶液なら石鹸臭や魚臭さがあります。硫黄マスタードとはちがい、化学兵器になったことはありません。また、硫黄マスタードと同様、純粋なものは室温でガス(気体)ではなく、琥珀《こはく》色の液体です[11]。

がんや腫瘍のことは数千年前から知られていました。名づけ親は、医学の祖といわれる古代ギリシャのヒポクラテス。彼は腫瘍(がん)をカルキノーマ(英carcinoma)と名づけます。見た目がカニ(ギリシャ語*karkinos*）の甲羅と足を思わせたからです〔英語のがんcancerも語源はラテン語*cancer*＝カニ〕[12]。もっと古くは、所有者の名からエドウィン・スミス・パピルスとよぶ紀元前1600年ごろの文書にも、胸部にこぶができて手の施しようもない病人の話が書いてあります[1]。

20世紀の前半まで、がんの治療法は2つだけでした。そのひとつ、数千年来のやりかたは、手術で腫瘍を切除すること。2つ目は、ヴィルヘルム・レントゲンが1895年に見つけたX線を当て、腫瘍を縮小させる方法。当初はレントゲン療法とよんだところ、いまは放射線療法とよんでいます[13]。

脇道の話題は切り上げ、本道に戻りましょう。第3のがん治療法（化学療法）を見つけたグッドマンとギルマンの話です。2人は窒素マスタードの効果を、まずはマウスで、次にウサギで調べました。その結果、リンパ腫など腫瘍の成長を窒素マスタードが止めるのを確かめます。ウサギに効くならヒトにも効くのでは？　直後の1942年8月、ある患者の容態が悪化します。グッドマンとギルマンにとっては、新しいがん治療法を試すチャンスになりました。

その患者、イニシャルJ・Dの男性48歳が、史上初の化学療法を受けることとなります。末期のリンパ肉腫で放射線療法後の経過が思わしくないJ・Dに、2人は窒素マスタードを投与しました。J・Dは18歳のときアメリカに移住したポーランド人で、以後の大半をコネチカット州のボールベアリング工場で働いた男です。1940年、扁桃腺が肥大して不快感を覚えたため医者にかかったところ、リンパ肉腫の診断。がんはたちまち周囲に広がり、首の右側に腫瘍ができて、口を開けることさえ苦痛になりました。2年に及ぶ放射線治療と手術でいったんは収まったものの2年後に再発。自身も主治医も打つ手はなくなり、ほかの治療法を探しているところでした[14]。

1942年8月27日にグッドマンとギルマンは、J・Dの主治医だった外科医(イェール大学助教)グスタフ・リンドスコッグとも相談のうえ、J・Dに窒素マスタードの静脈注射を始めます。最初の投与量は、体重1キログラムあたりわずか0.1ミリグラム。徐々に増やして、最後はいま標準にする量の3倍近く(体重1キログラムあたり1ミリグラム)を投与しました。2日後にJ・Dのリンパ肉腫がはっきりと軟化します。5日後はさらによくなり、10日後の生検(生体組織診断)で、がんはほぼ消えていました[13]。窒素マスタードを使うがんの化学療法が有効だとわかり、医学の矢筒に、手術・放射線に続く第3の矢を加えた快挙です。

ただしあいにくJ・Dのがんは、最初の静脈注射から49日後に再発し、窒素マスタードの投与を再開しても効果はありません。J・Dは1942年12月1日に死亡しますが、2人も担当医師団もめげることなく、臨床試験を続行します[14]。対象にした患者はつごう67人。家族にも見舞い人にも中身は教えず、ひそかに治験を行いました[13]。その結果がよかったため、49年にFDA(食品医薬品局)は、クロルメチン(窒素マスタード)を非ホジキンリンパ腫の処置用に認可します。クロルメチンはムスタルゲンという商品名で売られ、化学療法薬の第1号になりました〔ギルマンは「Gタンパク質の研究」で94年にノーベル生理学医学賞を受賞〕。

正規の手順を踏んだ医薬でも、窒素マスタードという名前から化学兵器を連想する人は少なくありません。抗がん剤の窒素マスタードとはちがい、硫黄マスタードのほうは大量殺戮に使われ、しかも長期汚染の問題がまだ終わっていない。第二次世界大戦のあとドイツで見つかった未使用のマスタードガスは、保管方法がずさんだったし、バルト海に投棄されたものは生態系を汚し続けています。終戦から数十年のうちに重合が進み、琥珀のような固体に変わりました。そのかけらがときどき浜辺に打ち上げられるのを見て、健康リスクを心配する人もいます[4]。

1980～88年のイラン・イラク戦争でイラクは、イラン軍に向け、350回もマスタードガス（硫黄マスタード）で攻撃しました[15]。イラクはクルド人の市民にもマスタードガスをあびせ、国際社会の怒りを買っています。1988年3月16日のハラブジャ大虐殺はサダム・フセイン大統領の命令で行われ、マスタードガスと神経ガスの組合せが3000～5000人の市民を殺したようです[16]。

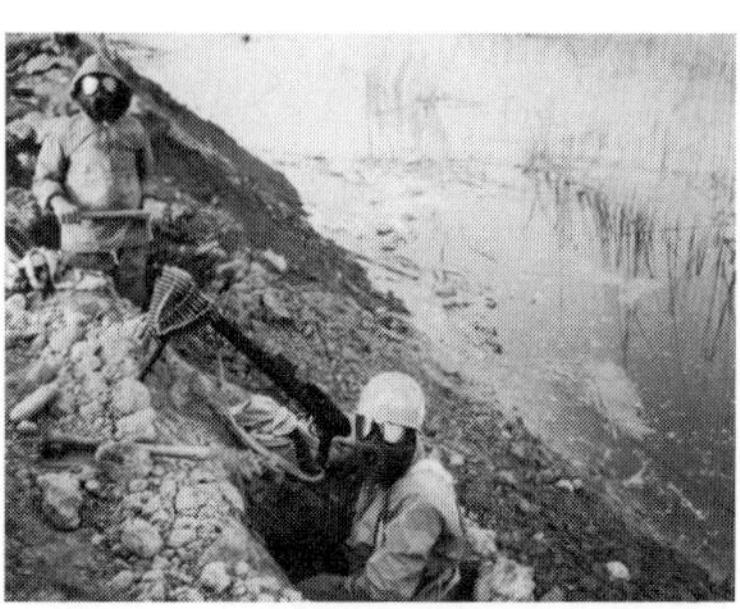
イラン・イラク戦争

窒素マスタードの働き

HN2（クロルメチン）は、いまなおがんの化学療法に使われます。ほかの治療法も組み合わせながら、ホジキンリンパ腫や非ホジキンリンパ腫、肺がん、白血病、菌状息肉《そくにく》症〔皮膚に生じる悪性リンパ腫

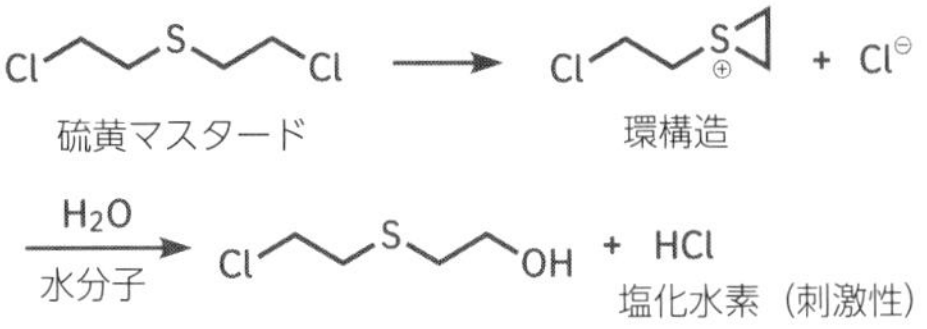

硫黄マスタードから塩化水素が発生するしくみ

の一種〕などを治す(17)。クロルメチンが静脈注射の部位で少しでも漏れると、まわりの皮膚に水ぶくれができます。ほかの化学療法と同様、投与のあと何時間かすると副作用が出て、嘔吐する患者も少なくありません(18)。皮膚にかさぶたや斑点が出る菌状息肉症だと、1980年代以前は窒素マスタードの溶液を塗っていたところ、いまは軟膏になって患者の抵抗感も減りました(19)。

分子量156の窒素マスタード（クロルメチン）の働きは、なかなかに複雑です。まず分子内で反応性の高い環構造（三角形）をつくり、そのときに塩化物イオン（Cl^-）が放出されます。「ご先祖」のマスタードガス（硫黄マスタード）が皮膚に水ぶくれを生む原因は、環構造をつくったときのCl^-放出でしょう。なぜか？ 塩化物イオンが体内の水分子に由来する水素原子Hを〔水素イオンH^+の形で〕奪う結果、刺激性の強い塩化水素ができるからだといわれます。ただし塩化水素に抗がん作用はないため、肝心な部分はほかにありそうです。

クロルメチンがつくる環構造は「アルキル化剤」という性質をもち、細胞内のDNAにとりつきやすいのです。環構造がDNA内のグアニン部分〔DNAをつくる「塩基」4個のひとつ。シトシンと対をつくる。ほかの2つがアデニン-チミン対〕に作用すると、正常な相手シトシンではなく、チミンと対をつくらせます。すると遺伝子が変異したことになって、以後のDNA複製も遺伝子の転写も狂う。そうなったらがん細胞は、変異箇所の修復に余計

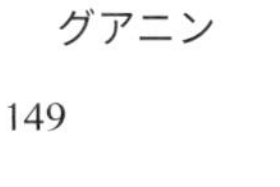

グアニン

なエネルギーを使い、弱っていくのです。
もっと大事なポイントは、クロルメチンから生じる環構造がグアニンにとりつく結果、2本のDNA鎖に橋架け結合ができること。そうなればDNAは「お陀仏《だぶつ》」です。そんなDNAを見つけた細胞は、p53という遺伝子〔がん抑制遺伝子〕に指令を発し、アポトーシス（細胞の自殺）を開始させます[20]。つまりクロルメチンは、がん細胞のDNAを激しく損傷し、細胞の自死を促す結果、腫瘍が縮小していくのです。

第一次世界大戦の戦場を汚しまくったマスタードガス（硫黄マスタード）の同類が、がん細胞を殺すなど、想定外のことでした。ともかく事実それが起こり、窒素マスタード（クロルメチン）は、がん患者を救うことになったのですね。

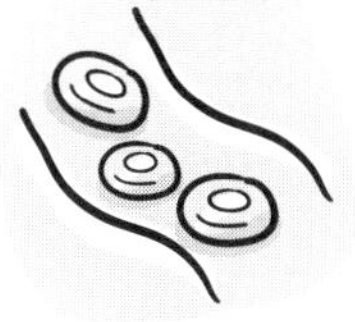

Chap 10

ワルファリン
――人を救った猫いらず

血液の抗凝固《こうぎょうこ》薬ワルファリン（別名 クマジン）は処方数がずいぶん多く、いまアメリカで1500万人以上、イギリスでも60万人近く（100人にひとり）が服用しています。けれど初合成時の用途はまったくちがい、猫いらず（殺鼠《さっそ》剤）でした。いったいどうして、猫いらずが処方薬に化けたのでしょう？ ワルファリン物語を織り上げたのは、北米で起こった牛の大量死と、怒りっぽい研究者、謎めいた「類《るい》縁《えん》体42番」という物質です。

牛の不思議な大量死

抗凝固薬とは、血を固まりにくくする薬です。似た発想は昔からありました。紀元前5世紀のヒポクラテスが、病人の養生《ようじょう》には血が濃くならないようにするのがいいと書いています。まぁ当時なら、「濃い血」をヒルに吸わせるくらいが関の山でしたが。

20世紀の初頭にヘパリンとワルファリンが登場します。

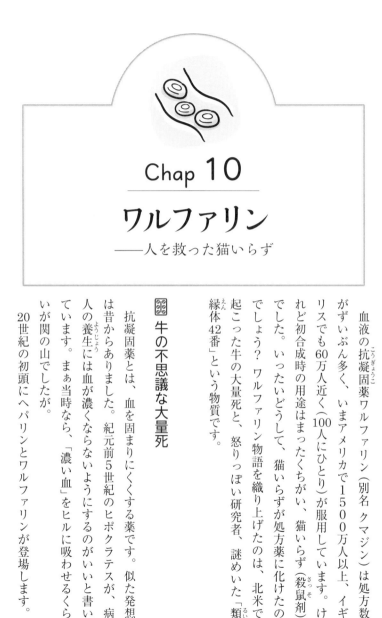

まず１９１６年に動物の肝臓などから分離されたヘパリン〔多糖類の巨大分子。語源はギリシャ語 *hepar* = 肝臓〕は、口から飲めないため注射で投与しました[1]。便利な飲み薬の探索が進むうち、北米大陸の農家を怯えさせた事件が、若干の曲折も経て、発見への道を拓くことになります。

１９２０年代のアメリカ北部とカナダで、牛の奇談が広がりました。現代ならさしずめ、畑のミステリーサークルや家畜のバラバラ死体がＳＮＳで話題になるようなもの。角の切除や去勢手術のとき、牛が次つぎに死んだのです。解剖でひどい内出血が見つかりました。家畜も飼料も高価だから、農家は頭を抱えるしかありません。

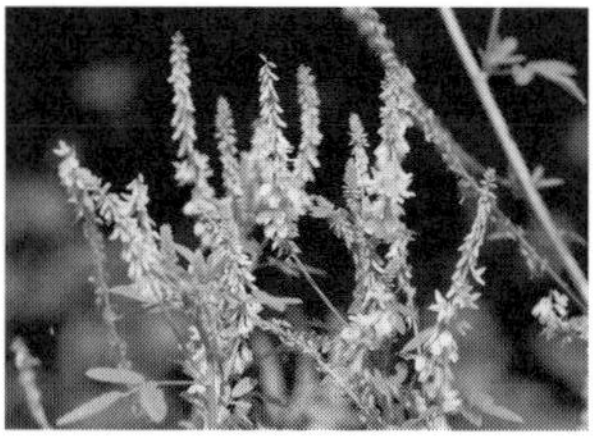

メリロート

謎解きに立ち上がるのが、フランク・スコフィールドというカナダの獣医。片手間に調べを続け、死因はそのころ北米に蔓延《まんえん》中だったウイルス感染や細菌感染ではなく、牛の飼料だと推定します。死んだ牛はどれも、古くてカビが生えたメリロート〔別名 スイートクローバー、和名 品川萩《はぎ》〕という牧草を食べていたのです。

その牧草は生乾きのまま、冬に備えてサイロに貯蔵してありました。ひと目でわかるほどカビだらけ。そんな牧草を、大事な牛になぜ食べさせたのか？ 貧しい農家に、カビを気にする余裕などありません。それが家畜を中毒にしたのです[2]。

スコフィールドは、カビの生えた牧草と生えていない牧草を、ウサギに食わせました。カビつきを食べた哀れなウサギは、牛と似た死にかたをします。つまり主犯は牧草でした。そこで農家は、古い牧草を捨ててきれいなものを買うか、まだ生きている牛の血を輸血で入れ替えるかの選択を迫られます。10年ほどあとにL・ロデリックという獣医が、カビつきの牧草は、血を固まらせなくする成分を含むと推測しました。

リンク登場

ワルファリンの生みの親カール・リンク〔1901～78〕は、幼時から体が弱く、2歳の折り肺炎で死ぬところでした。インディアナ州の生家は貧しく、着るものはお下がりが基本。ただし、母フレデリーカと父ジョージの血を引く賢い子でした。家ではドイツ語と英語の両方を使っています。ルター派の牧師だった父親は、喉に障害が出て牧師を廃業したあと、何度か職を変えながら最後は弁護士になりました。

あいにく父親ががんで若死にし、そのときカールはまだ12歳。大黒柱を失いながらも、気丈な母フレデリーカが、自分の稼ぎで10人の子を育て上げました。子どもたちの大半は長じて成功し、カール以外の兄弟は、正看護師や石油地質学者、政治家、弁護士、赤十字の幹部職員などになっています(3)。

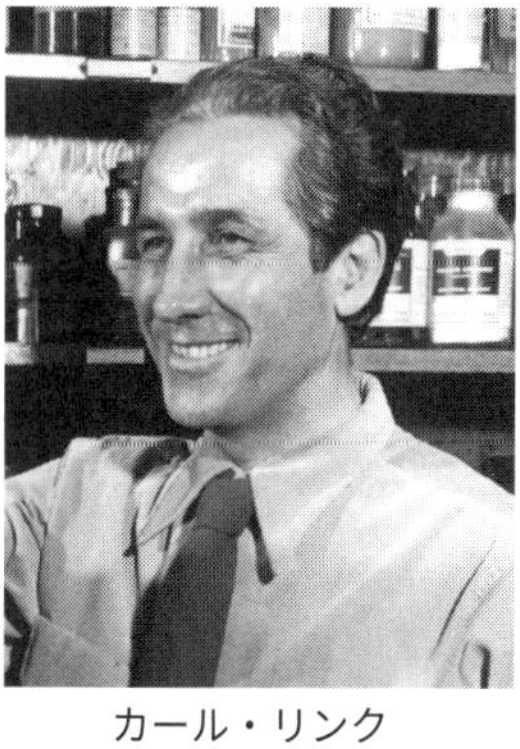

カール・リンク

若いリンクはリベラルな姿勢をもち、ウィスコンシン州の知事（のち上院議員）ロバート・ラフォレットに惹かれたのか、〔同じミシガン湖に面し、カナダに近い〕同州のウィスコンシン大学に進みます。1918年に入学し、7年後に博士号を得て卒業。そのあとイギリスに渡ってセント・アンドリューズ大学のポスドク〔博士研究員〕となり、ジェームズ・アーヴィン卿のもとで研究。ただし、以後も変わらない喧嘩っ早さを見せ、1年もたたずにアーヴィン研究室を蹴りだされます。

最後に落ちついたオーストリアのグラーツ大学では、1923年にノーベル化学賞をとるフリッツ・プレーグル教授の研究室に所属。お家芸〔受賞業績〕の微量化学分析は、最小限の試料から最大限の情報を得る手法です。プレーグル教授とウマが合ったリンクは、分析装置をアメリカにもち帰り、周囲に見せて自慢しました。帰米後の彼は、ヨーロッパ滞在中に発明した奇抜な装い、袖なしマント姿で人前に出たりしています。

1927年にウィスコンシン大学農芸化学科の助教になったリンクは、マント姿で人目を引いたことでしょう。植物の生化学をライフワークと決め、生体のエネルギー源になる炭水化物や糖類の研究に没頭しました[3]。〔教授昇任の〕30年、午前中にエリザベス・フェルドマンと結婚式を挙げた彼が午後にはもう研究室で実験していた、という逸話が残ります。花嫁にとっては幸い、誰かの創作だったようですが。

リンクは、ひょんなことから抗凝固薬の世界と触れあいます。ウィスコンシン州のディアアーパーク村に、エド・カールソンという農家がいました。1932年12月から翌年2月までに5頭の牛が大量の血を出して死に、6頭目も半死半生。そのわけをぜひ知りたいが、村の獣医は信用ならん…というわけで、死んだばかりの牝牛1頭と、血入りの牛乳缶、飼料の（一説では50キロ近い）メリロートをトラックに積み、氷点下18℃の吹雪を突いて、自宅から300キロも先の州都マディソンまで急行します。州立大学の獣医学者なら謎を解いてくれるんじゃなかろうか…[4]。

あいにく土曜で職員は不在。カールソンは館内の廊下を走り、ドアを次つぎに叩きます。何度目かのノックで顔をだしたのが、学生たちと土曜仕事の店じまいを始めていたカール・リンク。学生のひとりが、ヴィルヘルム・シェッフェルでした。

たまたまリンクは1か月ほど前、遺伝子学科の同僚からメリロートの話を耳にしていました。メリロートはクマリンという有機物を含み、牧草の心地よい香りはクマリンがだす。クマリンが多い草は苦いのか、牛も食べたがらない。ここの風土でよく育ち、クマリンの少ない品種ができれば、牛も喜んで一石二鳥だね。いい知恵はないかな…とその同僚が言っていたのです[4]。

それを思い出したリンクは、1920年代にロデリックとスコフィールドが発表していた研究を教えました。カビた干草を与えるのはやめ、出血を始めた牛に輸血してみたら、とカールソンに助言します。学生のシェッフェルがその状況を、強い南ドイツ訛《なま》りでこうまとめたとか。「気の毒な話たい。なんとか牛ば助けてもらおうちゅうて、こげな天気のなかを飛んできても、『調べてみます』としか言えん。調べたっちゃ結果が出るんは5年や10年15年先、いや何年先かわからんばい。『餌を変え、輸血しなさい』ちゅうても、そげな金はどうせありゃ

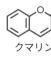

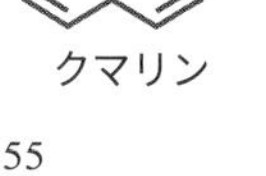

クマリン

せんめぇし」[5]。

シェッフェルは牛乳缶内の血に興味を引かれます。週末の予定をキャンセルし、カビつきメリロートのなかに、血を固まらせない成分が見つかるかも、と調べを始めました。

6年後にリンクらは、メリロートの芳香を生むクマリンが、大量死の背後にあるとつかみます[6]。カビつき牧草のなかでクマリンがまず酸化され、共存するホルムアルデヒドの仲立ちで2分子がつながり、ジクマロールになる〔ジ＝2個、語尾「オール」＝-OH〕。ジクマロールこそ、血液を固まらせない主犯だったのです[5]。

そこでリンク研究室は、100種以上の「類縁体」〔似ている分子〕を合成します。そのうち肝心な「類縁体42番」のことは、すぐあとで紹介しましょう。

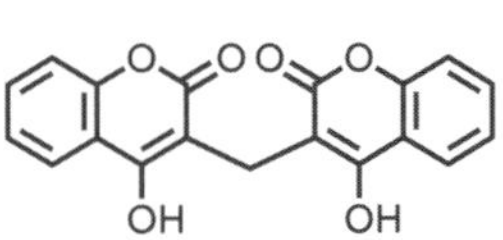

ジクマロール

実のところジクマロールはリンクが初めてつくった物質ではなく、40年ほど前の1903年にドイツの化学者が合成していました。とはいえ、ジクマロールが天然にあるとは誰も思っていない時代の話です。

大学の支援を得たリンクは、ウィスコンシン総合病院や、〔ミネソタ州の〕メイヨークリニックとも連携し、小規模な臨床試験を始めます。ジクマロールが人間の血栓形成を抑えるのかどうか調べようというわけです[3]。試験の結果はよく、1941年にウィスコンシン大学同窓会研究財団（WARF）がジクマロールの特許を取得[6]。ほどなく、ジクマロールの投与量が多すぎたときはビタミンKが解毒剤になる〔血液の凝固を促す〕こともわかり〔ビタミン名のKは、ドイツ語 Koagulation ＝凝固の頭文字〕、たちまち医学界はジクマロールを受け入れました[4]。

短気な教授

1945年9月に、リンクの持病(結核)が再発します。倒れたのは、骨休めの家族旅行でカヌーを楽しんでいたとき。容態が重く、ウィスコンシン総合病院で診断のあと、半年間のサナトリウム暮らしになりました。解放感ときれいな空気、タラ肝油のサプリも、仕事の虫には最悪の状況です。許された1日3本のビールが息抜きだったとか。

サナトリウムで彼は、人類とネズミの戦いを述べた歴史の本を読みふけります[5]。以前にも、先ほどの学生シェッフェルと、ジクマロールが殺鼠剤(猫いらず)になるのではと考えましたが、そう簡単な話でもありません。ジクマロールはネズミの出血を促すけれど、即効性がない[6]。すると、ネズミの食う穀類などに多いビタミンKが、のろのろと効くジクマロールの拮抗《きっこう》(解毒)剤になって出血を抑えるでしょう[5]。

ボスのリンクが1年近く休場しても、研究室の営みは止まりません。ボスが代役に雇ったマーク・シュターマンが、「類縁体42番」と格闘中でした。42番はジクマロールより効き目がずっと強く、殺鼠効果も高そうでした(効き目の強さを欠点とみたリンクは、42番を重視していなかった)。そこでシュターマンは、WARFとも協議のうえ、「類縁体42番」の特許を申請します[3]。

結核から回復したリンクが研究室に戻りました。その直後、生来の短気が爆発し、何かのきっかけでシュターマンと大喧嘩のすえ抗凝固剤の仕事から手を引かせ、彼を研究室から追い出します(3)。わだかまりは以後も続いたらしく、ワルファリンの発見について書いた1959年の文章中、リンクはシュターマンにひとことも触れていません(5)。

リンクの短気は、ほかの人にも向かいました。親友だったロバート・バリスの回想記に、こんなエピソードが見つかります。あるときリンクは、同じ大学でビタミンDの研究を先導したハリー・スティーンボックを(妬《ねた》みのあまり?)シャワー室内で罵倒《ばとう》し、廊下に出たあとも、人目をはばからずにののしり続けたとか(3)。

そんなリンクも、リベラルな気風と、学生の権利を守ろうとする姿勢は、周囲にそこそこ評価されていました。大学と対決する学生のために基金をつくったほどです。ただしときには度が過ぎて、1950年代初めのいつか、大学の方針に反することをメディアに語り、理事会から叱責《しっせき》されています。

当時の知識人らしく、ジョゼフ・マッカーシー上院議員の「赤狩り」には反発しました。さらには、左翼系学生のマルクス討論会議や勤労青年連盟の応援もする人でした。とはいえ時の流れに、自分の過去や政治姿勢を知らない新入りの相手をする気も失せ、若手教員が自分を保守派と決めつけてからは、学科の会議にも出なくなります。ただし夫人エリザベスが彼のリベラルさを引き継いだらしく、彼女の死後、遺言に従って自宅は地元の平和活動団体に寄贈されました(3)。

運命の自殺未遂

類縁体42番は、ネズミの駆除にジクマロールより有効だとわかり、研究を支援したＷＡＲＦの綴りから「ワルファリン」と命名されます〔語尾の「アリン」はクマリンに由来〕(7)。即効性は別の殺鼠剤ストリキニーネ〔猛毒アルカロイド。キニーネ（2章）とはまったくの別物〕に及ばなくても、ネズミはワルファリン入りの餌を何回も食べるだろうから、駆除には問題ありません。

すごい殺鼠剤登場…のニュースが世に広まり、１９５０年９月にはシカゴの実業家リー・ラトナーがＷＡＲＦからワルファリンの特許使用権を買い、いまも売られるｄ－ＣＯＮ《ディーコン》（浄化 **decontamination** から）を発売します(7)。製品は４オンス〔約0.1キロ〕の缶入り。買った人は小麦粉や挽《ひ》き肉を混ぜ、重さを24倍ほどにして使いました。

名前〔冒頭3文字がRat〕もぴったりのラトナーは、当時ネズミが暴れまくっていたウィスコンシン州のミドルトン市に、自慢の製品を売りこもうとします。まず１９５０年11月４日に、同市のネズミ対策委員会やボーイスカウトと共同で、ワルファリン入りの餌場をあちこちに設けました。わずか２週間でネズミはすっかり影をひそめますが、さすがに商売人、ミドルタウンの市民にこう宣告します。ｄ－ＣＯＮ入りの餌を定期的に新しくしなけりゃ、また大量発生しますぞ…(8)。

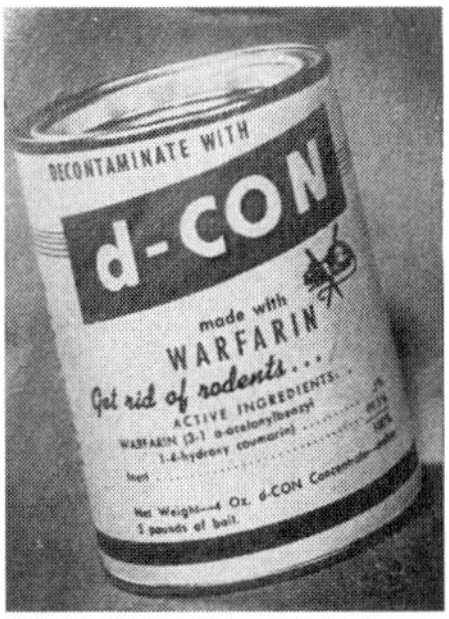

d-CON

ワルファリンが殺鼠剤の製品になり、リンクも仕事にひと区切りつけたものの、まだ本章の主題ではありません。いったいどんないきさつで、猫いらずが人間の抗凝固薬に化け、血栓形成を防いでくれることになったのでしょう？

そこに登場するのは、医師でも研究者でもなく、自殺願望のあった21歳の若者。朝鮮戦争時代の米海軍にいた予備兵です。彼は1951年、フィラデルフィア海軍病院に背中と胃の激痛を訴え、歩行困難だとも伝えます。EJHというイニシャルだけが知られる彼は、医師にこう語りました。自分は、いずれ命じられる軍務が嫌で、殺鼠剤のワルファリンを飲み始めた。最初の夜は死ねそうになかったため、続く2晩も飲んだ。鼻血が出始め、胃に激痛も覚えたから、ここに来たんです…。

EJHは、ワルファリン合計567ミリグラムに相当する殺鼠剤を飲みながらも、首尾よく自殺を遂げるには至りませんでした[7]。海軍病院で解毒剤のビタミンKを投与され、輸血も受けて回復し、痛みもきれいに消えました[5]。一件を知ってリンクも医師も、ハタと膝を叩きます。ワルファリンは人間の血栓形成を防ぐのでは？ ひょっとして、ジクマロールや後継薬より優秀なのかも…。

殺鼠剤と差別化するため「クマジン」と改名されたワルファリンを1954年、飲み薬の抗凝固剤としてFDA(食品医薬品局)が認可します[6]。分子量308は、小分子医薬にピッタリの値ですね。

1955年9月29日にリンクは、1枚のカードが入った封書を受けとります。差出人は、コロラド州デンバーにあるフィッツ・シモンズ陸軍病院の職員。同病院には、数日前に親戚の家で心臓発作を起こしたドワイト・アイゼンハワー大統領が入院中でした。同封のカードに、リンクの研究を知っていたらしい差出人がこう書いていました。「貴兄が開発した薬を、いま大統領に投与中です。ジクマロールではありません」[5]。つまりアイゼンハワーは、クマジンことワルファリンの投与を受けているらしい。その推測を後日、大統領報道官が裏づけました。アイゼンハワーの心臓発作に投与されたクマジンは、猫いらずに使う物質だということもあり、改めて世の注目を集めます。

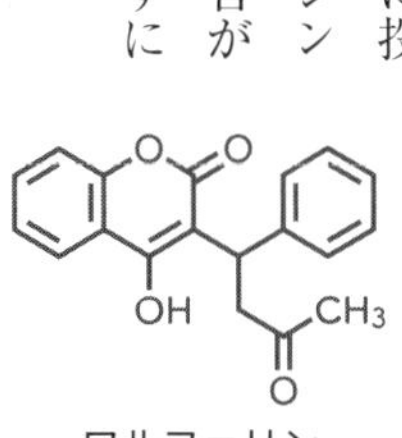

ワルファリン

クマジン（ワルファリン）の用法

クマジンことワルファリンが血の凝固を防ぐ仕組みがわかるのは、さらに20年ほど後のこと。ビタミンKエポキシド還元酵素（VKORC1）にクマジンが結合することを、70年代の末にジョン・サティが突き止めました〔「C1」はタンパク質の部分構造を意味〕。ビタミンKは、VKORC1の作用で変性したときに、血液凝固因子の合成を促します〔凝固因子の働きで、フィブリン（血球をくるんで頑丈な塊になる繊維状タンパク質）ができる〕。そんなVKORC1の働きをクマジンが妨害し、血液凝固因子が十分にできないから、血が固まりにくくなるのでした[9]。

いまクマジンは維持療法（慢性疾患を抑える投薬）に使い、不整脈や頻脈《ひんみゃく》を起こしやすい心房細動の患者、心臓の弁に不調のある人、人工心臓弁をつけた人に投与して、血栓形成が起こす脳卒中を防ぎます。またクマジンは、足にできやすい血栓（深部静脈血栓症）の防止にも役立つ。その血栓が体内を動いたあげく肺に達すると、命にかかわる「肺塞栓症《そくせん》」になったりするのです[6]。いままで出てきた薬には、投与量の安全域（治療係数）が狭いものが多く、クマジンもその例外ではありません。投与がどれほど有効なのかは、血栓形成を抑える度合いに加え、出血の少なさでも評価します（投与量が多すぎると出血過多になって危険）。

国際標準比（ＩＮＲ）も紹介しておきましょう。ＩＮＲとは、投与量が適正かどうかや、患者が指示どおりに服用しているかどうかを表す指標で、患者の血液が固まる時間を、健常人の血液が固まる時間で割った値です。ＩＮＲ＝２〜３が望ましく、２を切ると血栓形成のリスクが増え、３以上なら出血のリスクが増えます[10]。

治療域（副作用なく治療効果が出る濃度範囲）が狭いクマジンの場合、医療従事者は、患者のＩＮＲ値と心身の健康度を、こまかくチェックします。そんな抗凝固専門クリニックが世界のあちこちにできました。抗凝固専門クリニックでは、臨床薬剤師（十分な医学知識をもつ薬剤師）が活躍します。医師と比べて薬剤師は、患者と接する時間が長く、容態を監視しやすいからですね[10]。患者の側も自分のＩＮＲ値を気にするようなら、治療効果もさらに上がるでしょう。

クマジンの投与は1回分5ミリグラムから始め、経過を見つつ、ＩＮＲが適正値になるまで増やしていきます。個人差があるため、簡単な話でもありません。遺伝の面、とくにタンパク質のＣＹＰ２Ｃ９とＶＫＯＲＣ1をコードする遺伝子の個人差が、クマジンの代謝速度を、ひいては投与量を左右します。また、投与量を決める要因の55％ほどは、年齢と体表面積だとか[10]。ともかくいろんな面に個人差があるから、クマジンの維持投薬では、こまかいチェックが必要になるわけです。

ＩＮＲ値をモニターしていても、１９２０年代に起こった牛の大量死のような、命にかかわる出血が起こったりします。統計によると服用期間76年に１回の率でそんな出血が起こり、10年あたりなら、維持投薬中の８人にひとりが出血で命を落とすそうです(10)。

クマジン服用中は、ビタミンKの多い食品を避けること。ビタミンKが、クマジンの働きを抑えて、血栓の形成を促すからです。健康によさそうな野菜のうち、ケール〔キャベツの仲間〕やホウレンソウ、コラードはビタミンKが多く、これら３種をスムージーにしたカップ１杯は、１ミリグラム近いビタミンKを含んでいます(11)〔納豆もビタミンKが多いので要注意〕。

スターリンと吸血コウモリ

ネズミを殺すワルファリンは人間の毒にもなり、１９５３年３月５日にヨシフ・スターリンの命を奪った脳内出血は、ワルファリンを使う毒殺だったという説があります。彼は死の数日前、内務大臣ラヴレンティ・ベリヤ、やがて当人を継ぐニキータ・フルシチョフなど、政治局の幹部４人と夕食をしました。毒殺なら、動機は何だったのか？

可能性のひとつが「医師団陰謀事件」。当時、ユダヤ人の医師集団がソ連の指導者を暗殺しようとしている…という噂が飛び交っていました〔ガセ説が有力〕。もうひとつは、スターリンがアメリカ西海岸への攻撃と中国への進出を正当化するために「アメリカがモスクワを攻撃しようとしている」と言い張って、両国間の緊張を高めようとしていることへの恐れから、側近がスターリンを毒殺したという話。かりに毒殺なら、主犯を内務大臣ベリヤとみる説が有力です。傍証として、1953年のメーデーにベリヤが、自分はスターリンの殺害で国民を救ったと自慢していた…という噂がありました(12)。しかもベリヤは同じ53年の12月、国家反逆罪のかどで銃殺刑になっています。

ただし、1回だけの夕食で毒殺されたという話は、すぐには納得できません(EJHの例で見たとおり、ワルファリンを何日か大量に服用し続けても、死ぬとはかぎらないから)。とはいえ、基礎疾患をもつ人なら、ワルファリンが疾患を悪化させて命を奪う可能性はあります。21歳の海軍予備兵EJHとはちがい、スターリンは74歳の高齢でした。米ソの核戦争をワルファリンのおかげで回避できたのかどうか、確かな証拠はないものの、可能性としてはありうるでしょう。

ワルファリンがスターリンの命を奪ったかどうかは憶測の域を出ませんが、別の生き物、吸血コウモリを殺したのは紛れもない事実です。中南米には、吸血コウモリが家畜を襲うせいで狂犬病になる人がいました〔吸血コウモリは狂犬病ウイルスの運び手〕。その対策に、ワルファリン入りのワセリンをネットに塗ったり、コウモリが止まる場所に置いたりして駆除したのです。吸血コウモリは、なめ合い(グルーミング)で体表をきれいにし

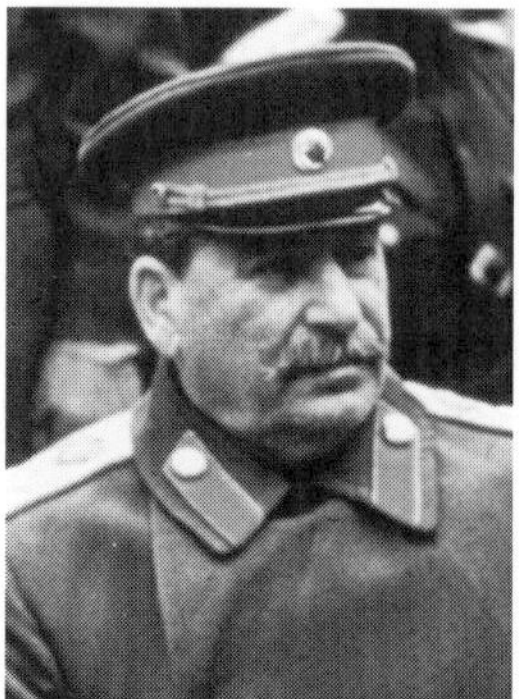

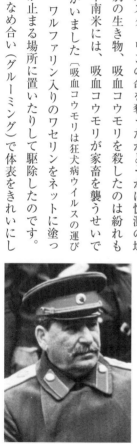

ヨシフ・スターリン

ます。1匹が仲間の体をなめ、終わったら交替するので、体にワルファリンがついていれば摂取することになり、やがて集団全体に毒が行き渡るのです。

ただしそれだと、無害なコウモリもやられますね。吸血コウモリだけを殺すには、家畜に少量のワルファリンを注射しておきます。家畜の血を吸ったコウモリが、やがてワルファリンを群れ全体に広げてくれるのです。あるいは、吸血コウモリが血を吸った傷のそばに、ワルファリンを塗っておきます。吸血コウモリは同じ部位から動物の血を吸う習性があるため、やがてワルファリンが集団内に広がるという寸法です[13]。

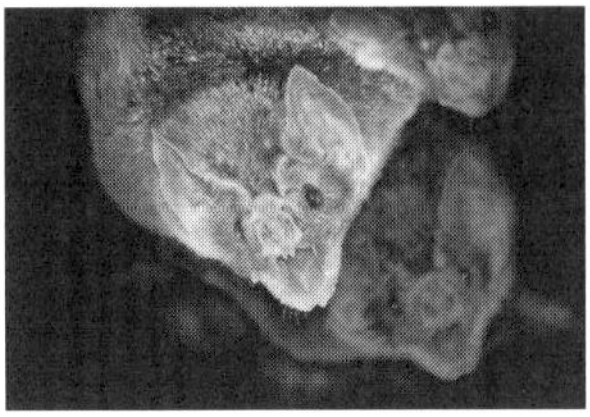

吸血コウモリはワルファリンで駆除できても、初期の駆除対象だったネズミは、最後に笑う動物かもしれません。VKORC1の遺伝子が変異し、ワルファリン耐性を獲得したネズミも現れたからです[14]。遺伝子の変異が拡がると駆除効果は弱まっていき、ネズミどもは安心して腹いっぱい食べ、安眠できる。そんなふうに現在、ワルファリンが効かなくなる瞬間へのカウントダウンが始まっているのかもしれません。

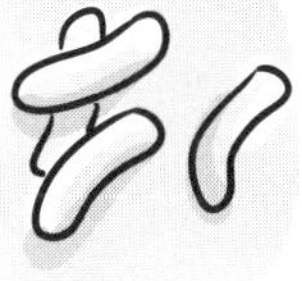

Chap 11

ボツリヌス毒素
——キレイもつくる最強の毒

1990年ごろから商品名ボトックス（Botox）でも知られるボツリヌス毒素は、錠剤やカプセルではなく、溶液の形で皮下組織に注入します。いろんな用途が次つぎに見つかって、それぞれで安全性も有効性も確認された結果、FDA（食品医薬品局）の認可項目がいくつもあるユニークな薬です。

ボツリヌス毒素は小分子医薬とはまったくちがい、分子量が15万に迫るタンパク質。そんな巨体が体の成分に働きかけて、いいことをするのです。A～Gの7種類がある毒素のうち、医療と美容にはおもにAとBを使います。ときどき食中毒を起こす猛毒なのに〔厚労省の統計によると、近年の日本でも年に数件の中毒が発生。なお食中毒の3大原因はアニサキス（寄生虫）とカンピロバクター（細菌）とノロウイルスで、農薬や食品添加物が起こす食中毒はゼロに近い〕。

毒素をだすボツリヌス菌は環境にあふれ、土にも水底の泥にも棲んでいます。厚いペプチドグリカン〔多糖類とタンパク質片がつながり合った高分子〕の細胞壁をもつグラム陽性菌〔1章参照〕で、酸素を使わずに生きる嫌気性生物だから酸欠環境を好みます。ボツリヌス毒素という安直なよび名の神経毒を分泌し、中毒の原因になってきました。

☠ ソーセージ毒

ボツリヌス中毒の発生をくっきりと伝える最古の記録は1817年、ドイツ・ヴュルテンベルクの詩人兼医師ユスティヌス・ケルナーが残しました。燻製《くんせい》ソーセージを食べた人の筋肉が麻痺したのは、副交感神経の働きが狂うせいだろう…ひょっとしてこいつは、いつの日か医療に役立つのかも…。

生物由来だと見抜けても単離はできなかった当時、毒を「ソーセージ毒」とよびました[1]。1817~22年にケルナーが認めた症状は、まぶたの垂れや眼のかすみ、複視、嚥下《えんげ》困難、発語不明瞭など。中毒が度を超せば、全身の麻痺から呼吸困難を経て死に至ります[2]。

食品由来の中毒は、昔から起こっていました。紀元800年代末のビザンチウム〔東ローマ帝国の首都。現イスタンブール〕で皇帝レオ4世が発した「血のソーセージ製造禁止令」も、根元はボツリヌス中毒だったのでしょう[3]。

19世紀の末に、原因菌が見つかります。1895年にベルギーのエルゼル市で、葬儀後の会食に

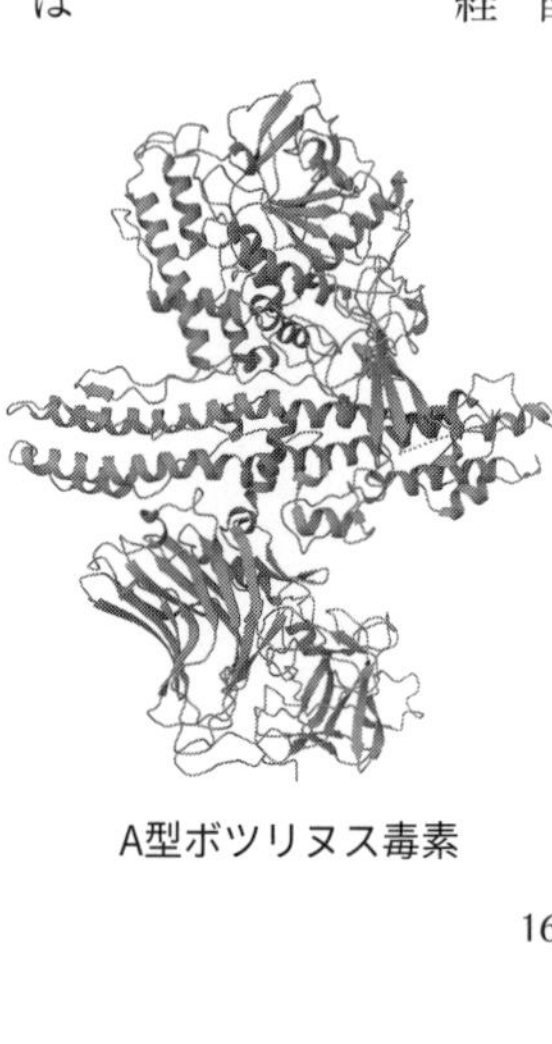

A型ボツリヌス毒素

出た燻製のハムで食中毒が発生。生物学者エミール・ヴァン・エルメンゲムがハムから菌を分離し、研究の足がかりを築きました[4]。ヴァン・エルメンゲムは、ソーセージを意味するラテン語 *botulus* から、菌をボツリヌス菌と名づけます〔属名の *Clostridium* は、菌体が紡錘《ぼうすい》形なのでギリシャ語 *kloster* ＝ 紡錘から〕[1]。

ただし中毒の原因は、ヴァン・エルメンゲムが分離した菌そのものではありません。害をなすのは、菌が分泌するボツリヌス毒素というタンパク質。いまわしい中毒の発生も、近ごろ見つかったうるわしい医療・美容効果も、同じタンパク質のなせるわざです。

ボツリヌス毒素は史上最強の毒といってよく、体重が50キロの人なら致死量はわずか0・05マイクログラム〔0.7グラムで東京都民が全滅〕[4]。まつげ1本は約70マイクログラムだから、それと同じ重さの毒素が1400人を殺すのです。致死量が体に入ると、弛緩《しかん》性麻痺（筋肉の弛緩が起こす全身の麻痺）を経て呼吸停止に至ります。

ボツリヌス毒素は「血清《けっせい》型」でA～Gの7種に分類され、中毒の原因はおもにC・D・Eの3種です[5]。医療や美容に使うAとBは、まず中毒の原因にはなりません。

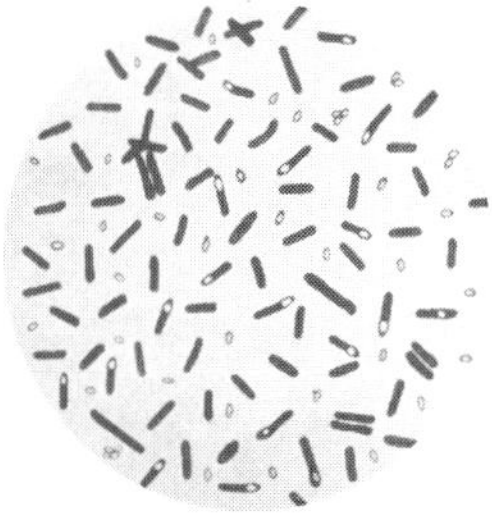
ボツリヌス菌

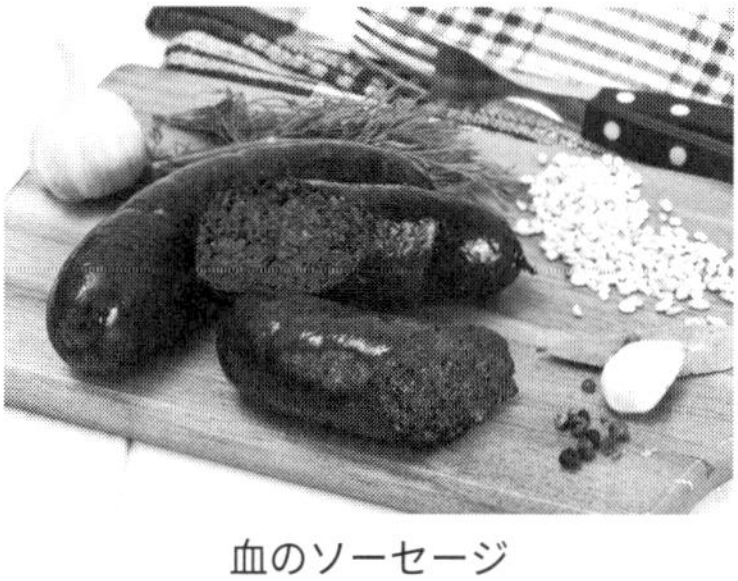
血のソーセージ

ボツリヌス菌は、ほどよい温度の酸欠環境で毒素を分泌します。土や水底の泥に棲んでいるため、食品や調理具を汚染しやすい。自家製の缶詰をつくる際にはぴったりの環境ができてしまい、菌が繁殖すると、手作りに込めた愛情がアダになって中毒です。自家製の缶詰も、熱湯に通せば毒素は変性（無害化）します。幸い、インフルエンザや新型コロナのような感染性はないから、大流行の恐れもありません[5]。

最初の用途

ケルナーの予想どおり、ボツリヌス毒素の用途は次つぎに見つかりました。まず使われたのがジストニア（筋失調症）の治療。筋肉が勝手に動き、体がねじれたりする病気です。首のジストニアは手術ができても、口が勝手に開いて歯ぎしりも起こす下あごのジストニアは手術できず、体を消耗させて生活の質を大きく下げる[4]。そこをボツリヌス毒素が助けてくれるようになりました。

１９７０年代末～80年代に、眼科での利用が始まります。まず70年代にアメリカの眼科医アラン・スコットが霊長類《れいちょうるい》の目の周辺に毒素を注射し、害がないのを確かめたあと、斜視《しゃし》とチック症（まぶたの痙攣《けいれん》）の人にA型毒素を使いました。斜視はアメリカ国民のほぼ４％に発生し、左右の目で視線の向きが一致しない症状です。

１９７７年にＦＤＡが、斜視を治す注射の臨床試験を許可します。最初の注射1回だけで40プリズムジオプター〔斜視角を表す単位〕も矯正できる絶好の方法でした[6]。スコットが患者42人に計１３２回の毒素注射をしたところ、一部の患者では最初の処置から1年以上、ほぼ副作用もなく良好な効果がみられたそうです[7]。

チック症もボツリヌス毒素で治りそう…とみていたスコットが１９８０年、最初の患者と出会います。チック症は、まぶたが勝手に開閉し、ときには閉じたままになる疾患です。最初の女性患者もまぶたが開かず、夫が病院まで連れてきました。まぶたの中央部に毒素を1回だけ注射したら、まぶたはみごと開いたものの、1日後には元どおり。つまり反復注射が肝要だと知ったスコットは、注射する部位を少しずつ変えたりしながら、以後の治療を続けました[8]。

スコットは、菌の培養法とA型毒素の抽出法も改良を進め、オキュリナムという会社を興します。

１９９１年には、バイオ企業のアラガン社が同社を買収[9]。アラガン社はA型ボツリヌス毒素の商品名を「オキュリナム」と決め、89年にスコットがＦＤＡの認可を得ていた「斜視とチック症の治療用」に製造販売を始めます。

ＦＤＡはオキュリナムを、１９８３年の法律が定める希少疾病用医薬品(オーファンドラッグ。オーファンは「孤児」を意味。終章参照)に指定しました。同法のもと、利用者がたいへん少ない薬の開発には国の補助金が出ます[10]。アラガン社は、やが

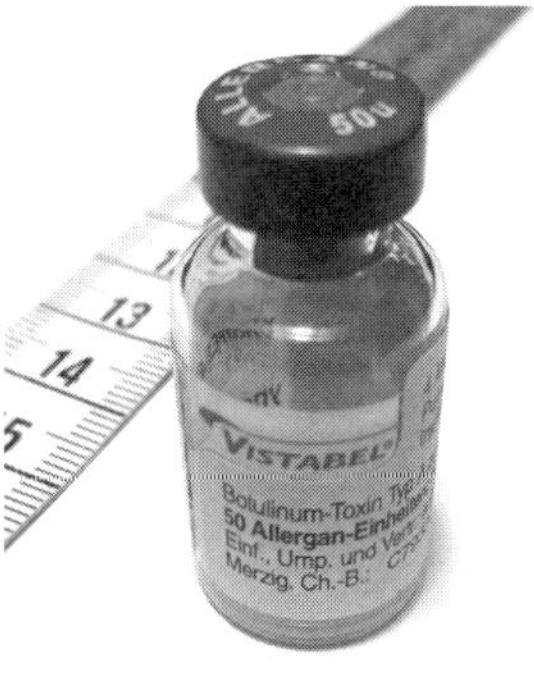

ボトックス

て別の用途も次つぎに見つかって利用者がどんどん増えていく薬を、独占販売できたわけです。同社は89年、A型毒素の商品名をオキュリナムからボトックスに変えました。

美容業界への進出

1987年にアメリカの形成外科医リチャード・クラークが、美容整形の施術中、患者の額にある神経をうっかり切ってしまいます。当時37歳のクラークは大あわて。額の筋肉が麻痺《まひ》して顔がゆがんだし、修復の手段もすぐには思いつきません。

そこでハッと思い出します。ボツリヌス毒素で斜視とチック症を治したスコットの仕事です。さっそく彼に連絡し、助言をもらおうとしました。スコットは喜んで若輩にこう助言——額に毒素を注射してみたら？　こうしてクラークの失敗が、ボツリヌス毒素を美容の世界に引き入れました(11)。失敗とまじめに向き合ったクラークの姿勢は、おおいに称えてよろしいでしょう。

美容にボツリヌス毒素を初めて使ったのはクラークですが、いまのやりかたで美容界に使ったのは、カナダ・バンクーバー市の眼科医、ジーン〔妻〕とアラステアのカラザース夫妻です(12)。実用的な美容技術を開拓したい夫妻は、顔や眉の筋肉にボツリヌス毒素を注射することで、眉間《みけん》や額のしわ、目尻のしわ（通称 カラスの足跡）を目立たなくし、左右非対称な眉を整えようとします(13)。注射部位のそばをマッサージすれば毒素が分散し、美容効果が上がることもわかりました。

ボツリヌス毒素の量は、グラムではなく「○○単位」の形で表します。A型（ボトックス）の場合、スイス・ウェブスター・マウスという特別な動物（体重18～20グラム）の半数致死量〔確率50％で死ぬ投与量〕を1単位とみます。ヒトの致死量は（体重70キロとして）約3000単位。ひと瓶のボトックスは100単位だから、注射にビクつく必要はありません[14]。美容整形の場合、注射1回分のA型毒素はたったの25～30単位です。

ＦＤＡは2002年、ボトックスが眉間のしわとりに有効と判断し、アラガン社に市販を許可しました。13年には「カラスの足跡」の処置にもボトックスを認可します[15]。13年の時点でボトックスの売り上げは20億ドル〔現在の3300億円〕にのぼり、アラガン社の収益のうち25％超を占めました[9]。

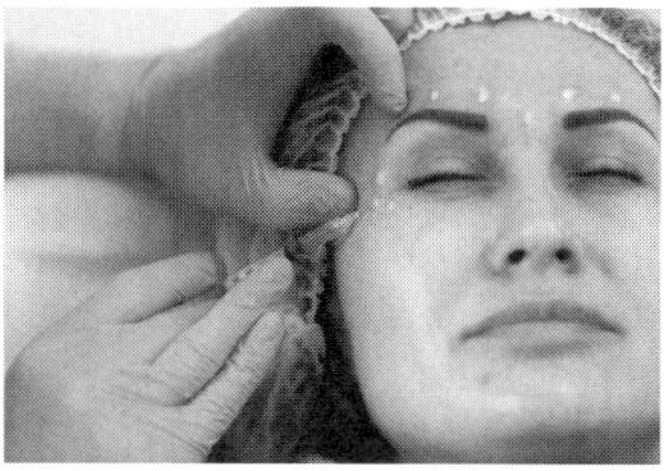

ボトックスの大流行が始まり、天然の細菌が分泌する毒素を女性が（男性も）先を争って若返りに使う——そんな時代がいきなり幕を開けたのです。アラガン社の時価総額も天井知らず。19年には同社をアメリカのバイオ医薬企業アッヴィ社が617億ドル〔8兆4000億円〕で買収しました[16]。

同じA型毒素のディスポート（Dysport）という新製品も2009年にＦＤＡが認可します。製造拠点がフランスにあるため、ヨーロッパでディスポートは数年前から出回っていました。同じ09年にはB型の製品マイオブロック（Myobloc）も登場[4]。ディスポートとボトックスの用途はほぼ同じですが、マイオブロックは首のジストニアと慢性唾液分泌（よだれ）過多症の治療が守備範囲です[17]。

ボツリヌス毒素の働き

ボツリヌス毒素が筋肉を麻痺させる（少々ややこしい）仕組みはわかっています。巨大な毒素分子は、分泌されたあと、硫黄原子Ｓどうしの「ジスルフィド結合」が切れ、分子量が約10万の「重い鎖」と、約5万の「軽い鎖」に分かれる。まずは「重い鎖」が神経末端の細胞表面にとりつき、そのあと両方の鎖が神経細胞のなかに入っていきます。

細胞質〔水溶液部分〕に入った軽い鎖は、ＳＮＡＲＥ〔スネア〕とよばれるタンパク質群をバラバラに壊します。神経末端には、〔細胞から細胞へ信号を伝える〕アセチルコリンの詰まった袋があり、その袋を「誘惑(ensnare)」してアセチルコリンを放出させるため、ＳＮＡＲＥの名がつきました。バラバラになったＳＮＡＲＥは本来の仕事ができず、アセチルコリンの放出が止まって神経の機能が失われる結果、筋肉が弛緩するのです。

ただし神経細胞はＳＮＡＲＥを合成し続けるので、毒素の効き目も弱まっていき、アセチルコリンも出始めて、神経の機能が戻る。だからこそ毒素の注射は、おおむね3か月に1回、くり返す必要があります。

片頭痛の治療

数時間から数日も続く片頭痛《へんずつう》はいやなものですね。視覚異常、吐き気、光や音に対する敏感さが、片頭痛の前兆になったりします[18]。片頭痛に見舞われると、仕事はもちろんのこと、日常生活をこなすのも容易ではありません。

美容用のボツリヌス毒素注射を受けたあと、なぜか頭痛や筋肉痛が収まった――そんな事例が１９９０年代に出始めます。それを受け、毒素が片頭痛に効くのかどうかの治験をした結果、ＦＤＡは２０１０年、頭蓋筋肉組織へのA型毒素の注射を認可しました[19]。ただし目的は「予防」です。注射の効果はおよそ12週間後にようやく現れ、片頭痛がはっきり軽くなるのは1年以上もあとだからでした[18]。

片頭痛用のボツリヌス毒素は、A型の(美容の場合よりわずかに少ない)25単位を眉間や額、こめかみの筋肉に注射します。毒素が片頭痛を抑える仕組みは、まだ十分にわかってはいないものの、４つの説が発表されてきました。

ひとつは、毒素が筋肉に作用し、頭蓋骨と縫合線《ほうごう》(繊維質の接合部)を結びつける「頭蓋骨膜」筋肉の痙攣を抑えること。その筋肉が痙攣すると、脳血管内の「頭蓋内圧」が変動する結果、片頭痛が起こるのです。２つ目は、毒素が頭蓋筋の収縮を抑えるという説。３つ目は、毒素がアセチルコリンを血管内に入れなくする結果、注射部位に近い血管を拡張させなくするので片頭痛も軽くなるという説です。
最後の4つ目は、まだあやしいのですが、片頭痛を起こす未知物質（そんなものが存在するのかどうかわかりませんが）の放出を毒素が抑えるという説でした[14]。

モテモテの毒

ボツリヌス毒素を美容に使い始めて数年のうち、自律神経の失調が起こすアレルギー性鼻炎や書痙《しょけい》〔指の痙攣〕、手のひらや脇の下の多汗症など、用途が続ぞくと見つかりました。用途それぞれで適量（アレルギー性鼻炎ならわずか2単位）を注射します[14]。ボツリヌス毒素は、排泄系の失調（失禁や前立腺炎、肛門の括約筋が締まりすぎるせいでの便秘）を緩和するのにも使われ始めました[4]。

こうしてボツリヌス毒素は、筋肉を正常化させるとわかり、研究も進みます。太い柱の1本が、用量の最低値を決めること。用量が多すぎると、中毒の恐れがあるうえ、体内で大量の抗体ができ、せっかくの毒素を無力化しかねないからです。

ほかの話題もざっと見ましょう。たとえば子どもの脳性麻痺。筋肉の活動や緊張が度を超すせいで、体液が流れにくくなり、手足が痙攣する疾患です。その症状をボツリヌス毒素が和らげるのではと、1993年から検討が進みます。A型毒素の筋肉注射が効くとわかって、物理療法と組み合わせれば、筋肉の動きと運動機能を改善できそうです。脳性麻痺の2歳児にA型の注射を始めたところ、成長するにつれて手足の動きも正常化に向かう気配が見えました[20]。

まだ実験段階ながら、うつ病や腰の痙攣、パーキンソン病の諸症状（ジストニア性のにぎりこぶし変形など）、早漏などの治療にA型毒素の注射が試されています。

アメリカ形成外科協会によると、２０１９年に行われた美容用のA型毒素注射は、アメリカ国内だけで７７０万件になりました[21]。費用は初診が数万円もするし（美容以外はもっと高い）、ふつうはほぼ３か月に１回ずつ注射を続けるため、ずいぶんな額になります[22]。なにしろタンパク質だから、菌の培養と毒素の抽出・精製にも、失活しないよう注意して輸送するにも、大きな経費がかかるのですね。

オウムの愚行

毒素なら、ご紹介してきた医療応用ばかりか、殺人用にも使えます。日本では１９９０年の春にオウム真理教の信者が、皇居のそばや霞が関でトラックからボツリヌス菌をまき、国家転覆《てんぷく》をねらうも失敗に終わりました[23]。80年代に生まれたオウム真理教は、仏教にヒンドゥー教とキリスト教も混ぜたような教義を奉じ、信者には理系の修士課程修了者や博士課程在学者もいたカルト集団です[24]。

皇太子（現天皇）の成婚パレード中にボツリヌス菌をまく１９９３年の企みは、準備不足のため中止になりました。やがて細菌や毒素は諦めたらしく、神経ガスのサリンに方向転換。95年3月20日の朝、東京都心を走る地下鉄３系統の車内に実行役５人がサリンをまく同時多発テロで、乗客と駅員に死者

14人と負傷者6300人をだしました[25]。

オウムは失敗したものの、いまなおボツリヌス毒素は、バイオテロが横行する国や地域で危険をはらみます。その実態をジョンズ・ホプキンス大学公衆衛生大学院の「民間生物兵器防衛研究センター」が、報告書にまとめました。土にも棲む細菌だから入手しやすく、高度な培養技術を必要とせず、なにしろ毒性が強いからです[26]。

十分な資金と生化学の知識がある悪の集団や国家なら、(オウムが失敗したとおぼしい)毒素の抽出・精製もむずかしくありません。毒素や菌体を食品や水に入れる「汚い」方法と、霧状の毒素を噴霧する一見スマートな方法があります。ただし用量を決めるのは難題でしょう。アメリカ国内でボツリヌス中毒は年にわずか200件程度しか起こらないため、参考になる情報が少ないのです。

ボツリヌス毒素の武器化も簡単ではありません。なにしろ毒素はたいへん壊れやすいのです。毒素入りの瓶を激しく振るだけで失活してしまいます[14]。オウムが散布に失敗したのも、そのへんが一因でしょう。

湾岸戦争(1990年8月~91年2月)の前に生物兵器の実験を進めたイラクは、兵器化こそできなかったものの、ボツリヌス毒素を大量生産していました[27]。日本が日中戦争のとき(1935~45年の満州国に)

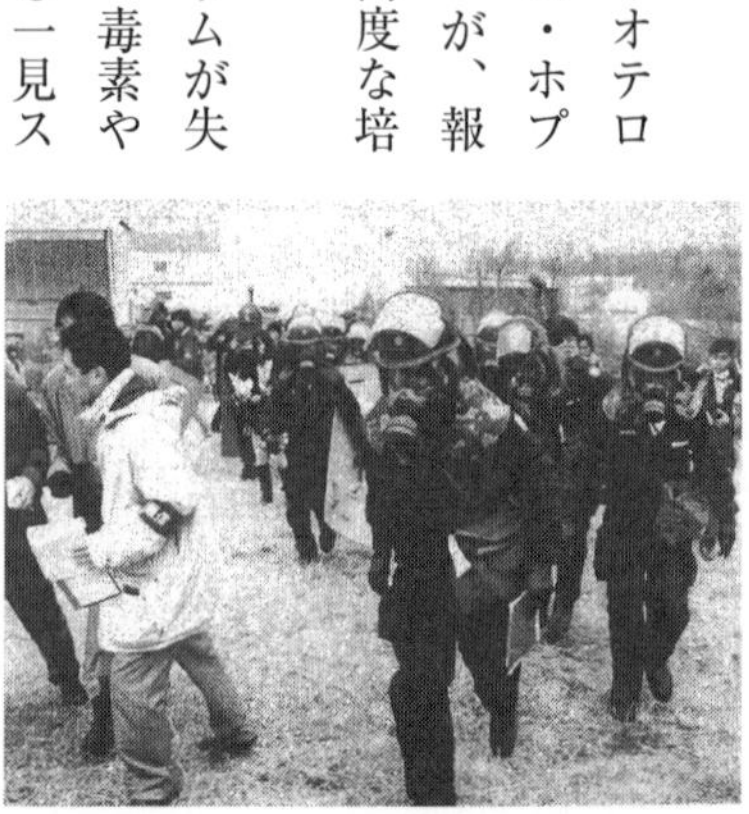

つくった731部隊は、ボツリヌス菌の培養液を捕虜に飲ませたといわれます。アメリカも第二次世界大戦の際、ドイツにだし抜かれまいと、ボツリヌス毒素の兵器化を試みました[28]。米国戦略諜報局が、針の頭サイズで耳の後ろや頭髪のなかに隠せる毒素入りゼラチン製カプセルを、娼婦に渡したという噂があります。女性を枢軸《すうじく》国の将校と接触させ、飲み物に忍ばせる作戦です[29]。その首尾がどうだったにせよアメリカは、1944年6月6日のノルマンディー上陸作戦で、敵が毒素を使う場合に備え、投与100万回分以上のワクチンを準備していました。また、1章で紹介したとおり、同作戦では大量のペニシリンも用意しています[28]。

☠ 囚人や幼児の中毒

過去20年のうち、刑務所内で小規模なボツリヌス中毒が何度か起こりました。俗称をプルーノ（発酵ジュース）という密造ワインのレシピがネット上にあふれる昨今、その気になれば受刑者も、食堂や売店で手に入れた材料から、アルコール飲料もどきをつくれるのです。2004年と05年にはカリフォルニア州で5人、11年にはユタ州で8人、13年にはアリゾナ州で数人の囚人がプルーノを飲み、ボツリヌス中毒になりました。プルーノをつくるには、ジャガイモ、リンゴやモモ（またはその果汁）など、刑務所の売店で買える素材と温水があればいい。混ぜたあと放っておけば発酵が勝手に進み、「赤ちゃんのウンチみたいな」匂いの飲料ができてくるそうです[30]。

先ほどの刑務所3つに共通な素材がひとつありました。ジャガイモです。ボツリヌス菌は土にも棲んでいるため、生のジャガイモに付着した芽胞《がほう》が、プルーノの「醸造混合物」に紛れこみやすい。かるく焼いた程度のジャガイモなら、ときには生きた菌を含んでいます[30]。醸造用の温水は、菌の増殖にぴったりな温度です。また、囚人が「醸造容器」にするレジ袋のなかは理想的な酸欠環境だから、元気に育つ菌が毒素を「ワイン」中へと分泌する。そんなことが中毒の背景だろうと思われています。

ジャガイモに菌が付着していそうだとなって各地の刑務所では、(もともと違法な)プルーノに菌が紛れこまないよう、ジャガイモを食材にするのも違法にしました[31]。ユタ州の刑務所で囚人の中毒を調べた法医学者が、なんと、湿った靴下にボツリヌス毒素を検出します。囚人たちは、誰かの靴下でろ過したプルーノを飲んだわけですね[32]。

酸欠の環境だと、傷口の感染もボツリヌス中毒を起こします。とくに違法ドラッグのブラックタールヘロイン〔メキシコ産の黒いヘロイン〕の常用者がそうなりやすい。ガム状のブラックタールヘロインに、ボツリヌス菌のついた土が紛れこみ、ドラッグを調製する際の高温でも、一部はしぶとく生き残る。そんなヘロインを皮下注射すると、皮膚の直下(酸欠環境)で菌がどんどん増殖し、傷口の腐敗を進めたりするのです[33]。

また、幼児がボツリヌス中毒になりやすいのは、消化器系が「できたて」で、菌への防御機能が発達していないからです。菌の芽胞が紛れこみやすいハチミツは、幼児に与えないのが賢明。赤ちゃんの体に入った菌が毒素を分泌すれば、ボツリヌス中毒です。より年長の子どもや大人は、腸内細菌をたっぷりもつため、少量の菌ならたちまち死滅します(5)。

ボツリヌス中毒との戦い

近ごろボツリヌス中毒は少ないのですが、重い中毒には解毒剤があります。麻痺を一瞬で止めはしないまでも、毒素が体内で広がるのを防ぐ薬です。細胞は、毒素の「軽い鎖」に壊されたタンパク質の合成をやがて再開するから、麻痺も収まっていきます。

略号でBATと書く「7価ボツリヌス抗毒素」はウマの体を使ってつくる解毒剤で、血清型7種(A〜G)それぞれを解毒する抗体の混合物です。ボツリヌス中毒の成人に投与すれば、症状が進みにくくなります。

症例が少ない幼児の中毒は、2003年にFDAが解毒剤のBabyBIGを認可するまで、治療法がありませんでした。BabyBIGはカリフォルニア州の公衆衛生局がつくったヒト由来の解毒剤です。公共機関が開発したというのに安価ではなく、小瓶1本がなんと約600万円(34)。ただしウマ由来のBATも幼児には効くことがあるため、超高価なBabyBIGに手が出ない場合は、BATを解毒用に使っています(34)。

血のソーセージからプルーノまで、ボツリヌス菌の増殖と毒素の分泌を促す環境は、身近にあふれています。けれど賢い人たちが、猛毒を病気の治療や美容術の刷新に役立て、筋肉がうまく動かない人とか、片頭痛もちの人に救いをもたらしてくれました。そんな事実を知るにつけ、自然界にあるほかの毒素あれこれも、いつの日かすごい薬になるのでは？ …と私はワクワクしています。

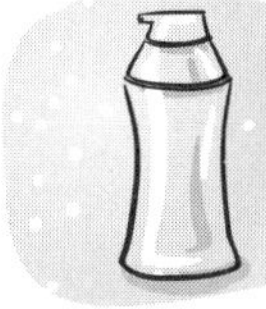

Chap 12

コールタール
——臭くて黒いスグレモノ

コールタールと聞いて思い浮かぶのは、見た目の気色悪さとか、舗装工事中の道路から立ちのぼる悪臭でしょうか。そんなコールタールも、皮膚病の人には頼もしい助っ人なのです。飲み薬や注射薬ではなく、皮膚に塗ってフケや乾癬《かんせん》をやっつける武器。また、何百種どころではない分子の混ざり物だという点が、ふつうの薬とはまったくちがいます。コールタールの入手方法と、皮膚疾患に効くわけを本章で眺めましょう。

コールタールとは?

コールタールは、石炭(コール)からつくる粘性の油状物(タール)です。1万を超す有機分子の混合物で、未知成分も多く含みます。元素組成でみた石炭は、水素Hや酸素O、窒素N、硫黄Sも少しだけ含む「ほぼ炭素C」の固体ですね。石炭を酸欠状態で蒸し焼き(乾留)すると、分解や化学変化が進む結果、いろんな有機分子ができてきます。産物

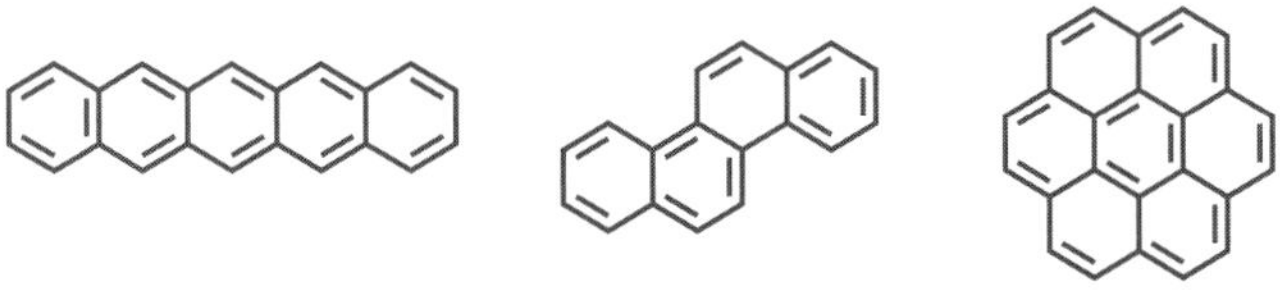

多環芳香族の例。左からペンタセン、クリセン、コロネン

のうち、冷えて油状になるのがコールタールです[1]。

成分のうち多いのが、「多《た》環《かん》芳香族」とよばれる分子たちです。内部を電子がスイスイ動くベンゼン環（亀の甲）が何個か合体（縮環）した分子のよび名で、発がん性の分子も多い。体に入ったあと、酵素が分子を少し変化させる結果、ＤＮＡと結合しやすくなって、結合後に遺伝子の変異が起これば発がんのスタートです。要するに「あまりよろしくない」分子たちだといえましょう。

医療用のコールタールには2種類があります。刺激臭が強くて黒いドロドロの油（以下Ａ）は病院で使うもの。Ａのアルコール抽出で得られるサラサラの（刺激臭はまだ残る）液体（以下Ｂ）は市販され、家庭で使うものです[1]。

石炭の乾留産物が薬になるというのは、やや意外ですね。乾留と似た「蒸留」は液体を熱する操作で、やはり蒸気を冷やして成分をとりだします。有機化学に触れた人なら、いつか必ずやったはず。かたや石炭の「乾留」は、「ほとんど炭素」のコークスをつくる操作です。加熱した石炭は軟化したあと分解もします。生成した分子のうち、軽い分子は気体になって飛び、やや重い分子は冷却後に油（コールタール）

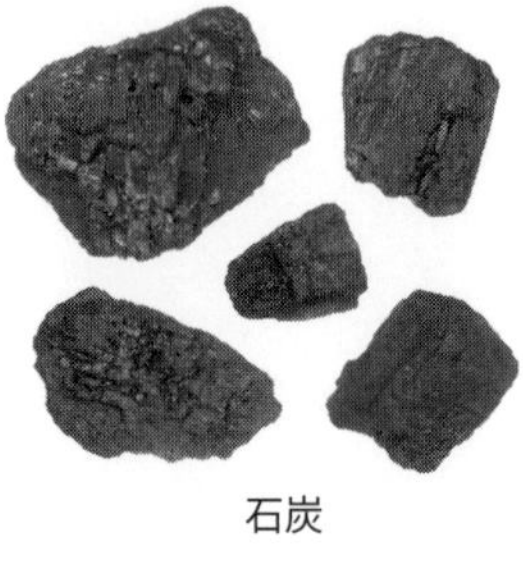

石炭

の姿をとる。そして最後に残る固体のコークス(高純度炭素)を、製鉄などに使います(2)。

排泄物の脱臭、疥癬の治療

コールタールの用途が広いのは、量がたくさんあったからです。イギリスでは1794年から石炭ガスを灯台や街灯に使いました。やがてガス灯が人気になり、アメリカの東海岸でもガス灯が普及するころ、石炭ガスの生産で副生するコールタールがどんどん余る。そこでまず、堆肥《たいひ》に混ざってくる家畜排泄物の消毒に使いました。

19世紀の中期には、コールタールの蒸留で得たフェノール〈石炭酸。融点41℃〉を、殺菌(消毒)に使い始めます。さらには、フェノールとカルシウム塩を混ぜた「マクドゥーガル・パウダー」を下水の脱臭に利用しました(3)。都市の下水処理がまだお粗末で、家畜の糞尿も混じった下水から漂う悪臭を消す手段がほかになかった当時、そんな脱臭剤が売れまくったのです。

「ライトのコールタール石鹸」という画期的なコールタール製品が、1860年のロンドンにお目見えしました。先ほどのBからつくるオレンジ色の石鹸で、殺菌力が売りでした(4)。発明者だった薬剤師ウィリアム・ライトは、宗教儀式用のノンアルコールワインを商品化して富と名声を得た人(5)。石鹸も大ヒットし、ヨーロッパではいまなお、配合を変えながらも(後述)、見た目だけ当時そのままの石鹸を売っています。

皮肉なことにその消毒用石鹸は、発明者自身を救っていません。ライト自身が、51歳のとき丹毒に感染して亡くなったのです。丹毒という皮膚疾患は連鎖球菌が起こし、死亡率はさほど高くもないのですが、まれに発症する壊死《えし》性筋膜《きんまく》炎では、球菌が体の軟組織を破壊する結果、死に至ります(6)。ライトの場合がそうでした。

やがて欧州連合が発がん性を根拠にコールタールの使用を禁じたため、現代の「元祖ライト石鹸」はコールタールをまったく含みませんが、わざわざコールタール臭をつけています。殺菌成分のほうは、ティートゥリー〔茶の木〕オイルに変わりました(4)。

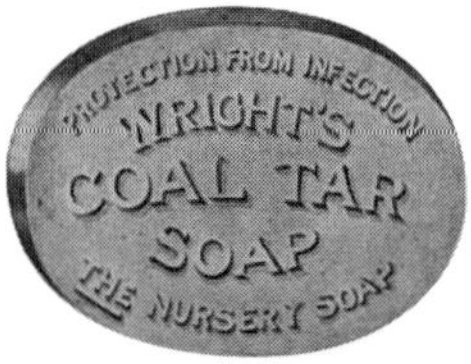

コールタール石鹸

医療への応用は19世紀の中期に始まり、疥癬《かいせん》に効くことが『英国医学雑誌』の短い論文に記載してあります。疥癬は皮膚に侵入したヒゼンダニが起こす疾患で、激しいかゆみと痛みを伴います。それまでは硫黄系の薬を使っていたところ、原料が入手できなくなってコールタールに変わりました(7)。

19世紀末~20世紀初頭には、負傷した工場労働者の傷口にコールタールを塗っています。うっかり指を切断したときも、消毒になって治りも早いのだと、切断箇所をコールタールに突っ込ませたというから、なんとも荒っぽい処置ですね(8)。

コールタールはトコジラミ(南京虫)対策にも使いました。トコジラミが湧いた壁や天井、床、ベッドにコールタール油を噴霧したのですが、部屋全体が汚れるうえ、塗料やリノリウムもやられました。それではと改良法が現れます。トコジラミつきの家具を軽トラックに積んでシートで覆い、内部を熱してコールタールの蒸気で満たし、トコジラミを死滅させる。寝室を汚すことのない名案でした(9)。

20世紀の初めまでは、コールタールの蒸留で大量生産できる有機化合物キノリン（分子量129）を、味も匂いもひどいのに、腸チフスやリウマチ患者の鎮痛・解熱に使いました。同じころ登場するアスピリン（3章）がたちまち駆逐した用途です。キノリンを服用すると、皮下の酸素供給が狂うせいでチアノーゼ（皮膚の青変）になる人もいましたが、アスピリンならそんな心配はありません(10)。

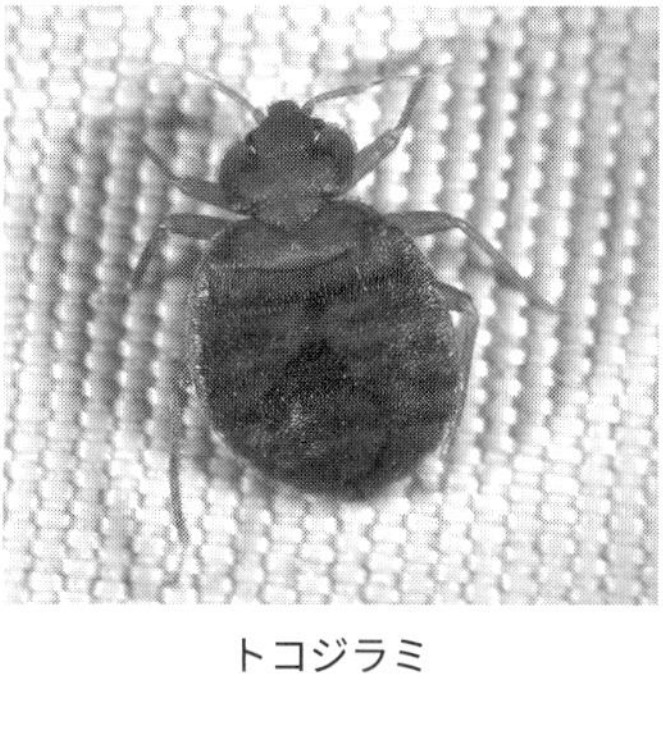

トコジラミ

やがてコールタールの用途には、現在と同じフケや乾癬の処置が加わります。フケを表す英語dandruffは、古英語のtanとdrofからでき、「汚い皮疹《ひしん》」という意味です(11)。皮膚が乾いたときにできやすいフケのほか、脂漏《しろう》性皮膚炎が原因のフケもあります。脂漏性皮膚炎は脂性《あぶらしょう》の肌に起こりやすい慢性疾患のひとつで、引っかくと皮膚がウロコ状にボロボロ落ちます。いまコールタール配合の「薬用」シャンプーはいくつも市販され、コールタールが頭皮表層の死んだ細胞を落ちやすくしたり、細胞の増殖を抑えたりしてフケを減らします(12)。

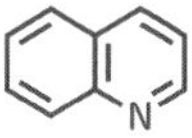

キノリン

やはり皮膚疾患のひとつ乾癬の症状は、フケどころではありません。頭皮や肘《ひじ》の皮膚にウロコ状の赤い斑点ができ、そこがひび割れたり出血したりするだけでなく、外見の変化による患者のストレスも大きいのです。

アスピリンやイプロニアジドとはちがい、コールタールは膨大な化合物の集団だから、どの成分が乾癬に効くのかはわかっていません。ある説では、成分のどれかが体内の芳香族炭化水素受容体（ＡｈＲ）を活性化させ、皮膚を保護しているフィラグリンというタンパク質の生成を促すと考えられています[13]。また、フケの場合と同様、コールタールが皮膚細胞の増殖を抑えるためとみる人がいます。皮膚の表層で進む細胞分化と、細胞内で進むケラチン（爪や毛のタンパク質）の発現を狂わせるという説もあり[14]、コールタールの抗炎症作用がかゆみを抑えるという意見もあります。ほんとうの仕組みはともかくコールタールは、アトピー性皮膚炎（湿疹）にも効くようです。

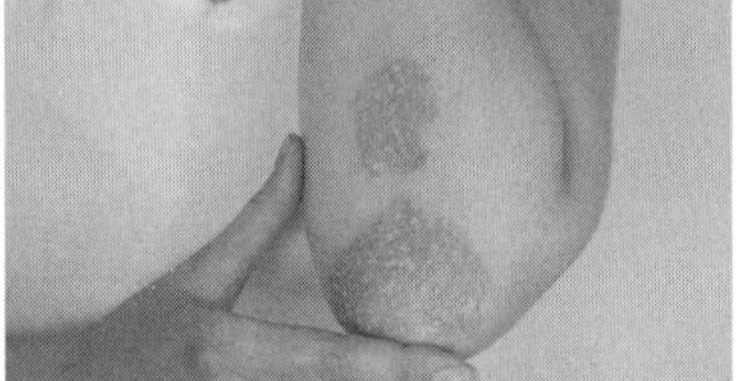

コールタールの発がん性

コールタールは、熱した石炭の分解・反応産物が冷えてでき、1万種以上の分子を含む黒い油状物でした[15]。石炭の加熱作業は発がんの危険性が高く、作業と発がんの関係性が１９３０年代のイギリスで調査され、７００人を超す皮膚がんの発症が記録されています。20世紀の後半にドイツで行われた長期間の調査も、皮膚がんの増加を物語っていました。コールタール工場の作業者では、皮膚がんのほか陰嚢《いんのう》や口腔《こうくう》、咽頭《いんとう》のがんも増えたといわれます(15)。

コールタール工場従業員の発がんを心配する研究者が、実験で確かめようとしました。マウス12匹の皮膚に週2回ずつ、20％エタノールに溶かしたコールタールを塗布。41週間で12匹のうち7匹がパピローマ(乳頭腫。良性の皮膚がん)になり、やがてパピローマは悪性化していきました。そんな所見をもとに研究者の発した警告が、コールタールの利用をじわじわ減らしていくことになります(16)。

コールタールは多環芳香族だらけだから、発がん性は想定内です。接する時間が長いほど発がん率が上がるのも想定内だとはいえ、リスクは少しでも減らそうというのでしょう、コールタール系薬剤の使用をきっぱりやめる皮膚科医も増えてきました。

ご心配なく

コールタール配合のシャンプーや石鹸、軟膏などを使っても、接触は短時間かつ少量だから、発がんリスクは問題になりそうもありません。けれどアメリカの国立乾癬財団は2001年から折に触れ、そんな製品の市販に反対します。01年にはカリフォルニア州政府が、コールタール配合シャンプーなどに警告表示をしていないメーカーを訴えました。1986年に発効した同州の修正条項65が、発がん物質や生殖毒性物質を含む製品に「警告表示」を義務づけていたからです(17)。州政府が勝訴した結果、いま市販のコールタール配合製品には警告表示がされています。

カリフォルニア州の強硬な姿勢はともかく、国の機関FDA(食品医薬品局)は、コールタールを含む市販品の皮膚への使用に発がんリスクはなく、安全・有効だと判断しました[18]。ただしコールタールが基剤の毛染め剤だけは、動物実験の結果をもとに、皮膚がんのリスクを上げるとしています[19]。

さて私たちは、コールタール系の薬剤を怖がるべきなのでしょうか？　いいえ、その必要はありません。疥癬や湿疹の治療にコールタール系薬剤を使ってきた1万3200人を数十年に及んで追跡調査した結果が2010年に発表され、それを見るかぎり、薬剤が発がんを増やした形跡はまったくないからです[1]。いまそんな薬剤を皮膚疾患にお使いの読者も、どうかご心配なさらないよう。

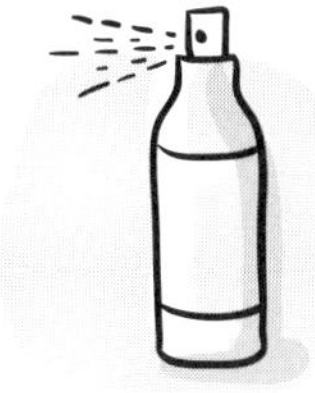

Chap 13

ミノキシジル
——塗ってフサフサ

髪が少なくなっていく…。男女ともそれが自然の摂理《せつり》なのですが、古今東西、見た目の劣化を気に病む人は多いのです。20世紀の男どもは、いろんなことを試しています。頭に血を送ろうと逆立ちに励んだり、ホルモン剤を飲みまくったり。ホルモン剤は毛を増やさないどころか、性欲減退や乳房肥大を招きました(1)。世紀末近くに現れる救世主ミノキシジルが、わずかなお布施で髪を恵むとわかっていたら、無駄な努力もしなかった?〔日本では1999年に大正製薬が、ミノキシジル1%配合の育毛剤「リアップ」を発売〕

うるわしき副作用

呪文のような化学名「2、6-ジアミノ-4-ピペリジノピリミジン-1-オキシド」をもつミノキシジルは、*N*、*N*-ジアリルメラミン類のひとつです…といわれてもまだ「へ?」でしょうけれど、幸い*N*、*N*-ジアリルメラミンは、発語しやすい略号のDAM《ダム》で通ります。アップジョン社の研究者が、胃潰瘍《かいよう》の薬になるのではとDAMを試すも空振りでした。けれどDAMは、血圧をはっきり下げるとわかりました(1)。

そこで同社は1961年、DAMの同類DAMN-Oを、高血圧患者の治験に使います。DAMN-Oはたしかに血圧を下げたけれど、一部の患者には浮腫《ふしゅ》や心不全が起こってしまいました。動物実験でも、イヌの右心房に出血性の病変ができます(1)。

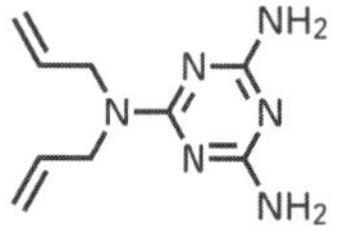

N,N-ジアリルメラミン

そんな副作用があるDAMN-Oは棚上げされるも、つくっていた類縁体のうちに、ミノキシジルがありました。分子量は209と、小分子医薬にふさわしい値です。

試したらミノキシジルの降圧能は目覚ましく、DAMN-Oと似た副作用はあるものの、研究者と医師がさらに治験を重ねます。1971年にはFDA(食品医薬品局)がミノキシジルを、重症の高血圧患者に2週間だけ投与——を条件に認可しました。2週間も飲めば血圧は下がる半面、2週間を超えて飲み続けたら水分の排泄量が激減するなど、やっかいな副作用が出るからです(1)。

コロラド大学のチャールズ・チッジーを主任としてミノキシジルの降圧能を精査中だった1971年、研修医1年生のポール・グラントが診た四十代の女性患者に、おかしな副作用が現れます。脳卒中を2度も起こした患者だから、副作用が多少あろうと、降圧に効くどんな手段でも使いたい。けれどその副作用は、当人にも医師にもまったく想定外のものでした。顔じゅうの毛が増え、頭髪も脚の毛も濃くなったのです(2)。

一件を耳にしたコロラド大学の皮膚科主任ギュンター・カーンが、ハッとひらめき

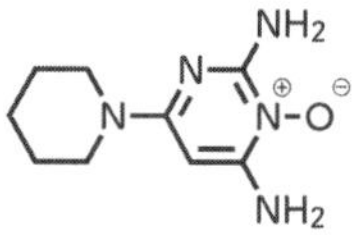

ミノキシジル

ます。頭に塗ったらどうだろう？　当時37歳のカーンは、4歳だった1938年にナチスを逃れ、ネブラスカ州オマハ市に渡ったユダヤ系ドイツ人一家の生まれです(2)。

育毛なら、頭だけに効く塗り薬がいい。飲み薬だと、グラントが診た女性患者のように、全身の毛が濃くなってしまう。カーンはチッジーの研究室からミノキシジルの粉末をこっそり手に入れ、エタノールとプロピレングリコールの混合溶媒に濃度1％で溶かしました。ひと昔前の医者と同様、それを手近な人間4名に試します。「モルモット」は自分とグラント、学科の秘書、姓名不詳の研修医でした(2)。

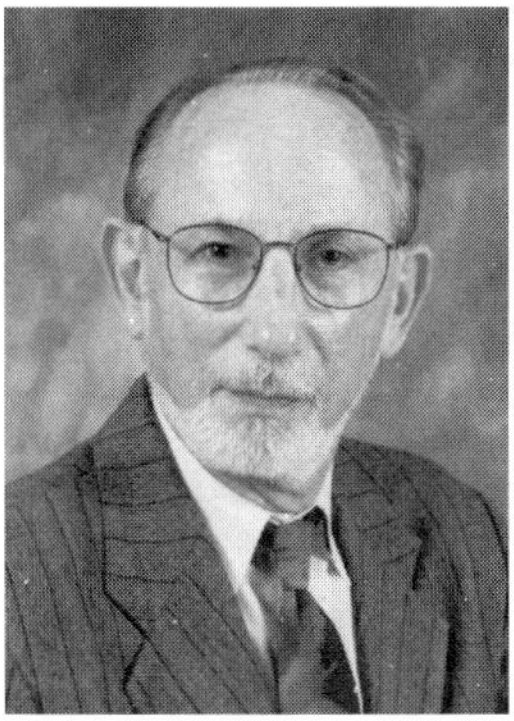
ギュンター・カーン

カーンは、なぜか興味をなくしていくように見えました。一方、グラントはベトナム戦争の陸軍予備隊に召集され、近場のカーソン基地で2週間の軍務にあたっていました。ある朝、兵舎のなかで右腕の絆創膏をはがしてみたら、期待どおりに、黒ぐろと毛が生えている。秘書と研修医も同様の結果でした。さて、初めのころカーンが興味をなくした原因は？　彼の死後お嬢さんがいうには、カーン自身はミノキシジルにアレルギー反応が出たため、薄毛が進行中でも塗らなかったとのこと(3)。

軍務がすんでコロラド大学に戻ったグラントは、右腕の奇跡をカーンに伝えます。ミノキシジルは産毛ばかりか硬毛も増やしました。硬毛とは、顔や頭、腋《わき》の下、陰部に生える黒くて硬い毛のことです[4]。その発見を2人がミノキシジルの供給元アップジョン社に伝えた1971年、同社はすかさずミノキシジルを育毛剤としても特許申請します。ただし同社はもう1枚、たいそう腹黒い文書もつくりました。グラントとカーンが違法な人体実験をしましたぞ…とFDAにチクる文書です[2]。

アップジョン社は数年来、ミノキシジルの育毛作用をつかんでいたフシがあります。真相は闇のなかですが、まじめな企業だという世評を重んじ、毛生え薬などを表看板にしたくなかったのかもしれません[1]。そういうものに手をだせば、昔のインチキ薬売りかよといわれそう…。けれど、1980年の『ニューイングランド医学雑誌』に出た事例報告「ミノキシジルを投与した高血圧患者の増毛」が、ミノキシジルの育毛能をたちまち医療業界に知らしめました。アップジョン社が本拠を置くミシガン州カラマズー市にも、ワラにもすがる思いで治験を受けたい市民が星の数ほどいたでしょう。

やがて、飲む降圧薬ミノキシジル(商品名ロニテン)を1979年にだして儲けた同社も考え直し、育毛用塗り薬の開発を開始しました。当時は、FDA認可外の用途だし副作用もあるというのに、飲み薬ロニテンを育毛に処方する医師も増えていました。

そうこうするうち、あちこちの医療施設や大学で、ミノキシジルの効能を調べる試験が進みます。初期の動物実験には、加齢で体毛が減り、無毛にもなるベニガオザルを使いました。結果は上々、次は人間を使う治験です。かつてカーンとグラントがやったことを、今度は合法的にやるわけです。1983年、カーン・グラントと同様、砕いた錠剤を溶かして軟膏や乳液にしたものを円形脱毛症の人に塗ったところ、30人のうち16人で好成績が得られ、ほか6人の結果も悪くないものでした[5]。ミノキシジルは効果が出るまで6週間かかりますが、薬が使えるようになるまで費やした期間を考えると6週間など長くもありません。

治験は0・01%溶液から始め、最後は2%まで上げました[1]。明確な効果は1〜2%で見えたため、12年前にカーンがつくった1%溶液は、たまたまぴったりだったわけですね。1%よりずっと薄い溶液だったなら、効果を見逃していたかもしれません。

1988年にFDAは、アップジョン社のミノキシジル(商品名 ロゲイン Rogaine)を、育毛用の処方薬として認可します。同社は「リゲイン」の名で申請したところ、万人に効くわけでもない薬に一般動詞の regain(回復する)はよろしくない、とFDAが却下[6]。96年には市販薬となり、さまざまな後発薬も認可され、利用者の出費が月々わずか30ドルまで下がりました[7]。

いまFDAが認可している用途は、男性型脱毛症(生え際が後退していくタイプ)と、女性の薄毛だけ。それ以外の症状に使うのは適応外です[8]。脱毛症にはあと3種、頭髪のほか眉毛やまつげも減る全身脱毛症と、頭部の円形脱毛症、頭髪だけがそっくり消える全頭脱毛症があって、ミノキシジルはその3種にも、適応外(終章参照)を承知のうえで処方されます。塗り薬の性状は、乳液か泡状のどちらか。当面、脱毛の処置に飲み薬としてのミノキシジルは認可されていません[8]。

アップジョン社は当初、ミノキシジル2%配合の乳液を売り、1993年には5%の泡状製品もだしました。泡状なら頭皮への刺激も弱いため、FDAも5%への配合率アップを承認します[9]。泡状のほうが使い勝手もいいのです。

男性型脱毛症につき、塗り薬の効き目を数字で見ておきましょう。2%配合の製品では頭皮1平方センチあたり髪が8本増え、5%配合だと15本に増加。女性の薄毛対応に塗った2%配合品は、同じ1平方センチあたり髪の増加が12本以上(9)。プラセボ（偽薬）は「効果なし」だったため、たとえ1本でも増やしたい人には福音なのですね。

怒りのカーン

グラントともどもアップジョン社からのけ者にされ、非難もされたカーンは1974年、コロラド大学を辞めてフロリダ州マイアミビーチ市に移り、皮膚科のクリニックを構えます(3)。世界のどこからでもマイアミビーチへの移住は「昇り」だから、2014年の死去まで彼も同地で過ごしました。移住そのものはハッピーだったのでしょう。

けれど移住後、グラントと連名でアップジョン社を相手どり、もう1971年に始めていた法廷闘争を本格化します。15年後の86年に結審し、カーンはアップジョン社のミノキシジル特許に名を連ね、カーンもグラントも、ロゲインの販売益から発明使用料を得ることになりました。年間売り上げが300億円に迫るため、2~5%と噂される使用料も莫大です。ただしカーンには、業績を正当に評価されたことのほうが重かったはず。彼は89年、知的財産所有者財団から栄誉発明者の表彰を受けました。さほど大きな賞でもないけれど、自身がまさに望んでいた受賞でしょう[3]。

ミノキシジルの働き

毛根《もうこん》を包む毛包《もうほう》に侵入したミノキシジル分子は、スルホトランスフェラーゼ（硫酸転移酵素）の働きで、活性な硫酸ミノキシジルに変わります〔毛は、目に見える毛幹と、見えない毛根からなる〕。以後はまだ想像の域を出ないものの、硫酸ミノキシジルが塗布部位の平滑筋にあるK^+（カリウム）チャネルを開き、細動脈を拡張させるというのが共通見解です[9]。なお、アスピリン（3章）はスルホトランスフェラーゼに作用し、その結果として硫酸ミノキシジルの生成量を減らします[9]。だからミノキシジル使用中にアスピリンを飲む際は、タイミングをよく考えましょう。

頭髪や全身の毛を増やす薬には、ミノキシジルのほか、低血糖症の治療薬ジアゾキシドもあります。どちらも血管拡張作用を示すため、ミノキシジルの働きにも血管拡張がからむと思う人が多いようです[5]。血管が拡がって毛の実質的な「成長期」が長くなる――と考えればいいでしょう。

毛は誕生から抜け落ちるまで、3段階をたどります。第1段階は、毛幹が伸びる数年間の「成長期」。続く「退行期」は、伸びは止まりながらも、臨終へ向かう変化は進む。退行期に続く「休止期」の毛はいっさいの変化をやめ、やがて根元に次の毛が生まれるから、それに押されて抜け落ちるのですね。

ラット実験の結果、ミノキシジルは休止期を短縮し、ふつうなら休止期のとき、成長期に似た伸長が進むようでした。別のラット実験の結果は、ミノキシジルが成長期を長くする結果、毛が長くなると解釈されています(9)。

女性用が男性用より高いワケ

脱毛症もいろいろですが、脱毛のありさまは男性と女性でくっきりちがいます。男性では通常、毛の抜けた場所の面積が少しずつ増します。額の生え際が後退を始め、おなじみのM字形になったあと、やがて禿げ上がる。かたや女性の場合は髪が全体的に薄くなり、進行すると地肌が透《す》けて見えるようになります。更年期以降にそうなりやすいようです(10)。

脱毛パターンと同様、男性と女性ではミノキシジル製品に払うお金もちがいます。2016年の調査だと、市販の泡状製品(5%配合)は、同じサイズでも女性用は男性用より4割がた高い。なぜなのか? アップジョン社が女性用の製品をまだ特許で守り、後発薬の市販を許さないからです(11)。特許切れの乳液製品も同様で、配合率2%の女性用乳液は、5%配合の同サイズ男性用乳液と同じ値段で売られます(12)。

頭髪のほか眉毛やあご髭《ひげ》、胸毛も増やすミノキシジルは、美意識の幅を広げました。タイのメー

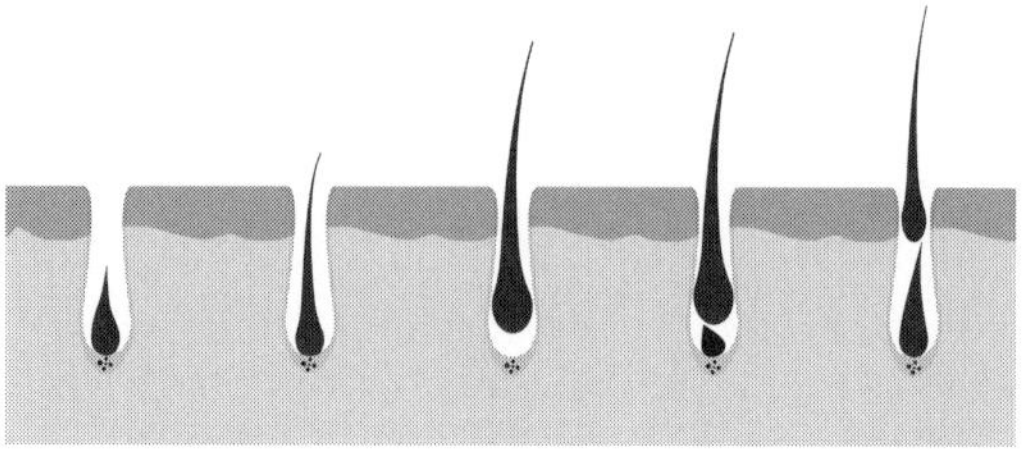

毛の誕生から抜け落ちまで

ファールアン大学医療センターが２０１４年、３％配合品が胸毛にどれほど効くかを治験で調べています[13]。流体抵抗が増すとタイムが落ちるオリンピック水泳選手は被験者にならなかったでしょうが、年じゅう切れ込みの深いセーター姿を誇示したい男性なら、ミノキシジルはオススメです。使ってみようかなと思う読者に、ひとつご注意を。続けるのが肝心ですぞ。毛が増え初めても使用をサボっていると、３〜４か月で元の木阿弥《もくあみ》になりますので[9]。

塗り薬ミノキシジルは、がんの化学療法でよくある脱毛の回復も早めます。４か月の化学療法（４〜５クール）を終えた患者の治験で、ミノキシジルを使う人は、使わない人より50日も早く髪が戻ったそうです。ただし、化学療法中の乳がん患者には効かなかったとか。そのため乳がんの患者には、化学療法を受けている最中に飲み薬のミノキシジルを服用しなさい、と勧める医師がいます[9]。

飲み薬のミノキシジルは、重い高血圧の人が短期間だけ服用するものです。ダラダラ飲み続けると地雷を踏んで、副作用が出てしまう。まずはナトリウムと水の排泄が減って体重が増え、度を超せば鬱血《うっけつ》性心不全の恐れもあります。心臓の周囲に水がたまると不整脈につながるし、心拍数が変わり、血圧が下がって心拍出量が弱まれば、心臓の酸素要求量が増えて虚血性心疾患になりかねません。女性の場合は、月経周期が21日くらいまで短くなる頻発月経も心配です[9]。

飲み薬と塗り薬の効能は、毛を増やす以外に共通項はありません。ミノキシジルを皮膚に塗っても、飲み薬のような血圧低下は起こらない。その代わり、飲み薬に特有な悪い副作用も起こらないのです。

ミノキシジルはネコに危険だから、飼い主さんは注意しましょう。2004年の研究で、塗り薬のミノキシジルはネコに毒性が高いとわかりました。最初は軽い変化しかなく、ミノキシジルを皮膚に塗ったネコ2匹が元気をなくし、1日半ほどのうちに呼吸が少し乱れただけ。けれど以後の観察で、肺の中と胸膜《きょうまく》に水がたまるとわかり、ほどなく2匹とも死にました(14)。くれぐれもネコに塗ったりなさらぬよう。

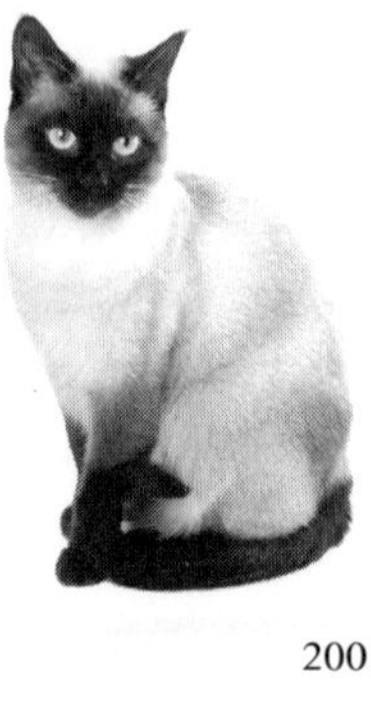

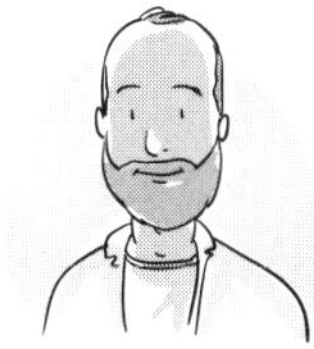

Chap 14

フィナステリド

——飲んでフサフサ

フィナステリド（商品名 プロペシア）は、前章のミノキシジルと張り合う育毛薬です。こちらは飲む錠剤ですけれど、やはり特有な副作用もあります。出自はミノキシジルとはまったくちがい、ある女性研究者が、ある島に住む両性具《ぐ》有《ゆう》（雌雄同体）の子どもを調べていたとき、増毛につながる現象をたまたま見つけました。

意外な所見

育毛薬フィナステリドに至る旅の原点はカリブ海。ニューヨーク市コーネル大学医科大学院の女性研究者ジュリアン・インペラート＝マギンリー博士が、女性として育てられた両性具有の子たちを調べていました。思春期に近づくと男性器が発達して声変わりし、腕や胸の筋肉も男の子らしくなっていく[1]。カリブ海地域でそんな子をよぶ「ギュエベドセ」は、「12歳〔ドセ〕から男性器〔ギュエベ〕」を意味します[2]。

インペラート＝マギンリーは１９７４年、調査の成果を出生異常の研究会で発表しました。加齢や脱毛の研究会ではありません。調査の結果をもとに、12歳未満の子が「男性的な特徴を示さない」理由をこう考察――遺伝子変異のせいで、テストステロン〔男性ホルモン。「テスト」は testis ＝ 精巣から〕を活性なジヒドロテストステロン（ＤＨＴ）に変える５-アルファ還元酵素が少ないのです…〔５-アルファ還元酵素は、テストステロンのステロイド骨格に2個の水素原子Hをつけ、二重結合を単結合に変える〕。このとき、発表中になにげなく、「ギュエベドセの前立腺は小さいままでした」とコメントします。

そのコメントを含む発表要旨が翌年、メルク社の役員に回覧されました。基礎研究部のロイ・バジェロス部長が、小さいままの前立腺と「５-アルファ還元酵素」欠乏の関係に注目します。彼はすぐさま主任研究者グレン・アースと相談し、「５-アルファ還元酵素」の活性を減らす分子を見つける仕事にかかりました。良性の前立腺肥大を抱える男性の治療に役立つと思ったのです。そのころ前立腺肥大の患者は１５００万人に迫り、いい薬ができれば、年に数百億円レベルの商売になるとされていました[1]。前立腺肥大は加齢で起きやすく、老人を悩ませる排尿困難とか、まれに尿道感染も起こす疾患です[3]。

やがてバジェロスとアースは、「５-アルファ還元酵素」に作用する分子量３７３のフィナステリドを見つけ、１９９２年に「プロスカー」の名で商品化します。日に５ミリグラムのフィナステリドを

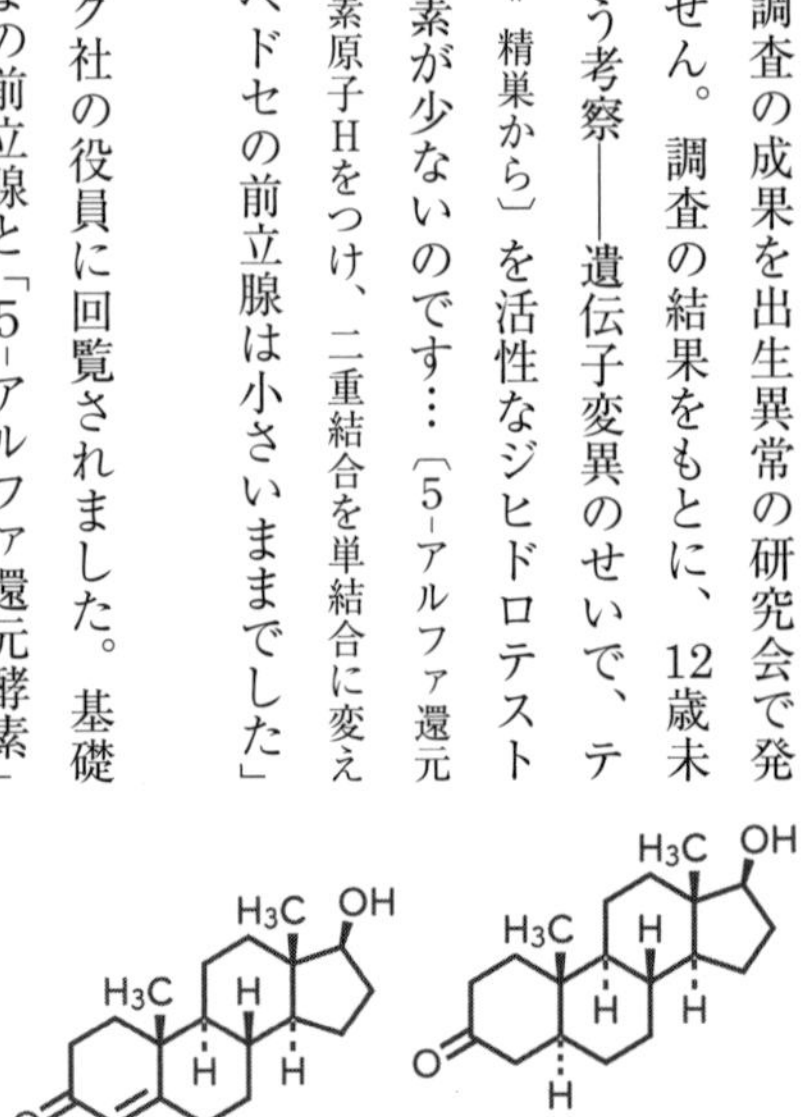

テストステロン（左）とDHT（右）

飲むと、前立腺が平均25％も縮みました[4]。ただし服用をやめたら、3か月以内に前立腺が元のサイズに戻るため、飲み続けるのが肝心です[5]。とにかくすごい薬でした。なにしろフィナステリド以前は、前立腺の切除が唯一の手段だったので（いずれ老いる男として私は、体を切り刻まれたくはないので、前立腺肥大の気配が見えたら絶対にフィナステリド錠を飲むんだと決意中）。

やがて、フィナステリドの用途2号が見つかります。育毛でした。過剰量のジヒドロテストステロンDHTはアンドロゲン受容体に結合し、そのとき毛包が縮みます。すると新しい毛の誕生も成長も妨げられ、髪が薄くなったり抜けたりするのです。フィナステリドが「5-アルファ還元酵素」の働きを弱めるなら、DHTの量が減る結果、頭部の大惨事も減るのでは？[6]。2000人近い男性が日々1ミリグラムのフィナステリドを飲む第3相の臨床試験（序章参照）で、増毛と脱毛抑制が認められ、髪は2年ほど増え続けました[7]。

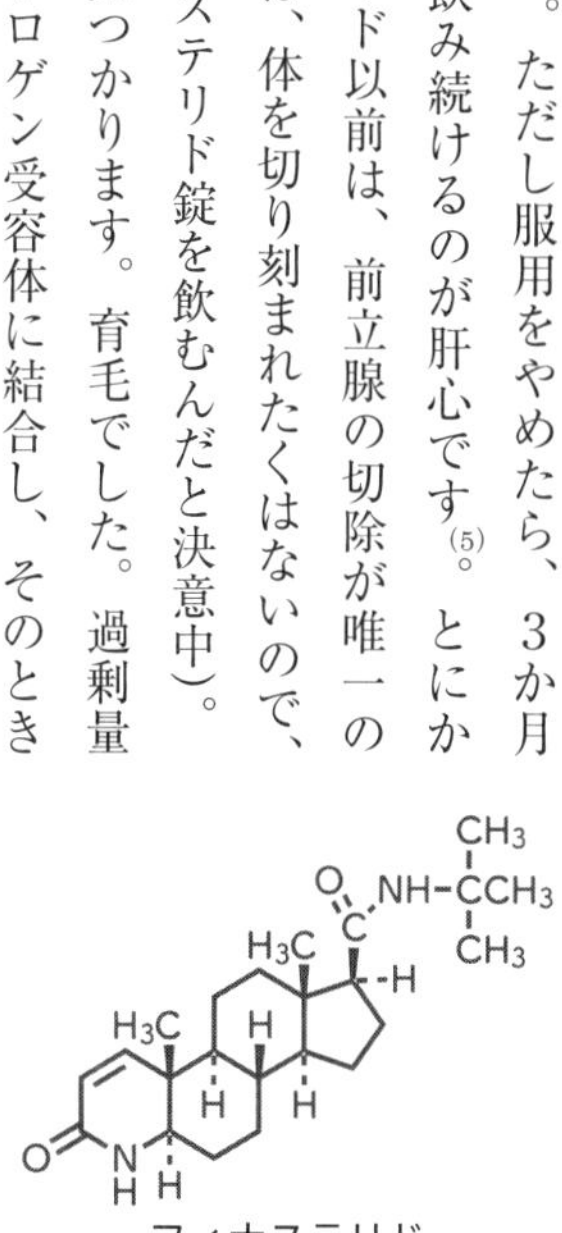

フィナステリド

メルク社はプロスカーに続く第2のお宝を、苦もなく手に入れたわけ。実体はプロスカーと同じでもプロペシアと名づけ直した製品は、フィナステリド1ミリグラム配合の錠剤です。FDAは1997年、プロペシアを男性型脱毛症の飲み薬に認可しました。

フィナステリドの薬効を疑う余地はありません。2020年のアメリカでフィナステリドは、前立腺肥大用のおびただしい処方に加え、育毛用にも240万件が処方されています[8]。ドナルド・トランプ前大統領が受けた定期健診のうち直近2回分の記録から、かつてプロペシアを服用していたことがわかっているそうです[9]。

飲み薬フィナステリドは、塗り薬ミノキシジルよりもいい…という声もありますが、はたしてどうでしょうか。なるほど、ミノキシジルは局部にくり返し塗る必要があるのに、フィナステリドなら錠剤を飲み続けるだけでいい。飲めば毛が生え、抜け毛が増えたりもしない。1年間の服用を続けた集団では、8割に効果があったといわれます[10]。

ただし、そう単純な話でもありません。フィナステリドの服用をやめたら1年以内に、育毛から脱毛へと逆行するのです。またフィナステリドには性がらみの副作用が多く、乳房の肥大や射精量の減少、男性器の縮小が起こりやすいとされています[11]。性欲減退や勃起不全になるという所見もあるようです[5]。

塗るフィナステリド？

前章のミノキシジルは、乳液か泡状の塗り薬でした。フィナステリドもいつの日か塗り薬になるのでしょうか？　たぶんなりません。フィナステリドは妊婦にとって「絶対禁忌」だからです[12]。割れたり砕けたりした錠剤に妊婦がうっかり触ると、その指をなめたとき体に入る恐れがあります。体に入れば、男の胎児に出生異常を起こしかねないのです[13]。

いま認可されているのは、前立腺肥大にも育毛にも、フィナステリドの錠剤だけです。錠剤のかけらさえ胎児に悪影響する以上、妊婦の体に入る確率がずっと高い塗り薬はありえません。とはいえ、塗り薬フィナステリドの育毛効果をきちんとつかむ研究だけは続いています。

ちなみに増毛の手段は、ミノキシジルの塗布やフィナステリドの服用だけではありません。ご存じのように、外科の植毛手術もありますね。ただし植毛には途方もない費用がかかる。前章のミノキシジルなら月々せいぜい30ドルだし、フィナステリドにも安い後発薬があります。フィナステリドやミノキシジルがあまり効かない大富豪なら、植毛がぴったりの選択肢でしょう。

「塗るフィナステリド」ができたとしたら、毛包の部位だけでジヒドロテストステロンDHTを減らせる点が売りでしょう。飲み薬だと血清中のテストステロンにも働いて副作用をもたらすけれど、塗り薬ならその心配はありません。塗るフィナステリドの試験には当初、濃度わずか0・005％の少量(1ミリリットル)が使われました。半年後、男性にも女性にも育毛効果が現れ、血しょう中のテストステロン濃度もDHT濃度もほぼ変わっていませんでした。だから飲むフィナステリドのような副作用は心配なさそうです[11]。

ただし後日の試験で濃度を50倍の0・25％に上げたところ、体内のDHT量が大きく変わりました。そのため、もしも塗り薬のフィナステリドを世にだすなら、製品の濃度に注意するのが肝心でしょう[11]。いまわざわざ「もしも」と断ったわけは？　塗り薬として売ったら、妊婦の体に入って胎児に悪影響するリスクが、猛烈な勢いで上がるからです。だから、飲み薬のような副作用はありえないとしても、「塗るフィナステリド」が調剤薬局の棚に並ぶ日が来るとは思えないのです。

フィナステリドとオリンピック

アメリカの国立がん研究所が、良性の前立腺肥大を抱える55歳以上の男性1万9000人を対象に、1日5ミリグラムのフィナステリドを7年間服用させた結果は画期的でした。前立腺がんの発症率が25％も下がったのです。ただし、発がんずみの集団だけ見ると、危険レベルまで進行したがんの比率が異常に高くなりました。これには特殊な事情がありました。前立腺の肥大がなくなるとがんは生検（生体組織診断）で見つけやすいし、スクリーニング試験におけるフィナステリド分子との働き合いが、がんの検出感度を上げたからです[(4)]。

前章と本章の話から、ミノキシジルもフィナステリドも、同じ目標をクリアするのがおわかりですね。数十年前には夢や冗談だった目標です。とはいえ、育毛や増毛の仕組みが両者でちがうため、体への作用にも副作用にも大差がありました。

フィナステリドの場合は、深刻な話ばかりではありません。スポーツの世界でも話題になる物質だからです。なぜでしょう？　世界ドーピング防止機構は、フィナステリドをオリンピックの禁止薬物リストに載せています。フィナステリドが、ナンドロロンというステロイドのマスキング（隠ぺい）剤になるからです。2006年のプレ五輪で定例の薬物検査が行われた際、北米のプロアイスホッケーチーム「モントリオール・カナディアンズ」のゴールテンダー（キーパー）、ホセ・テオドールのフィナステリド陽性が判明します。キーパーとしては珍しく、02年に国内リーグのMVPにあたるハート記念賞に輝いた彼は、髪がまだフサフサなのに、主治医の助言で8年前からフィナステリドを服用してきたとのこと。ステロイドで筋肉を増やすのは、アクロバティックなプレーで売るキーパーにはむしろマイナスに思えるため、テオドールは、「もっとフサフサ」にしたかっただけなのでしょう(14)。

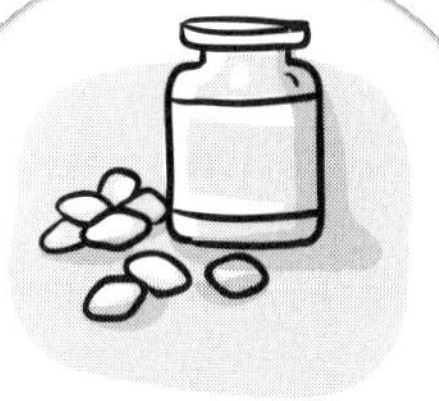

Chap 15

バイアグラ

——うれしい誤算

世紀ばかりか千年紀も暮れようとする1998年の3月、〔モニカ・ルインスキーとの不倫スキャンダルでクリントン大統領が受けていた〕弾劾《だんがい》裁判も、株の爆上げ〔95~99年のダウ平均2.2倍増〕もかすませた話題は何でしょう? バイアグラ(一般名 シルデナフィル)の小さな青い錠剤が、男性を奮い立たせるようになったのです。勃起《ぼっき》不全を「治療」はせず改善するだけの薬でも売れに売れ、製造元のファイザー社は大儲け。当初の狙いが外れて諦めかけていたところ、瓢箪《ひょうたん》から駒が出たような話でした。

有効成分シルデナフィルの正式名は「クエン酸シルデナフィル」ですが、以下ではたいていの場面で、ただ「シルデナフィル」と書くことにします。

悪戦苦闘の人類史

人類は数千年来、性的不能(インポテンツ)に悩んできました。旧約聖書のアブラハム物語〔妻サラとのあいだに何十年も子ができず、100歳で男子イサクを授かる話。創世記16〜21章）が不能を匂わせますが、じつは古代エジプトの墓にも、被葬者は不能だったと書いてあるのです（男性の読者は、ご自身の墓誌《ぼし》にそう刻まれ、人の目に未来永劫《えいごう》さらされる事態をご想像ください。化けて出たくもなりますよね）[1]。15〜16世紀のフランスだと、寝室でちゃんとできない男性は、法廷に引きだされる覚悟がいりました。なにしろ奥方にとっては、それが自分から離婚を切り出せるほぼ唯一の正当な理由でしたから[2]。

ご想像のとおり古今東西、不能の改善法や媚薬《びやく》が工夫されてきました。古代ギリシャとローマの男は、雄鶏《おんどり》やヤギの性器をお守りにしています。繁殖力の旺盛なウサギなどの肉を好んで食べ、タカやワシの精液を飲んだりしました。そんな療法(?)は延々１０００年以上も続き、13世紀にはドイツの名高い神学者アルベルトゥス・マグヌスが、オオカミのペニスを焼いて食えば不能も治る…などと説いています[1]。

涙ぐましい努力をいくらしようとも、問題は消えません。１７９３年に妃のマリー・アントワネットともども断頭台の露と消えるルイ16世はもう15歳で不能を経験したそうですが、そんな人は星の数ほどいました。薬学が進歩し栄養面がよくなっても、男は人生のいつかその問題と向き合うのです。２００４年の「マサチューセッツ男性加齢研究」によれば、40〜70歳の男は52%が不能を経験ずみとのこと。問題は年齢だけではありま

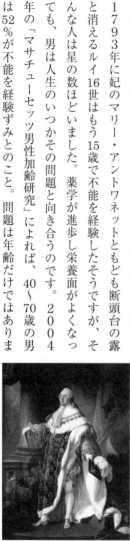

ルイ16世

せん。若くても心血管系が弱まると、血流の勢いが落ちて不能になりやすいのです(1)。

医学・薬学の歩みにつれ、「戦法」も変わり続けました。1668年にはオランダの医師ライネル・デ・グラーフが、勃起を起こす手段を発見、と発表します。死んで間もない男性のペニスに食塩水を注射すると勃起のような現象が起こるのを見て、血管の役割が大きいことを実証したのです(3)。同じ17世紀にはアメリカの神経科医ウィリアム・ハモンドが、電気の利用を思いつきます。自分の脊椎《せきつい》と睾丸《こうがん》とペニスに電極をつけ電流を流してみたら、「むずむず感」がしたのだとか(1)。1863年には別の人が、イヌのペニスに電流を流して勃起させるのに成功しました(3)。

1860年代にはフランスの医師シャルル・ブラウン゠セカールが、加齢と勃起力の関係を考察します。老人の血管に注射した精液は精力を高める…が結論でした。ホルモン注射で体内のテストステロンが増える、ともいっています。彼は72歳になった89年、イヌやモルモットの睾丸から抽出した液を、自分に10回も注射しました(1)。その結果、大小便とも勢いが増したそうですが、ほどなく元どおりになったため、ただのプラセボ効果だったのかもしれません(3)。

1920年代には外科医も参入しました。ロシアに生まれたフランスの医師セルジュ・ボロノフは、ブラウン゠セカールの仕事を一歩だけ前に進め、テストステロンが増えるのではと、患者の精巣にサルの睾丸を接合します(1)。短期的には成功だったらしく、接合のあと1〜2年はテストステロンが増えたものの、やがて接合部が線維化し、機能不全になりました(3)。

真空を使う手法も登場します。記録はもう1694年にありますが、実際の器具は19世紀の初めにフランスの医師ヴァンサン・マリー＝モンダが発表しました。なお、別人がこれを特許化したのはほぼ100年後の1913年です(1)。ペニスを2〜3分ほど吸引して血流を増し、勃起させる器具でした(真空療法)。勃起を持続させるためにはペニスの根元にリングをはめ、血液の逆流を防ぐ。ただしその際、ペニスが青っぽくなるのが難だったとか(3)。

そんな副作用があり、アメリカでは医師の処方を要したのに、真空器具は普及し続けます。人気の器具のひとつが、ペンテコステ派の牧師ゲディングズ・オズボン〔1901〜86〕の発明した「オズボン・エレクエイド」です(4)。彼はその器具を「回春器」と呼び、加齢が不能の一因だと表現しました(5)。

インプラント手術も工夫のひとつです。1936年にロシアの外科医ニコライ・ボゴラスが、肋軟骨《ろくなんこつ》製のインプラントで患者に勃起を恵みます。けれど2〜3か月もするとインプラントは体組織に吸収され、役立たずになりました。

インプラントも改良が進みます。硬質ポリエチレン棒の埋め込みは、手術自体は容易でも、勃起したままになるのが泣きどころ。やがて、体に吸収されない柔軟なシリコーンゴムが登場します。超小型の液だめとポンプも陰嚢に埋め込み、ポンプの勢いで液体をペニス内のシリコーン部に送り、タイミングよく勃起させる。ただしインプラントは体を傷つけ、細菌感染でもしたら、シリコーンやポンプを手術で除く必要がありました(3)。それならばと、シリコーン棒2本と銀線を埋め込み、ペニスを自在に動かしたり曲げたりできる工夫もされています(1)。

手術が嫌いな人には、ペニスの海綿体に何かを注射して勃起させることもできます(注入療法)。アルプロスタジルという薬を注入すれば平滑筋が弛緩《しかん》して、数分内に勃起が起こります。性交の前に自分でおっかなびっくり注射するわけですが、80％近くの人でうまくいったため、そこそこ普及したようです[3]。

海綿体注入療法には、愉快な逸話が残ります。１９８３年のラスベガスで開かれた尿力学協会の研究会でジャイルズ・ブリンドリー卿がやった講演です。彼は短パン姿で演台に立ち、自分のペニスに血管拡張剤フェントラミンやパパベリンを打った経験を、スライドで写真を見せながら、80人ほどの参会者に熱っぽく語ります。終わり近くに、さっきホテルの部屋でパパベリンを打ちました…その証拠ですよ…と短パンを下げ、局部を見せました。まだ足りないと思ったのか短パンを脱ぎ捨ててフロアに降り、会場を歩き回ります。参加者の歓声と叫びでハッと正気に戻り、もじもじなさったそうですが[6]。

その15年後、勃起不全の問題に大変革がもたらされます。

成功の母

シルデナフィルは、イングランド南東部のケント州にある町サンドウィッチ〔食べるサンドイッチ発祥の地〕で、ファイザー社のピーター・ダンとアルバート・ウッドが合成し、当初は味気ない記号のＵＫ-９２４８０でよばれました（分子量４７５）。ホスホジエステラーゼ５（ＰＤＥ５）という

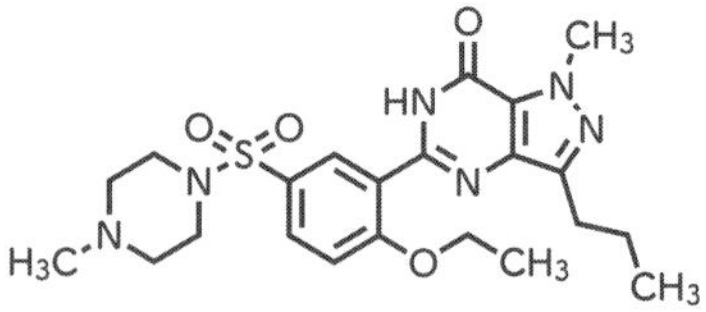

シルデナフィル

酵素の働きを抑えて血管を拡げ、高血圧と狭心症（アンギナ）に効きそうな分子でした。狭心症は、心臓へ向かう血流が弱まり、胸痛を起こす疾患です[7]。UK-92480のUKは連合王国（イギリス）を意味し、続く数字は実験ノートのページか、研究所で生まれた分子の背番号でしょう。

狭心症や高血圧にUK-92480を試した結果は大失敗。動物実験の首尾はよかったのに、人間ではうまくいきません。1993年6月、同社の幹部はシルデナフィルの研究を金のドブ捨てとみて、3か月以内に結果が出なければお蔵入りにするつもりでした。

やがて、鉱山労働者を対象とした治験が突破口を開きます。問診の際、なんだか勃起しやすくなりましてねぇ…と告白する被験者がいました[8]。治験がすんだあと、余った薬を返そうとしない人も多い[9]。また、治験が始まったころ女性看護師が巡回に来ると、仰向けになろうとしない被験者が多かったとか。要するにシルデナフィルの血管拡張作用は期待どおりでも、効く部位は心臓まわりではなく、男性器まわりだったのです[10]。

UK-92480の意外な副作用に興奮したファイザー社の化学者デヴィッド・ブラウンは研究開発部門に走り、不能改善効果を調べる経費として、巨大企業には痛くもかゆくもない15万ポンド〔2400万円〕を要求。上司が首を縦に振るまで退室しない腹でした。要求は通り、ブリストル市で臨床試験が始まります[8]。「リジスキャン」という装置を使い、被験者にアダルトビデオを見せながら局部の変化をみる試験でした[9]。

治験の結果はすばらしく、シルデナフィルは勃起不全の願ってもない薬だと判明します。飲んで効くまでの30〜60分は十分に短く、行為のタイミングに合わせやすい。以前のポンプや注射なら必須だった性器への処置も必要なくて、誰にも知られずササッと飲める。体内で分解しやすく、効き目は4時間でほぼ消え、行為のあと何時間も勃起が続いたりしない。心拍と血圧をあまり変えないのもいい。勃起不全の人が心臓に疾患をもつ確率は高いので、そこも大事なポイントだったわけですね[11]。

飲むだけで勃起不全に対処できるのは画期的でした。パッケージに「治療剤」と書いてあっても「治し」はせず「改善する」だけですけれど、そんなシルデナフィルを、泌尿器科医ばかりか一般開業医も処方できるようになったのです。

薬効の仕組みも、ややこしくはありません。先ほど書いたとおりシルデナフィルは、酵素ホスホジエステラーゼ5（PDE5）の働きを抑えます。するとサイクリック（環状）グアノシン一リン酸（cGMP）という分子が非環状のGMPに変わらなくなり、cGMPが蓄積していく。そのcGMPに血管拡張作用があるから、海綿体への血流が増えて勃起するのです。

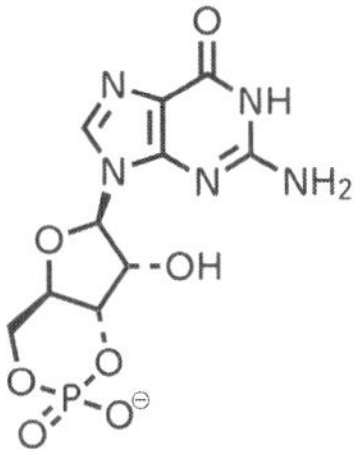
cGMP

cGMPなどという分子がなぜ顔を出すのでしょう？　性的な刺激を受けると、ペニスの組織内で専用の酵素が働き、アルギニンというアミノ酸から一酸化窒素NOができる（NOを、8章の亜酸化窒素N_2Oと混同されないよう）。そのNOが、「グアノシン三リン酸（GTP）→cGMP」の変化を促す。

つまり、勃起を引き起こすcGMPは、性的な刺激があるからこそ増えるため、性的な刺激と、（cGMPの消失を防ぐ）シルデナフィルとの共同作業が肝心だというわけですね[12]。

1996年にファイザー社は、シルデナフィルの米国特許を取得しました[13]。商品名バイアグラのバイ（vi）は、vitality（活力）やvirility（男らしさ、生殖能力）に通じます。後半のアグラ（agra）は、農業〔agri + culture 耕すこと〕にもからむラテン語 *ager*（畑）由来だとすれば、薬学の知恵で新しい分野を開拓したという自負を表すのでしょう[14]〔命名の由来にはほかにも諸説あり〕。FDA（食品医薬品局）の認可と商品化はまさに電光石火、特許の取得から2年足らずの98年3月27日でした〔日本での販売開始は1年後の99年3月23日。2023年現在、後発品を9社が販売中。なお2021年9月には、販売元がファイザーから系列のヴィアトリス製薬に移管〕。

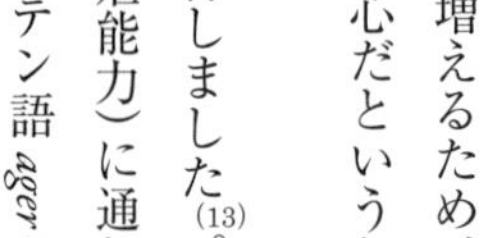

アルギニン

用語面のお手柄

棚ぼたの儲けを手にする前にファイザー社は、販売戦略の一環として、性的不能に向ける世間の目をみごとに一変させました。説明書や広告の中で不能を「勃起不全（erectile dysfunction）」とカタい学術用語で表現し、男性の「恥ずかしさ」を減らしたのです[8]〔同じ効能が日本語のほうにもあるかどうかは微妙〕。また折に触れ、40歳以上の過半数が勃起不全に悩むのです…と発信します。そんな情報に接した男たちは、自分も正常なんだ、恥ずかしがらなくていい、しかも治る――と安心したわけですね[14]。

最初のCMもタイミングが絶妙でした。処方薬の消費者向け宣伝を、FDAが規制緩和した直後だったのです（終章参照）。CMにまず起用した元大統領候補〔1996年〕のボブ・ドール上院議員が、ビル・クリントンとモニカ・ルインスキーの不倫騒ぎのさなか、勃起不全について国民に語りかけます。98年の前半、起用前のドールはCNNのラリー・キング・ライブ〔1985年6月から2010年12月まで続いたトーク番組〕で、前立腺がんとの戦いで不能になった経験を告白していました[14]。

アメリカは当初、テレビ放送倫理規制で、夜11時以前のCM放送を禁じていました。ファイザー社が起用後のドールは勇を奮って、前立腺がんと勃起不全に苦しんだ話をし、そのとき同社は、あえてシンプルな略号の「ED」を使わせます。ドール自身は勃起不全の解説をしたわけでも、バイアグラを勧めたわけでもなく、「EDの人は診てもらおうね」と語りかけただけ[8]。その素っ気ない「ED」が世に定着することとなります。

同社のCM作戦は以後も進化を続けました。2001年からはカーレースのスポンサーになり、NASCAR（全米自動車競走協会）スプリント杯で、殿堂入りのマーク・マーチンに5シーズンを走らせます。01年当時のマーチンは、バイアグラ利用にピッタリの42歳。NASCARの歴代スポンサー中で最悪の企業とみる人はいたものの、ボディに踊る製品

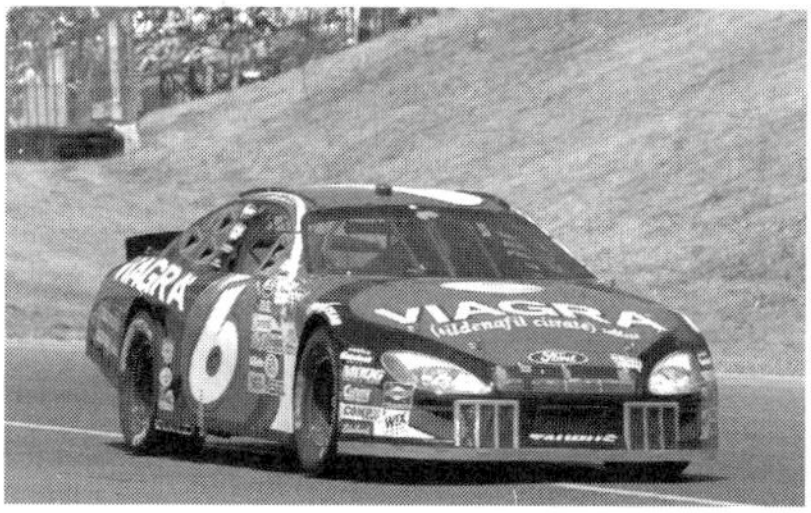

バイアグラの広告が入ったレーシングカー

名は宣伝に効き、男性の羞恥心《しゅうち》を消し去るものでもありました(15)。

ファイザー社は2002年に、テキサス・レンジャーズとボルチモア・オリオールズで活躍した大リーガーのラファエル・パルメイロを、3億円近い契約金で起用します。38歳のパルメイロは、かつてドールが使った型を破り、30秒のCMで視聴者にこう語りかけました。「僕は打撃練習をする。守備練習もする。バイアグラも使う」。なかなか大胆なCMだったといえましょう(16)。

宣伝の姿とともにほかの変化もあれこれ起こり、そのひとつが販売部門でのセクハラじみた社員教育でしょうか。社内では男性のほか女性社員も「勃起」などという言葉をしじゅう口にしなければいけないので(8)。同社はなんとバチカンにも社員を派遣し、バイアグラへの見解を訊きました(14)。バイアグラの登場で保険会社も、「顧客が60代の場合、バイアグラは保険の対象にすべきなのか?」と自問することになります(14)。

ひところは、トレンチコートを着て深々と帽子をかぶり、サングラスをかけてクリニックの予約時間に来た紳士が、世間体を気にして本名をいわない…なんて話が飛び交いました。やがて一部の医師は診察方法を変え、週末をバイアグラ専用にして、10分間に1名ずつ予約を受けつけます(8)。まぁ副産物もありました。バイアグラ用の問診で、勃起不全の背後にある体の不調や疾患も見つかったりしますので。

いまや抵抗なく受け入れる人が多いバイアグラも、問題視する人はまだいます。けれど安全性の研究も進みました。週に2度バイアグラを飲む男性1000人ほどを4年に及んで追跡した結果、悪い慢性症状は見つかっていない。集団の平均年齢は58歳。心臓に不調が生じやすい年齢層でも、シルデナフィルが特別なリスクを生んだ形跡はみられませんでした。調査の途上で18人が心臓発作に見舞われたものの、調べてみたらシルデナフィルのせいではないと判明。被験者にはシルデナフィルの25、50、100ミリグラム錠を提示し、90%近くが最高の100ミリグラムを選びました。結果は悪い噂を吹き飛ばし、シルデナフィルは適量なら常用しても安全だとわかっています[17]。

２００３年には、バイアグラの王座を襲う形で、新しい薬が２つ現れました。バイエル社のレビトラ（一般名 バルデナフィル）と、イーライリリー社のシアリス（一般名 タダラフィル）です[13]。シアリスは、バイアグラとはまったくちがう構造の分子でした。かたやレビトラはバイアグラと瓜二つで、窒素原子（Ｎ）１個の位置を変え、左下のメチル基をエチル基に変えただけ。バイアグラと同じくシアリスもレビトラも酵素ＰＤＥ５の働きを抑え、血管拡張分子ｃＧＭＰの濃度を高く保ちます。

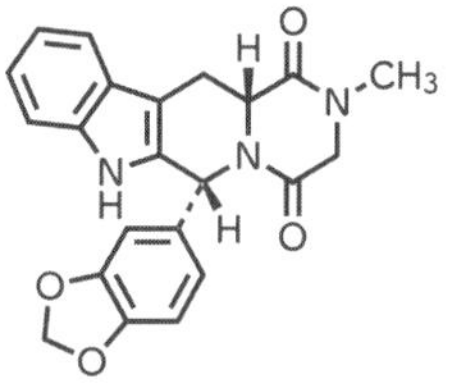

シアリス

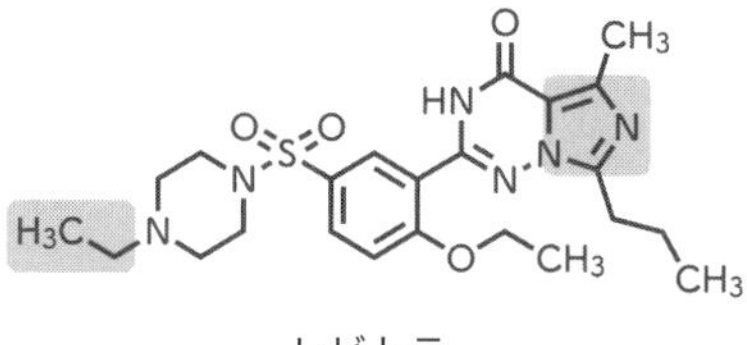

レビトラ

目でわかる副作用

勃起不全の改善薬には副作用がいくつかあって、その筆頭が持続勃起症（プリアピズム）でしょう。

勃起が4時間以上も続いてしまう。症名の由来は、巨根を屹立させた姿でフレスコ画に残る古代ローマの神、知名度はやや低いプリアプスです。笑いごとではありません。放置すると筋肉組織が壊れ、勃起不全になってしまいます。持続勃起症は、鎌状赤血球貧血の人で起こりやすい。いびつな形の赤血球が、ペニスから出る血流を止めるせいです。

使用歴の長い人は、視野に青みがかかります（青色視症）。シルデナフィルは、PDE5とは別の酵素ホスホジエステラーゼ6（PDE6）にも、弱いながら作用します。網膜にある桿体《かんたい》〔明暗を識別する構造体。色の識別に働くのが錐体《すいたい》〕の感度を左右するPDE6にシルデナフィルが作用して働きを抑えると、桿体の感度が高まる結果、視野に青っぽい色がつくのです[18]。

一度に大量を飲んではいけません。北京のある女性が夫婦喧嘩のすえ、衝動的に（記事中の表現）バイアグラを2000ミリグラム飲んだら網膜の外層が損傷し、視野のぼやけと色覚異常が起こったうえ、顔の皮膚が紅潮したとか。バイアグラ錠は最高が100ミリグラムだから、その20錠分もイッキ飲みする暴挙でした[19]。副作用には、ほかに光過敏症や赤緑色覚異常〔赤と緑が似かよって見える症状〕も知られます[20]。

偽造の錠剤、違法な用途

発売から10年内に、シルデナフィルを記載した処方箋は3000万枚を超えています。ただし処方篋なしで飲みたい人も多いため、石膏《せっこう》やレンガの粉、ときにはヒ素を混ぜた偽造品づくりが横行し、当局に摘発されてきました。バイアグラの違法使用も始まります。加齢や心血管系の不調による勃起不全ではなく、違法ドラッグやアルコールで勃起不全になった若者がバイアグラを飲むのです[21]。

勃起不全に縁がない20〜40歳の「若い」集団60人を対象に、シルデナフィルが性行為にどう影響するかをつかむ研究も行われました。ある集団は性交の少し前にシルデナフィル25ミリグラム錠を飲み、別の集団はプラセボ(偽薬)を飲む。結果はなかなか興味深いものでした。健康な男性だから勃起自体は同じでも、反応時間(果ててから次の勃起まで)に差が出ました。シルデナフィルを飲んだ集団の平均反応時間は、ふだんの14・9分から5.5分へと大幅に短縮。おもしろいことにプラセボ集団も、わずか1.5分ながら短縮し、何人かは「勃起しやすくなった」とのこと。反応時間の短縮はバイアグラの「売り」ではないものの、さしあたり改善法も治療法もない早漏の人には朗報かもしれません[22]。

バイアグラで稼いだファイザー社は2002年、収益額でアメリカ第5位の企業にのし上がりました。バイアグラが話題をさらった初期のころ、調剤薬局で買う青い錠剤1個は8〜10ドル[14]。それなりの価格でも、もうダメかと諦めていた人たちにはお買い得でした。寝室内のご夫人たちにも朗報だったでしょう。何年もご無沙汰なのはお前のせいだ…と理不尽にもご亭主に思われ続けてきた、その無念を晴らせる日が来たのですから[14]。

2020年、ファイザー社のシルデナフィル特許はアメリカ国内で完全に失効し、安価な後発(ジェネリック)薬が出回るようになりました[10]。いま「完全に」と書いたのは、後発薬づくりの得意なテバ社が、ファイザー社の了解をとったうえ、特許失効の3年前から後発薬を売っていたからです[23]。

やがてほかの中小企業が、クエン酸シルデナフィルをスプレーやチュアブル錠、舌下《ぜっか》で溶かすトローチなどに加工して売り始めます。エンドユーザー用のソフトをつくり、医師のオンライン診断・処方を助ける企業もできました。アメリカではそんな企業が、処方薬へのハードルを下げ、匿名化のムードも醸成したのです。

イギリスでクエン酸シルデナフィルは処方のいらない市販薬だから、誰でも簡単に入手できます。2008年にファイザー社は欧州医薬品庁にバイアグラの市販化を申請しながらも、医師の判断が必須かと考え直し、申請を取り下げました。けれどその一件が世論を動かした結果、翌09年にドラッグストアのチェーン店「ブーツ」が市販への道をつけ、10年にはチェーン店「テスコ」も続きます[24]。そんな動きのないアメリカでは、先発品も後発品もまだ処方薬のままですが〔日本も同様〕。

いままでは男性限定の話でした。さしあたり、バイアグラと似た形で女性に効く薬の探索は、ほとんど進んでいません。いちばん近い薬アディ〔一般名 フリバンセリン。スプラウト製薬〕は、骨盤部への血流を強め、セロトニンとドーパミンの濃度を上げて性欲低下を改善する薬です〔即効性なし。日本では未承認〕。アメリカでは2015年からアディが手に入るものの、血圧の急低下や眠気を誘い、失神するケースもあるため、広く普及するには至っていません[21]。

ほかの効能？

妙な用途にバイアグラを使った話もあります。コロンビアの国立職業訓練校SENAが2009年のイベントを開くにあたって用意したデザート用プリンに、パッションフルーツとチョコレート、ホイップクリームのほか、シルデナフィルも混ぜました。売るには同国の食品医薬品庁の認可を要するため販売はしなかったのですが、なかなか興味深い実験でした[25]。

アフガニスタンではアメリカのCIA（中央情報局）が、タリバン制圧のため、情報提供者との取引にバイアグラを使ったといわれます[13]。ある村へ行きたいのに、アメリカを信用しない60歳の首長が警戒心を解かないせいで行き着けないことがありました。CIAは、彼が支配する幹線道路を通りたいし、彼の知識もぜひほしい。勃起不全に悩みそうな年恰好だからと現地の諜報員が、ファイザー社のロゴを刻んだ青いバイアグラ錠剤4個を謹呈してみたら、さっそく翌日、CIAの望みもかなったとのこと[14]。

先ほど書いたとおり、1980年代末～90年代初頭にファイザー社の研究者ウッドとダンは、シルデナフィルを心疾患の薬にするつもりでした。同社はそちらの検討も再開し、臨床試験の結果をもとに2005年、肺動脈高血圧の治療薬としてFDAからシルデナフィルの認可を得ます。肺動脈高血圧は、肺の内部と周囲の血管が細くなり、酸素たっぷりの血液を肺に届けにくくなる病気です。認可後にシルデナフィルの商品名をレバチオとし、バイアグラより低用量の錠剤で発売されました[10]。

バイアグラは時差ボケの解消にも使えそうです。オスのハムスターを使う実験で昼夜の長さを変えたとき、シルデナフィルを飲んだ集団は、プラセボ集団より2倍ほど早く慣れました。慣れるまでの日数は、少量投与のときにプラセボ群が12日のところ、シルデナフィル群は8日。投与量を増すと、シルデナフィル群はさらに短縮して6日になったものの、副作用(?)もありました。あるいはご明察のとおり、ハムスターが勃起したのです。いずれメスに対しても実験し、同様な短縮効果があるとわかれば、同じ哺乳類の人間にも、時差ボケの薬になるのかもしれません(26)。

勃起不全、高血圧、時差ボケ…あわや廃棄かと見えた分子を研究者が調べ直し、次つぎに見つけた用途です。彼らの眼力と奮闘に心から拍手を送ります。

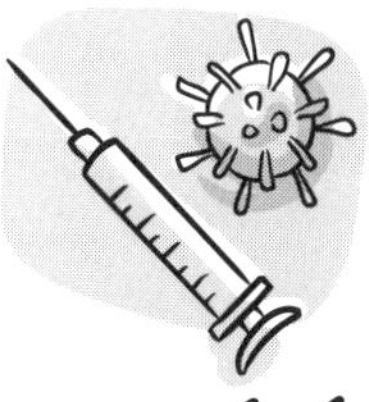

Chap 16

新型コロナワクチン

——究極のワザ

いままでの薬15個は、おおよそ年代順にご紹介しました。どんな薬だったのか振り返れば、流れのようなものが見えてきます。薬学の進歩につれて、地域・年齢・性別を問わない痛みや細菌感染と戦う薬がまず生まれ、やがて、命や健康に障らない個人的な悩み（脱毛や勃起不全）を解消する薬もできました。すると薬は、暮らしをどんどんよくしてくれたのでしょうか？

たとえば細菌が起こす病気に、もはや新しい抗生物質は不要？　いいえ、そんなことはありません。将来のいつか、想定外の病原菌がポッと現れ、新しい抗生物質を急いでつくらなきゃ…なんて事態は十分にありえます。ただし、そんな治療薬の開発に、営利目的の製薬会社が進んで腰を上げることはないでしょう。けれど政府が開発費をたっぷり恵むなら、製薬会社も乗ってくるはず。

つい最近、そんな事態が現実に起こりました。細菌ではなくウイルスが起こす新型コロナウイルス感染症のワクチンづくりです（以下、新型コロナウイルス感染症を「新型コロナ」

と略記。海外では、「２０１９年に発生したCoronaVirus Disease」の意味でＣＯＶＩＤ-19と書く。ワクチンvaccineは、ラテン語*Variolae vaccinae*（ウシの天然痘＝牛痘《ぎゅうとう》）の後半部（ウシ）を英語化したもの。１７９６年にイギリスの医学者エドワード・ジェンナーが、天然痘の少年に牛痘の膿（抗原）を注射した史実にちなむ。なおウイルスvirusは、「毒液、粘液」を表すラテン語に由来〕。

新型コロナワクチンの働き

本書を脱稿した２０２２年５月、新型コロナの主要ワクチンは４つあり、うち３つはアメリカで使われています。ファイザー社とビオンテック社〔以下「ファイザー社」〕のｍＲＮＡ〔メッセンジャー（伝令）ＲＮＡ。遺伝子の塩基配列を表す一本鎖リボ核酸〕ワクチンと、モデルナ社のｍＲＮＡワクチン、ジョンソン＆ジョンソン社のウイルスベクターワクチンです。４つ目もウイルスベクターワクチンで、イギリスのアストラゼネカ社が開発しました。

そのほかに、キューバ製のアブダラ、ロシア製のスプートニク（２種）、中国のシノファーム社とシノバック社が共同開発したワクチンもあります[1]。

ワクチンの作成法に差はあるものの、注目点はただひとつ、「スパイク」タンパク質をコードした〔タンパク質の設計図になる〕遺伝子です。スパイクとは、テレビがしじゅう映す顕微鏡写真で、ウイルスの本体にいくつも生えた突起部の

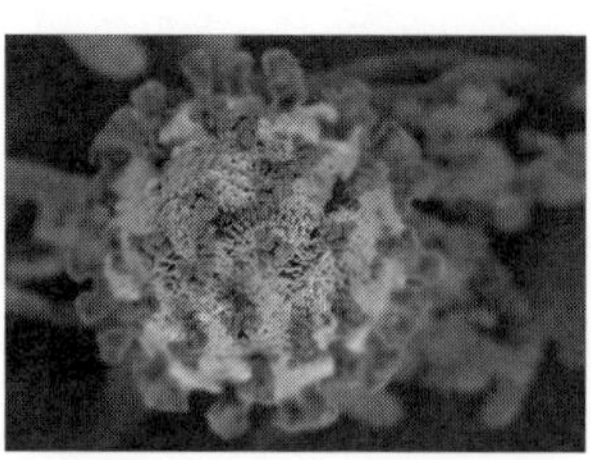

こと。ウイルス全体の姿が王冠に似ているため、ギリシャ語 *corona*（王冠。英語 **crown**）から「コロナウイルス」の名がつきました〔コロナウイルスには、ほかに風邪のウイルス4種と、後述のＳＡＲＳウイルス、ＭＥＲＳウイルスがある。なお変異株は、スパイクタンパク質の遺伝子が部分的に変異して生じる〕。

あのスパイクは、ウイルスが宿主〔人間など〕の細胞にとりついて、侵入の足がかりにする部分です。スパイク自体は無害でも、宿主《しゅくしゅ》の細胞が「異物侵入！」と中枢《ちゅうすう》神経に伝え、それが感染応答の引き金になります。1～15章の薬とはちがい、新型コロナのワクチンは、たまたま見つかったものではなく、科学知識をフル活用してつくったものです。

ファイザー社とモデルナ社のワクチンは、スパイクタンパク質をコードしたｍＲＮＡを、脂質の殻《シェル》に封じたもの。接種された人の体内では、ｍＲＮＡの情報をもとにスパイクタンパク質が合成されます。すると体は抗体をつくるため（免疫応答）、そのあと体に入ってきたウイルスと戦えるわけです[2]。万全な予防には、適切な期間を空けて2回以上の接種をします。ただしｍＲＮＡは変性して機能を失いやすいから保存には超低温を要し、暑い国や地域で扱いにくいのが泣きどころです。

モデルナ社は素早く動き、ＳＡＲＳ《サーズ》‐ＣｏＶ‐2のゲノム公開から1週間で試作品のワクチンを発表します。長たらしい記号「ＳＡＲＳ‐ＣｏＶ‐2」は、「新型コロナウイルス」と同じ意味。ＳＡＲＳは「重症急性呼吸器症候群」の略号で、２００３年に現れたＳＡＲＳウイルスは「ＳＡＲＳ‐ＣｏＶ」と書きます。新型コロナウイルスはその同類なので、専門家は「ＳＡＲＳ‐ＣｏＶ‐２」を使うのです〔２０１２年に発生したＭＥＲＳ《マーズ》（中東呼吸器症候群）のコロナウイルスは「ＭＥＲＳ‐ＣｏＶ」と表記〕。

研究者はほぼ40年来、mRNAを治療に使おうとしてきました。創立が2010年と若いモデルナ社は、まさにその路線を走ります(3)。なにしろ社名のModerna自体が、「Modified + RNA」からの造語、つまり「手を加えて有用な姿にしたRNA」を意味するのですから(3)。

ジョンソン&ジョンソン社とアストラゼネカ社のワクチンは、スパイクタンパク質の遺伝子を、人畜無害なウイルスの遺伝子に接合した「ウイルスベクターワクチン」です。そんなウイルスをベクター(運び屋)にして人体に入れ、先ほどと同じ免疫応答を起こして適量の抗体をつくらせます(2)。

ウイルスベクターワクチンは、mRNAワクチンとはちがい、1回の接種ですむところが売りでした。おまけに、mRNAワクチンよりずっと保管温度に寛容なため、いい冷却設備がない地域で扱いやすいのもポイントですね。

さっきも触れたロシア製のワクチン「スプートニク」には、スプートニクVとスプートニク・ライトがあります。アストラゼネカ社と同じウイルスベクター型ですが、スプートニクVのほうは接種2回が基本です(2回目は別種のベクターを使用)。スプートニク系は2種類とも、70以上の国ぐにで使われてきました(4)。

電光石火だったのに…

新型コロナが現れる前、新しいワクチンづくりに要した期間の最短記録は4年です。おたふく風邪用のワクチン第2号でした。病気の理解が進んでいたし、効き目は弱いながら第1号もだいぶ前にできていたため「たったの4年」で第2号を作成でき、「科学の画期的成果」だと絶賛されています[5]。

でも新型コロナのワクチンは、ご承知のとおり、そんなレベルではありません。世界的な感染爆発が起こって1年もしないうち、効くワクチンがいくつも発表されたのですから。要因はいくつかあります。最大の要因は、開発能力をもつ製薬会社に向けてアメリカ政府が、すかさず立ち上げた「ワープ・スピード作戦」で約1.3兆円を拠出し、世界銀行ほかの国際機関も数千億円規模を拠出したこと[6]。そういう巨費が、ワクチンの設計・製造と臨床試験をスピーディーに進めたのですね。

臨床試験は、第1～3相（序章参照）を同時進行させるケースもありました。全世界に感染が拡がっていたため、臨床試験の患者はいくらでも集まります。ワクチン製造も同時に進行したから接種の開始も早まり、アメリカの医療従事者が接種を受けたのは、FDAがファイザー社のワクチンを緊急認可した2020年12月10日からわずか4日後のことでした[7]。それもこれも、ワープ・スピード作戦と国際機関のおかげです。たちまちモデルナ社とアストロゼネカ社が後を追い、アメリカも諸国も、まず医療従事者と高齢者に接種し、以後ほかの層へと拡げていきました。

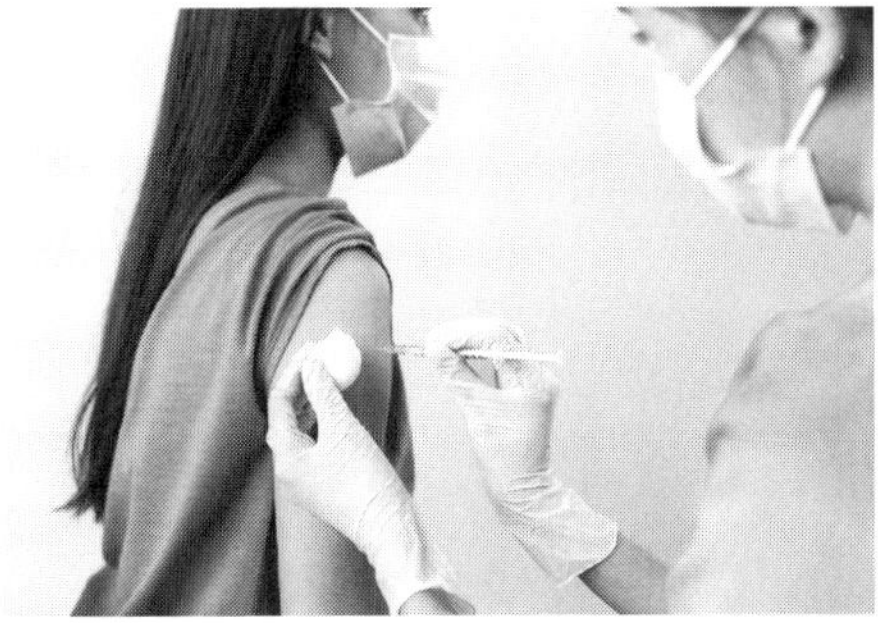

要因の2つ目は、ウイルスの素性がつかめていたこと。同類のSARSとMERSのウイルスが特定できていました[5]。武漢の感染爆発を調べた中国の研究者が2020年1月にSARS-CoV-2のゲノムを公開し、ウイルス学関係のウェブサイトにも上げた結果、全世界の研究者がそれを活用できたのです[8]。有効なワクチンもたちまち複数できました。まさに電光石火の早業。人類は、不可能かとみえる難題も解決できる…それをよく教える営みだったといえましょう。

けれど、ワクチン登場から1年内に、妙な状況も生まれます。ワクチンをまったく入手できない国がある半面、ワクチン拒否の風潮が高まる国ぐにもあったのです。ワクチン拒否の理由は何なのか？宗教的な信念とか、政府への不信、ネット経由で個人情報を吸い上げられるという陰謀論、ただ嫌いなだけ…といろんな説明がありました[9]。ただし、読者が受け入れようと拒もうと、ワクチンは未来永劫、人間社会とかかわり続けます。近い将来、インフルエンザと同様、コロナウイルス用のワクチン接種も年中行事になりそうです。インフルエンザウイルスは変異し続け、それに合わせてワクチンも変えていきます。WHO（世界保健機関）の協働センター6か所（アメリカの2か所、イギリス・オーストラリア・中国・日本の各1か所）が、114か国・計144か所にある国際インフルエンザセンター群の提供データをもとに、その年の季節性インフルエンザには適切なワクチンを選定してきました[10]。新型コロナウイルスも変異し続けるため、状況に合うワクチンを選んでいくことになるでしょう〔スパイクタンパク質遺伝子の変異は、約2週間に1か所のペースで進むという。2023年2月現在、新型コロナの変異株は、細分すれば50種を超す〕。

２０２０年初めの感染爆発以降、世界は揺れ続けました。21年の初夏に演奏会やスポーツイベントを再開させたアメリカとカナダは、入場者にワクチン接種証明書かＰＣＲ検査の陰性証明を要求しました。接種に賛否両論が飛び交うなか、変異株が次つぎに現れ、接種した人もしない人も不安が消えません。21年の夏には感染力の強いデルタ株が世界各地で確認され、マスク着用とソーシャルディスタンス化を解除しつつあった地域の人びとを怯えさせました。デルタ株が勢いを弱めた21年の後半にはオミクロン株が現れ、新たな脅威を突きつけます。ＦＤＡが５〜11歳の若年層に対するファイザー社製ワクチンの緊急接種を認可したのもそのころです。

２０２１年の夏にＦＤＡはファイザー社製ワクチンを、16歳以上の接種用に初めて完全認可します。それ以前は、国産のワクチン３種を「緊急使用」としていました。完全認可で接種が義務化され、まずは軍の関係者が接種を受けます[11]。ほどなくジョセフ・バイデン大統領は、連邦政府の職員と受託業者にワクチン接種を、従業員100人以上の民間企業にワクチン接種もしくは週ごとのＰＣＲ検査を義務化しました。総仕上げとして、メディケア〔高齢者向け健康保険〕やメディケイド〔低所得者向け健康保険〕の給付を受ける医療機関の職員（総数１７００万人）のワクチン接種も義務化される予定です〔連邦最高裁が承認せず、義務化は実現していない〕[12]。

アメリカは数十年前に天然痘や小児まひ（ポリオ）のワクチン接種を義務化したことがあり、バイデン大統領の包括的な指令は、それにならう決断でした。ただし今回は、接種にいつ区切りがつくのか、まだ読みきれていません[13]。アメリカ国民はほぼ３回の接種を終えましたが、最初の接種さえ終えていない国も多く、そんな国々との交流は続くし、ウイルスも変異し続けるため、そう簡単に「終わり」は来ないわけですね。ワクチンの供給開始から1年たつのに、世界全体で免疫獲得への歩みがまだくっきりと見えないのは、ワクチン接種を拒否する人が少なくないのも一因でしょう。

2022年5月現在、全世界では60億回の接種が終わりました。マルタとアラブ首長国連邦、ポルトガル、シンガポールは国民の80％以上が接種を終え、カナダ70％、イギリス66％と続きますが、アメリカはようやく54％に届いたところです(14)〔23年4月時点で、所定回数の接種を終えたアメリカ国民は約68％。ちなみに日本国民は約83％〕。

人類は、キナ皮やヤナギ樹皮の成分を抽出・利用することから始め、長い長い道を通ったあげく、ウイルスの遺伝情報を体に注入する段階まで達しました。あの世でアレクサンダー・フレミング（1章）やウィリアム・ウィザリング（6章）、ジョゼフ・プリーストリー（8章）ほかのキラ星にお会いできたら、どんな感想を伺えるのでしょうか？

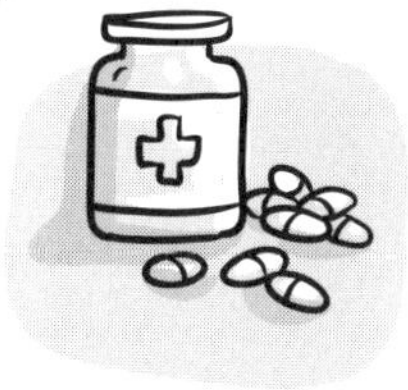

終章
——薬の世界ふしぎ探検

いままでの話を読んで、「へぇ」や「えっ？」と感じる箇所もあったでしょう。それもそのはず、不明なところもまだまだ多い体の仕組みに関係し、命にも障りかねない薬の世界には、独特なやりかたがあるのです。たとえば、風邪を引いたとき抗生物質がほしくても、ドラッグストアには売っていません。糖尿病の薬インスリンは、飲めたらいいのに、痛い注射で体に入れますね。

お国柄でずいぶん変わる面もあります。アメリカだと、街で買えない処方薬のＣＭをテレビがじゃんじゃん流し、他国よりおおむね薬価が高い。そういう「ふしぎ」あれこれを探検しましょう。

飲むと効かないインスリン

インスリンは小分子ではなく、分子量が５８００を超す「ペプチドホルモン」です。インスリンの仕事は、グルコース＝ブドウ糖の血中濃度〔血糖値〕をほどよい範囲に保つこと。血糖が増えたら、膵臓《すいぞう》のつくるインスリンがグルコースを血中から筋肉などにどんどん送り、送った先で消費させます。

インスリン物語の幕開けは、21歳だったドイツの医学生パウル・ランゲルハンスの観察です。彼は1869年、膵臓にある細胞群、のちに「ランゲルハンス島」とよばれる集合体に注目します[(1)]。やがてイヌを使う実験がいくつも行われた結果、ようやく半世紀後の1920年代に糖尿病と膵臓の関係がわかりました。

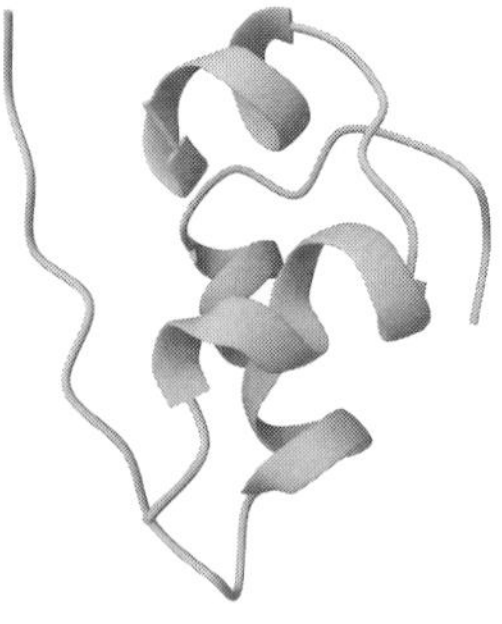

インスリン

いま使われるインスリンは「ヒト」インスリンです。人間のDNA断片を大腸菌に入れて培養し、十分に増えた菌から「収穫」します。その技術ができる前は、ヒトに近いインスリンをもつウシやブタから抽出していました。ブタの膵臓2トンから、200グラムと少々のインスリンがとりだせました[(2)]。

糖尿病の人は、小型ポンプを操りながら、1日に何度かインスリンを皮下注射します。1963年に初お目見えしたポンプは、リュックサックほどの大きさでした。それはさておき、なぜ注射するのでしょう？　飲めたらずっと楽なのに。

ブタの成分だから、まずくて飲めなかった…というのは冗談です。インスリンは、51個のアミノ酸分子がつながった「小ぶりなタンパク質」。アミノ酸

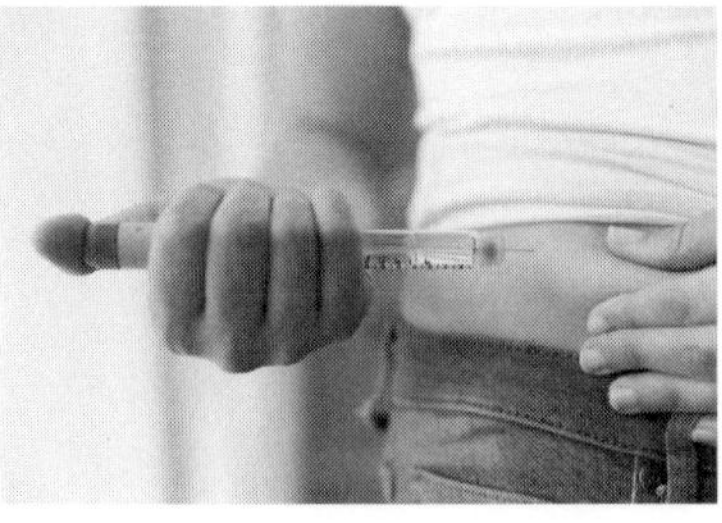

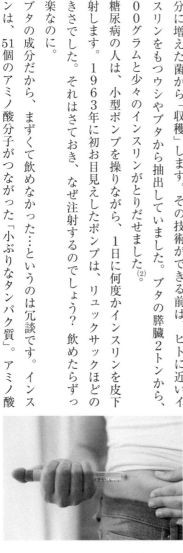

は体をつくる大事な大事な材料なので、消化器系に入ってきたインスリンは、仕事をする暇もなくバラバラに分解されてしまいます。だから消化器系に行かないよう、腹部か腿《もも》か腕に注射するわけです。

ゆっくりと効く薬

ゆっくりと効く薬（徐放性《じょほう》医薬）には2種類があります。一定時間ほぼ同じ強さで効き続ける「放出制御型」と、少しずつ弱まりながら効き続ける「持続放出型」。どちらも効き目が続くほか、1日に飲む回数を減らせるところもポイントですね。

徐放性医薬では、活性成分を高分子（ポリマー）でくるんであります。高分子は細い紐《ひも》がからまり合ったような材料だから、なかの活性成分が、道に迷った洞窟探検家の趣で、拡散しながら少しずつ外に出てくる。高分子層をさらにゲル層でくるめば、体内で水を吸ったゲル層が膨潤《ほうじゅん》するため、活性成分の放出される速さをさらに落とせます。

もう少し進んだのが、浸透圧を利用する放出制御システム（OROS）です。活性成分をくるむ外層に、レーザーで超微細な穴を開けておきます。すると穴から水がじわじわ中に浸透し、その勢いに押されて活性成分が少しずつ出てくるのです(3)。

徐放性の錠剤を割ったりすると、せっかくの性質が消えてしまいます。どんな製剤にするかは、薬の種類とコストしだいですが、肝心なのは、放出の進行中に体内濃度が適切な値に保たれること。製薬会社には、薬の特許が有効なうち、徐放性医薬に変えて新しく特許化する——なんて裏技もありえますが。

血液脳関門

標的が脳内にある薬の開発では、血液脳関門(blood-brain barrier)が壁になります。血液脳関門は、脳内の大事なニューロン＝神経細胞を毒素や異物から守る「関所」です[4]。グルコース(脳のエネルギー源)や酸素、水、アミノ酸などを自由に通しながら〔なぜか、脳に不要なはずのエタノールやカフェイン、ニコチンも通過〕、ウイルスや細菌は通さない。ふつうの薬剤分子も、まず関門を通れません。

脳内を走る毛細血管の内壁は、内皮《ないひ》細胞をびっしり敷き詰めた姿をしています。内皮細胞どうしを、特別なタンパク質が「糊」になってつなぎ、糊の部分を「密着結合」とよびます。密着結合の性質〔親油性など〕が効き、特別な分子だけがすき間を通れて血管の外に出る〔脳の本体に入る〕。ふつう薬の分子は異物だから、関所を通れません。関所が古びて「リーク」が起こったとき発症しやすいのが、アルツハイマー症や多発性硬化症です[5]。

脳の疾患を治したい薬は、何はともあれ、門番(密着結合)に追い返されないのが肝心。そこが工夫のしどころです。通る量がごくわずかなら、疾患を治す力はない。関門を通過後にたちまち代謝(分解)されるような分子も役に立ちません。

さしあたり解決法は2つあります。ひとつは、プロドラッグ（化学変化して薬剤に変わる分子）を使うものです。薬剤の分子に適当な原子か原子団をつけ、親油性を上げて血管内壁となじみやすくし、関門を通す。脳内の標的にたどり着く手前で、薬効に関係ない原子や原子団が切れてくれれば、みごと成功というわけです。

もうひとつ、「ナノ粒子の乗り物」を使う方法があります。関所を通るとわかっているナノ粒子に、薬剤分子を結合して送りこむ。その一例がヒト血清アルブミン〔分子量6万6000〕。薬の分子を体内のアルブミンに結合させ、つまり「乗せ」て脳内へ送りこむのです[(6)]。

細く絞った強力な「超音波メス」で血管壁に穴を開け、穴が閉じないうちに薬剤を送りこむ（やや乱暴な）方法も研究されています。まだ画期的な成功例はないようですが。

薬の適量

頭がズキズキ痛むとします。調剤薬局で買う鎮痛剤〔たとえばロキソニン60ミリグラム錠〕の袋には、4時間に1錠ずつと書いてある。痛みが引いてくれないと、2錠も3錠も飲みたくなりますね。でもそれはやめたほうがよろしい。効く用量から毒性用量までは、それほど遠くありません。市販薬なら比較的許容範囲が広くても、処方薬が効く範囲は広くありません。そこをハミ出たら、副作用が出かねないのです。

製薬会社の研究者は、体に入れた薬分子の血中濃度がどう変わっていくのかを追跡し、望ましい用量をはじきだします。適量を飲んだあと、さらに飲むと副作用が起こるのはなぜでしょう? 適量の薬剤分子は、専用の標的(受容体)をほどよく埋めます。追加で飲んだ薬剤分子は行き場をなくし、標的以外の受容体にもつかまりやすい。そうなると、肝心な疾患に効きようがないし、むしろ悪い副作用が出たりするわけです。

処方薬と市販薬

処方箋なしで買える市販薬、別名ＯＴＣ薬(over-the-counter drug)は、自己責任で使います。医者に行く時間がないときは便利でも、買った薬がベストかどうかは微妙な問題。アメリカではＯＴＣ薬に、購入者のほぼ3割を占める高齢者にもわかる形で、用量と服用法、薬効成分、添加物、警告を表示するよう義務づけています[7]。

ＯＴＣ薬には、「もと処方薬」もあります。いまＯＴＣ薬の育毛剤ロゲイン〔13章。日本の「リアップ」〕も、花粉症の点鼻《てんび》薬フルナーゼや鼻炎《びえん》の点鼻薬アレグラも、発売の当初は処方薬でした。処方薬をＯＴＣ薬にする際の要件は、個人が病気を正しく診断できること。頭痛や男性型脱毛症、季節性アレルギーなら診断できても、診断のむずかしい病気も少なくありません。アメリカの場合は、安全性のほか、自己投薬でも重い副作用が出ないとＦＤＡが認めるのが絶対です。なお、常習性や乱用性があるような処方薬は、まずＯＴＣ薬にはなりません[8]。

条件つきのＯＴＣ薬は、ドラッグストアでカウンター（薬剤師さん）の背後に並べます。アメリカなら、鼻づまり用の内服薬プソイドエフェドリンを買うには、運転免許証など身分証明書を提示する必要があります。プソイドエフェドリン自体に乱用の恐れがあるし、それを原料にして違法薬物クリスタル・メス（覚醒《かくせい》剤のメタンフェタミン塩酸塩）を合成できるから、一定量以上を流通させないようにするためです。

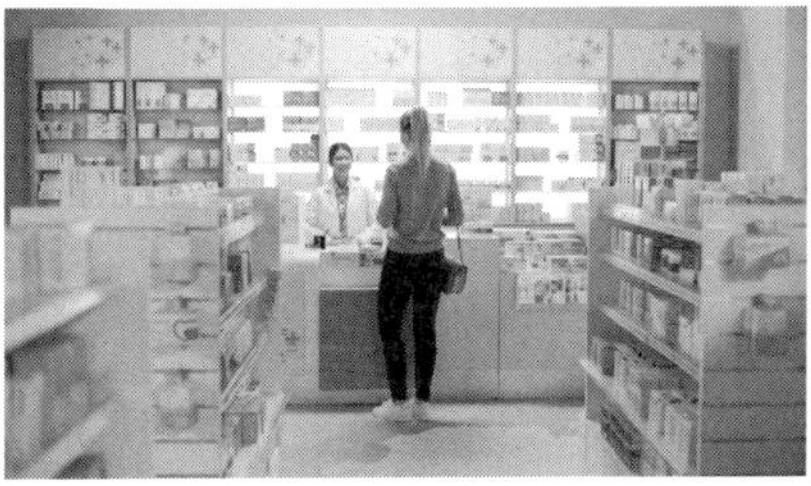

市販されない抗生物質

アメリカのドラッグストアで、飲む抗生物質は買えません。傷に塗る抗生物質は買えても、風邪用の抗生物質は買えない。ふつう抗生物質に乱用性はなく、過剰投与も考えにくいのに、なぜＯＴＣ薬にしないのか？　ポイントは耐性菌の出現です。服用を途中でやめたり、服用量が少ないと、ほどほどに効いたとしても、病原菌を根絶できません。残った菌が、世代を重ねるうちに耐性を得たら、次に風邪を引いたり歯が痛んだりしたとき、同じ抗生物質を飲んでも効いてくれなくなります。

そうなると、次つぎに別の抗生物質を試す人も現れる。いろんな耐性菌を体に抱え、何を飲んでも効かなくなれば、重病になったとき困りますね。だから抗生物質には処方という壁を設け、体内が耐性菌まみれになるのを防ぐのです。

適応外処方

ある薬を、ＦＤＡが認可したもの以外の用途に処方することを、適応外処方といいます。違法な処方ではありません。病状に効きそうな薬があるけれど、いろんな事情で製薬会社がＦＤＡ認可手続きを完了できていないとき、よく使われる手段です。

用途も含めてＦＤＡが認可した薬を、診察所見をもとに医師が別の用途に処方することは許されています。患者の病状にピッタリの薬がない場合です。たとえば、あるがんに効く薬がまだない場合は、別のがんに効くとわかっている薬を使ってもいいのです。認可された用量・用法の範囲から出るような処方も、適応外処方になります[9]。

適応外処方の例は少なくありません。たとえばアレルギー薬のジフェンヒドラミンを不眠症に、三環系の抗うつ薬を神経障害性疼痛に、非定型抗精神病薬のリスペリドンを摂食《せっしょく》障害や強迫性障害に処方する。製薬会社が参考資料（論文や薬学書の関連記述）を提示して、医療従事者に適応外処方を勧めることもよくあります[10]。

オーファンドラッグ

珍しいデング熱ウイルスに感染したとか、グリオーマ（ごくまれながん）ができてしまったとご想像ください。そんな病気を治す薬（オーファンドラッグ＝希少疾病《しっぺい》用医薬品）の市場はすごく小さいはずですが、ちゃんと薬はあるのでしょうか？

ＦＤＡは、１９８３年の「オーファンドラッグ法」に合わせて専門の部署をつくり、以後40年、６００種以上の薬をそろえてきました。アメリカのオーファンドラッグは、国内の患者が20万人〔総人口の０・06％〕もいない疾患に使う薬です[11]。製薬会社にしてみれば、そんな薬の開発に巨費をかけても、投資の回収さえできません。しかもオーファンドラッグは小分子医薬とはかぎらず、たいへん高価な生物製剤や遺伝子治療などを組み合わせて使う療法も多いのです。

オーファンドラッグを市場にだす製薬会社の見返りは？　認可を受けた製薬会社は、７年間の独占販売を許されるうえ、研究開発費の50％に及ぶ課税控除を受けられる。研究開発用の補助金制度もあります[12]。そういう手厚い施策が過去40年、珍しい病気をもつアメリカ国民を救ってきました。

手厚い施策に悪乗りしようとする不届きな企業もあります。２０１６年にアストラゼネカ社は、年にわずか数百人の子どもがかかる「ホモ接合型家族性高コレステロール血症」用に、年商４０００億円の高コレステロール血症治療薬クレストールを、オーファンドラッグとして申請しました。そのココロは？　クレストールの特許が16年に切れるため、後発薬の登場を封じたかったのです。オーファンドラッグとして7年間の独占販売ができるようになれば、新旧どちらの用途でも、他社は後発品をつくれません[13]。あいにくアストラゼネカ社の申請は却下され、たちまち後発品が市場にあふれました[14]。

オーファンドラッグの大成功例もあります。たとえばアレクシオン・ファーマ社は、非典型溶血性尿毒症症候群という珍しい病気の薬ソリリスの独占製造販売権をもつ。ソリリスを飲む患者は年に50～70万ドル〔８０００万円前後〕も払いますが、その大半は保険会社が負担します。２０１７年に同社の時価総額は３兆円を超えました[15]。

配合薬

薬を何種類か混ぜたり、別の何かを加えたりして、患者に合わせた薬が配合薬です。たとえば、錠剤しかない薬を幼児にも飲みやすくしようと、資格をもつ薬剤師が液状の飲み薬にします。ただし配合薬にしたあとは「ＦＤＡ未認可」の薬ですけれど。

ふつう配合薬はクリーンな環境で調合するため安全ですが、ときには事故も起こります。２０１２年のアメリカでは、配合薬が真菌性髄膜炎を発生させて８００人が倒れ、約100人が亡くなりました[16]。配合薬をつくったのは、ステロイド注射を専門にする会社です。ＣＤＣ（疾病《しっぺい》対策センター）の調査で原因は、カビ（真菌）が紛れこんだ酢酸メチルプレドニゾロンの小瓶1万７０００個だと判明。それが23の州に送られていました[17]。酢酸メチルプレドニゾロンは、鎮痛用に硬膜外注射するステロイドの一種です。18年に配合薬を調製した会社の経営者と職員4人が、配合薬の汚染と全国規模の髄膜炎の発生を罪に問われ、連邦裁判所で有罪判決を受けています[18]。

２０１９年には獣医の分野で配合薬が事故を起こしました。トルトラズリルとピリメタミンを混ぜ、誤って「表示値の20倍も多いピリメタミン」を含む飼料を与えたウマ３頭が死んだのです[19]。ウマの中枢神経に寄生した原虫が起こす脊髄《せきずい》脳炎の治療用でした。少し前の14年にも、同じ病気を治そうとして、やはりピリメタミンの含有量が多すぎる飼料を与え、ウマ４頭が死んでいます[19]。

薬の半減期

飲んだ薬はどれほどの時間、体内にあるのでしょう？　それを数字で表すのが半減期です。薬の分子が代謝され、服用量の半分に減るまでの時間を半減期といいます。どんな時間間隔でいくら飲めばいいのかを、半減期が教えてくれる。たとえばベンゾジアゼピン系の抗不安薬クロナゼパム（商品名　クロノピン）は半減期が１日と少々。それくらいは効き続けるため、かなりの時間を空けて少量ずつ飲めばいいとわかります。

別の例だと、解熱・鎮痛剤のイブプロフェンやアセトアミノフェンは半減期が約２時間だから、４時間置きに飲むのがよい[20]。徐放性の薬にすべきかどうかも、半減期をもとに判断します。半減期が短い薬を１日じゅう効かせたいなら、徐放型にするのが望ま

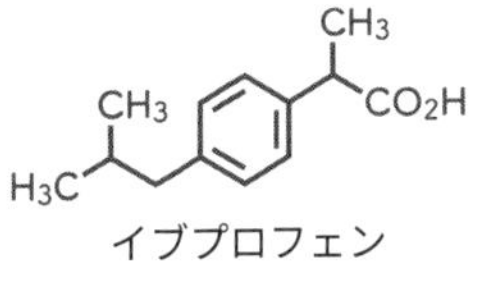

イブプロフェン

しいわけです。

栄養補助食品と薬の関係

FDAは、ビタミンやハーブ、アミノ酸、酵素などの栄養補助食品(サプリ)も管轄します。ただし新薬承認申請(NDA)の枠外なので、審査時の要件は、「補助食品」と明記してあるかどうかと、安全性だけです。何かの病気に効くと書いてあれば、審査を通りません。また、薬と一緒に補助食品をとれば副作用がありうるため、補助食品をとっている人はその旨を医師に伝えるよう、FDAは国民向けに広報しています[21]。

アメリカで補助食品健康教育法が施行された1994年10月15日以降、栄養補助食品に何かを新しく加えたメーカーは、発売の75日前までにFDAへ申告する義務があります[22]。メーカーは市販前に、添加物が安全だと示す根拠をFDAに提出しなければいけません。市販のあと安全性に疑問があるとわかればFDAは再審査し、市販の続行を許すかどうか判断します[23]。

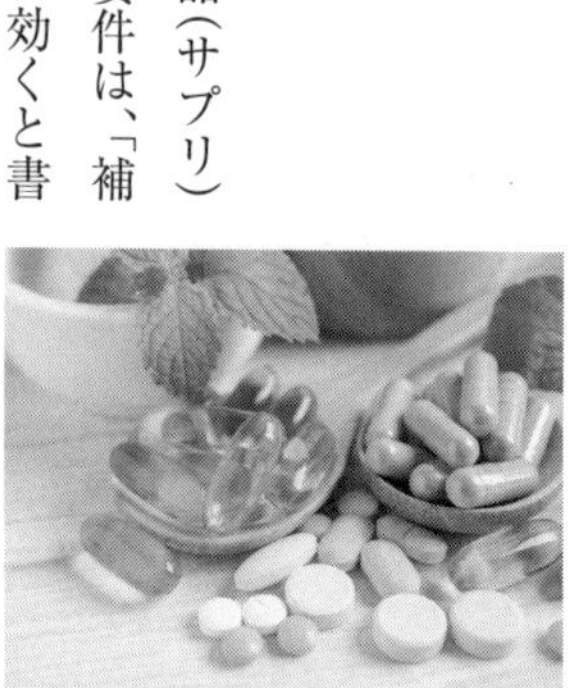

フォーミュラリー

フォーミュラリーとは、薬を処方する際の指針を意味します〔日本でも一部の医療機関が導入中〕。薬の効き目と値段を天秤にかけ、患者それぞれにベストな薬を選ぶための情報です。後発薬も含め、薬が少なくとも1個は見つかるようにしてあります。指針に従うと、後発薬が出たあとの小分子医薬なら、処方のほぼ8割が後発品になるでしょう。フォーミュラリーの内容に保険会社の意向を反映させる道もあります[24]。

フォーミュラリーの意義を語る例を紹介しましょう。アメリカの場合、国費で運営するメディケア〔高齢者向け医療保険制度〕の「パートD」に、処方薬の選定に使うフォーミュラリーが用意してあり、患者の負担額に応じた階層（Tier）に分けられます。階層1は「推奨される後発品」をカバーし、患者の負担がいちばん少ないもの。階層2（推奨される先発品）、階層3（先発品）…の順に負担が増え、特殊な処方薬はたいへん高価になります[25]。かりにフォーミュラリーがなければ、メディケアのパートDで国が負担する処方薬代は、年に数千億円規模になるはず。民間保険会社向けのフォーミュラリーにも、同様な階層が設けてあります。

国民皆《かい》保険のイギリスだと、医療費は国民保険サービスNHSが公費負担します。国立医療技術評価機構とNHS専門部会、自治体、医療機関の担当部署が協議してフォーミュラリーを整えるのです。各病院では、医師と薬剤師、有識者が定期的に会合し、国の推奨する薬を受け入れつつ、新しい薬をフォーミュラリーに追加していきます[26]。NHSの財政を健全に保つよう、フォーミュラリーに載せない薬のブラックリストもできました。ブラックリスト中の薬が処方されたら、患者に途方もない自己負担が発生するため、それを避けようというわけです[27]。

ゾロ新

いまある薬の分子構造をほんの少し変え、有効性・安全性を臨床試験で確かめて認可をとり、効能は従来品と同じなのに発売される薬を、「ゾロゾロ出る新薬」をからかう気分でゾロ新(英語では me-too ＝ ミー・トゥー)とよびます。『グッドマン・ギルマン薬理書』で名高い薬学の大御所ルイス・グッドマン(9章)が1956年、全米科学アカデミー主催のシンポジウムでその語を使いました。患者にもっと役立つ新薬をつくるのではなく、自社製品や他社製品を少しだけいじって儲けたがる製薬会社の姿勢を、彼は批判したのです。「格別な利点が何ひとつない薬の増殖はよろしくない」と[28]。数十年後の現在も、わずかな投資で分子構造を少し変えた薬の特許化と販売によって私腹を肥やす企業は少なくありません。

最古に近いゾロ新は、1960年に発売された三環系の抗うつ薬アミトリプチリンでしょう。58年に発表されたイミプラミンの炭素原子C1個を窒素原子Nに変えただけで、薬効もほぼ同じ[28]。そんなアミトリプチリンがまだ売られ、抗うつ薬として世界保健機関(WHO)の必須医薬品リストに載ってさえいます[29]。

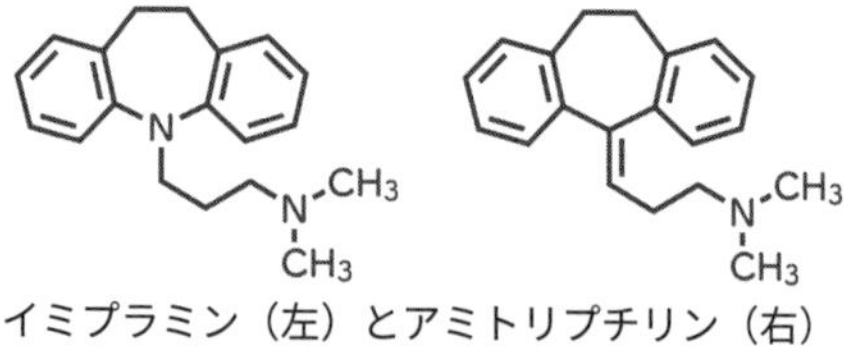

イミプラミン(左)とアミトリプチリン(右)

ゾロ新の一例を、序章でも紹介しました。ラセミ混合物だったプリロセックの光学異性体を分け、左手型だけを商品名 ネキシウムで発売した事例です[30]。棚ぼたの儲けと特許の有効期間があるかぎり、ゾロ新は生まれ続ける。私たちは情報を集め、新しい薬が「いい」とはかぎらない現実を認識しましょう。

ゲノム薬理学

薬剤分子の代謝にからむ遺伝子やゲノム〔遺伝子の総体〕を患者ごとに特定し、ぴったりの用量と処方を決めるのがゲノム薬理学（または薬理ゲノム学）です。同じ処方でも体の反応は人それぞれだから、副作用を減らすのにベストな方法だといえます。

ゲノム薬理学でおもに注目するのは、薬剤の代謝に働くタンパク質をコードした遺伝子です。その好例が、酵素チトクロムＰ〔略号ＣＹＰ〕４５０群〔脂溶性の毒性分子を酸化し、水溶性を上げて排泄を早める酵素〕のうち、肝臓で働く酵素ＣＹＰ２Ｄ６の遺伝子。ＣＹＰ２Ｄ６は、いま処方される薬のほぼ４分の１を代謝します[31]。

例として、コデインの代謝を眺めましょう。プロドラッグ（２３７ページ）のコデインは、ＣＹＰ２Ｄ６の作用で代謝され、モルヒネに変わってから効きます。ゲノムの２か所にＣＹＰ２Ｄ６をコードした遺伝子をもつ人なら、コデインの代謝は正常に進む。一方、３か所以上だとＣＹＰ２Ｄ６の発現量が増え、モルヒネの生成量も増すわけです。生成量が度を越すと、悲惨な副作用が生じ

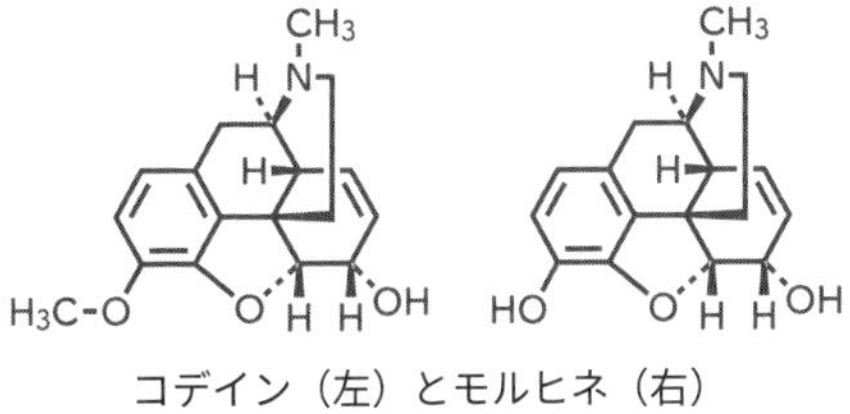

コデイン（左）とモルヒネ（右）

たりします[31]。

２０１７年にＦＤＡは、コデインやトラマドール（ＣＹＰ２Ｄ６の作用でモルヒネの仲間Ｏ-デスメチルトラマドールに変わる薬）を12歳未満の小児に使うなと警告しました。小児の体はコデインやトラマドールを代謝しやすいからです[32]。体内でＣＹＰ２Ｄ６ができやすい人にコデインを処方しないよう医療従事者に伝えれば、事故も防げる。ゲノム薬理学は今後、心臓病の薬や抗うつ薬の処方も様変わりさせていくと思えます。

それなら患者のゲノム解析をどんどん進めるのがいい？　いいえ、プライバシーの壁があって、そうはいきません。自分のゲノムを保険会社に知られたいと思いますか？　遺伝子情報をもとに的確な判断を下せる日がすぐ来るわけでもありません[33]。経営の苦しい病院は、患者のゲノム解析に使う費用など出せない。解析費用が安くなり、遺伝子を知られることへの抵抗感が薄まっていけば、ゲノム薬理学も暮らしの一部になるでしょう。

ファーミング

生物の体を使う医薬づくりがファーミング（pharming）です〔薬学 pharmacology と農業 farming からの造語。サイバー攻撃の話題では、フィッシング phishing と同類の詐欺を意味〕。バイオ医薬品づくりでは大腸菌を使うところ、ファーミングにはヤギやタバコを使います。そんな生物のＤＮＡに別の生物（ヒトなど）

の遺伝子をつなぎ、組換え生物にするのです。組換えＤＮＡは次世代に受け継がれるから、ファーミング用の「工場」を増やせたりします。

ファーミングには賛否両論があり、今後どんどん進むとも思えません。食品と薬を一緒くたに考える姿勢や、組換え遺伝子が食品に入るのを嫌がる人も多いのです。たとえば２００２年にプロディジーン社が、ブタ用のワクチンをつくったトウモロコシの畑に実を残し、以後その畑がダイズ栽培に使われました。[34]すると、遺伝子組換えトウモロコシが芽生えて育ち、収穫したダイズにトウモロコシの実が混じってしまったのです。[35]その事故で同社はアメリカ農務省に４０００万円近い罰金を課され、周辺も含む約63ヘクタールで育ったダイズの焼却と跡地の浄化に4億円ほど使いました。[36]

成功例の典型は、哺乳類の体を使う医薬製造でしょう。なぜ哺乳類か？　メスが体内で生み続ける母乳の中に薬剤を発現させれば、体の負担も軽くてすむからです。尿も使えますが、尿中に多い尿素は、せっかくできたタンパク質の鎖を変形させやすい。変形すると薬効が消えるため、「収穫」のあと余分な処理が必要になります。

薬のひとつを紹介しましょう。レボ・バイオロジクス社製のアトリンです。アトリンは遺伝子組換えヤギの母乳中に発現させた、アンチトロンビンというタンパク質です。ＦＤＡが認可した２００９年以降、遺伝的に血栓のできやすい人が手術や出産をする直前に、抗凝固薬（10章）として投与します。[37]かつてアンチトロンビンは献血が頼りだったところ、レボ社が飼育中のヤギ２００頭のうちたった1頭だけで、献血9万人分のアンチトロンビンができました。[38]２００頭のフル稼働なら献血

1800万人分となり、16年のアメリカで献血した3800万人の半分にも迫るのですね[39]。

処方薬のDTC広告

テレビのCMタイムが来てスマホチェックでもしていると、処方薬の宣伝が始まって、しゃれた製品名と能書きが連呼され、別の製品1個か2個も登場したあと番組に戻る。大衆に直接訴えるそんな宣伝がDTC（direct-to-consumer）広告です。

アメリカとニュージーランドは、製薬会社の流すDTC広告の規制がずいぶん緩く、製品名と用途（病名）のほか、ほぼ医療従事者にしか用のない有効性と安全性も訴えます[40]。しかし、そういう押しつけ的なCMは、大半の国が禁じています。たとえばカナダでは、製品名か用途だけを許し（リマインダー広告）、両方を流すのはご法度[41]。その先は医師に尋ねなさい…の精神でしょう。EU諸国はもっと厳格で、21世紀の初め処方薬のCMを禁止しました[42]。ニュージーランドでは医療関係者が、処方薬のDTC広告を禁止せよと何度も訴えてきましたが、さしあたりは野放しのままです[43]。

処方薬のDTC広告は、まず印刷物の形で1981年のアメリカに現れました。皮切りはメルク社が『リーダーズ・ダイジェスト』誌に載せた肺炎球菌用ワクチンの新製品ニューモバックスです。テレビのほうは83年にブーツ社が、何年も前に後発品となったイブプロフェンを、ブランド品（モトリン）

より安いのだと強調するCMにしました[40]。

調査によると2007年にアメリカ国民は、処方薬のテレビCMを平均16時間以上も視たそうです。医療従事者と過ごす時間はそれよりずっと短いのに[44]。ここ10年で差はさらに開いたでしょう。なぜアメリカは処方薬のDTC広告が多いのでしょうか？　FDAが97年に方針を変え、副作用のこまごまとした列挙ではなく、薬剤の主要なリスクにだけ触れたCMを許すようになったから。だからCMも短い15秒モノか30秒モノになって、多様な製品の広告があふれ始めたのです[40]。

DTC広告が売り上げに効くのは、CMを視た人が医師に望みの薬を伝え、それを医師が処方してくれるときだけでしょう。DTC広告の大洪水に賛否両論があるのは、患者と医師のやりとりに、プラスとマイナスの両面があるからです。

プラス面は、CMを視た人が医師と対話したくなること。意見交換が建設的なら、いい治療方針ができたりします。ED(勃起不全)や性器ヘルペスの薬もCMで扱うため、そんなことを医師に伝える際の抵抗感が減るのも、CMの功徳でしょう。

マイナス面は、患者と医師の間に無用な緊張を生みかねないこと。患者の剣幕にビビった医師が、最善でない薬をしぶしぶ処方するかもしれません。自分の意見を聞いてもらえない患者が、別の医師に乗り換えることもありえますね[40]。

アメリカの高い薬価

先進10か国（アメリカ、イギリス、オーストラリア、オランダ、カナダ、スイス、スウェーデン、ドイツ、ノルウェー、フランス）を比べた2017年の調査によれば、アメリカ国民ひとりの医薬費は、1990年代の末に急騰を始めるまで、9か国と同レベルでした[45]。以後に急騰した原因のひとつは、97年に起こったDTC広告規制の変更（前項）かもしれません。そのころ急成長中だった製薬産業が、新薬を続ぞくとだしたことも関係ありそうです。以後20年、10か国とも薬価は上がり続けたとはいえ、アメリカの高騰は突出しています。いったいなぜなのでしょうか？

要因のひとつは、健康保険制度のありかたでしょう。国保が主体なら、国と製薬会社の間で価格交渉がありえます。フォーミュラリー制度の使いかたも薬価に効くでしょう。多様な要因が働く結果、たとえばリウマチ性関節炎とクローン病（炎症性腸疾患）の治療で皮下注射するバイオ薬ヒュミラの1回分は、アメリカで約32万円もするところ〔1ドル＝130円換算〕、オーストラリアはわずか5万8000円、スウェーデンは8万5000円にすぎません。価格差は小分子医薬にもあって、抗凝固剤エリキュースの服用1回分なら、アメリカが900円なのに、ドイツは150円、イギリスは170円ですむ[46]。

アメリカの処方薬は、なぜ他国よりずっと高いのでしょうか？　最大の要因は、アメリカ国民には無保険の人が多いこと。また、国保に加入しているアメリカ国民の自己負担金は、社会保険一般に加入している他国民の自己負担金よりだいぶ高いのです。ほかの制度面も効き、アメリカで保険に加入している人の自己負担金は所得に応じて変わるのに対し、オーストラリアは自己負担金の上限を約3200円と決めています。またイギリスでは、イングランドなら平均的な自己負担金が約1400円のところ、スコットランドとウェールズ、北アイルランドの住民は自己負担金を払う必要がありません[(45)]。むろん、国民の税負担が高い国ほど処方薬も自己負担金も安くなるため、単純な比較はできませんが。

アメリカでは処方薬の値段が、健康保険と税制の兼ね合いのほか、市場原理で決まる面も大きいでしょう。いまは国防総省(DoD)と退役軍人省(VA)だけが製薬会社と薬価を直接交渉し、交渉の結果をもとに、両機関が薬代の半分を負担します[(45)]。2019年の連邦議会下院報告によると、DoDとVAのような価格の直接交渉ができるなら、メディケアのパートD(245ページ)で約6.7兆円(16年の支出額のほぼ半分)も節減できるとのことです[(46)]。社会保険に加入している国民の支出がどうなるかは別問題ですが、公費で運営する保険組織が生まれ、その組織が薬価を左右する交渉力をもつようにならないかぎり、処方薬の価格が下がることはないと思えます[(45)]。

以上で、薬の世界に広がる独特な風景の一端をご鑑賞いただけたでしょう。夜のテレビでしじゅう目にする処方薬のCMは、いい悪いはともかくとして、アメリカに特有なものなのですね。

謝辞

まずは、ともに歩み、全面的に支援してくれた妻に多謝。双子の娘たちにも、ありがとうとハグを。面倒をかけた母、激励してくれた父と義母、折々の気晴らしにつき合ってくれた弟、助けをいただいた妻方の義母にもお礼申し上げます。友人知人にも折々に励ましをもらいました。

いままで私を導いてくださった先生がた、ローリー・ノートン、レア・ウィン、ルシンダ・サビージ、キャロル・ピッグ、ブレンダ・マクロスキー、スーザン・ピッケン、ケント・クリンガー、ジェームズ・ロナルド・ブーン、アーロン・ルシアス、ウェイン・ギャレット、ウィリアム・タロンほかの諸氏には感謝の言葉もありません。私のオンラインサイト「io9」で交流いただいた方がたも、ありがとうございます。

本書の刊行で多大な支援をいただいたファインプリント・リテラリー・マネジメント社のローラ・ウッドと、校正・編集を手助けいただいたロウマン&リトルフィールド社のジェイク・ボナー、ニコル・カーティー、ジェニン・フォースト、カレン・ウェルドン、ブルース・オゥエンズにも深謝します。本書のデザインと装丁は、グローブ・ピーコット社とプロメテウス社の皆さんにお世話いただきました。末筆ながら、本書をお読みいただいた方がたに心より感謝申し上げます。

訳者あとがき

服用か注射で体に入り、体内のどこかで何かと働き合う結果、狂いかけた機能を修復したり組織の劣化を抑えたりする薬の分子…と口でいうのは簡単ですが、生命の仕組みは複雑きわまりなく、分子が体内の「どこで、何をするのか」は、まだまだ想像の域を出ません。だから創薬は一本道ではなく、20世紀に生まれた「すごい薬」でさえ、運や偶然の産物が少なくない——という現実をよくわからせてくれるのが本書です。

いまから4年後に「発見100年」を迎えるペニシリン(1章)が典型でしょう。どんな偶然やセレンディピティ(序章)が重なり合い、どういう人びとの奮闘が奇跡の抗菌薬ペニシリンを生んだのか? 1章末の17行に、それがわかりやすくまとめてあります。

セレンディピティで思い出すのが、2000年のノーベル化学賞に輝いた白川英樹先生の快挙です。30歳の助手時代、部下にあたる若い韓国人研究者が、使う触媒の重さを1000倍まちがえて(ミリグラム mgの「m」を見落として)、導電性ポリマーが「できちゃった」といわれます。白川氏が指示書に「m」を書き忘れたという異説もあって、真相は神のみぞ知るわけですが、奇跡の薬と同様、世界を益する「うっかり」だったといえましょう(馬場錬成『ノーベル賞の100年』中公新書)。

2章のキニーネと3章のアスピリンはともに、古来の薬用植物から19〜20世紀に抽出され(アスピリンはさらに少し化学変化させたあと）、おびただしい命を救った奇跡の薬です。続く4～12章は、薬そのものも登場人物もいずれ劣らぬ個性派ぞろいですけれど、紙幅の都合でご紹介を省き、鑑賞は読者にお任せします。

１９６０年代以降に登場した最後の四つも、それぞれにユニークな薬です。まず、愛用中の知人もいそうなミノキシジル（13章）とフィナステリド（14章）、バイアグラ（15章）は、命を救う薬ではありません。また、当初の意図もまったくちがい、それぞれ高血圧、前立腺肥大、高血圧（や狭心症）の治療薬にするつもりでした。地味な化学の研究でも、想定外の実験結果が大きな仕事に育ったりしますが（白川先生の逸話が好例）、それとよく似た話でしょう。

16章の新型コロナワクチンは、原著（２０２２年7月刊）の執筆が終盤を迎えたころの出来事で、読者にとってもリアルタイム体験ですね。ご存じのとおり状況は流動的で、原著刊行から1年半の間に起きたことの一部を注記にしました。国際ニュース画面から感じとれる諸国の「マスク率」の時間変化は、事態が今後ともどんどん変わっていくことを匂わせます。

日本は２０２３年5月8日から、感染症の2類（結核の仲間）だった新型コロナを5類（季節性インフルエンザの仲間）に移し、感染者への入院指示や検査・治療費の完全国費負担をなくしました。２０２３年からはワクチンの国産化も始まっています。

ただし感染が収まったわけではありません。２０２４年1月現在、日本でもアメリカでもJN・1という新しい変異株の感染率が急増を続けています。また、同年元旦に突発した能登半島地震で避難された方がたの集団感染も心配な状況です。

折しも2023年のノーベル生理学・医学賞は、「新型コロナに効くmRNAワクチン開発用の基礎的成果」でアメリカ・ペンシルベニア大学のカタリン・カリコー博士(ハンガリー出身)とドリュー・ワイスマン博士が受賞しました。ウイルスのmRNA自体はヒトの細胞に激しい炎症を起こしたりする異物でも、核酸塩基4種のうちウラシル部分を少し化学変化させたら細胞内で正常に働いた——という研究です。2005年に出た主要論文の原稿を、あまりにも地味だと評価したのか、さる有名学術誌は1日であっさり却下したそうですが。

原著は章扉に1個ずつ分子構造図が置かれているものの、本体は文字だけの味気ないものでした。ご担当の栫井《かこい》文子さんと高橋和暉《かずき》さんが編集の才を発揮され、分子図の充実化に加え、関係者とか動植物の写真や絵を感じよく散りばめ、「とっつきやすい」ものにしてくださいました。

末筆ながら、10章で(さほど深い意味もなく)使った博多弁は、畏友・豊田《とよだ》拓男氏のご指導によるものです。また、元帝京大学薬学部教授の夏苅英昭《なつがりひであき》先生には訳稿をお読みいただき、貴重なご意見と激励を頂戴しました。お二人に心よりお礼申し上げます。

2024年1月

渡辺　正

http://archive.psnc.org.uk/pages/allowed_disallowed_items.html（現在はリンク切れ）.
28. J. K. Aronson et al., *Br. J. Clin. Pharmacol.*, **86** (11), 2114 (2020).
29. "World Health Organization Model List of Essential Medicines: 21st List," *World Health Organization* (2019), https://apps.who.int/iris/bitstream/handle/10665/325771/WHO-MVP-EMP-IAU-2019.06-eng.pdf?sequence=1&isAllowed=y.
30. R. Spector, "Me-Too Drugs: Sometimes They're Just the Same Old, Same Old," *Stanford School of Medicine Magazine*, Summer 2005, http://sm.stanford.edu/archive/stanmed/2005summer/drugs-metoo.html.
31. "Pharmacogenomics Fact Sheet," *National Institutes of Health, National Institute of General Medical Sciences*, https://www.nigms.nih.gov/education/fact-sheets/Pages/pharmacogenomics.aspx（現在はリンク切れ）.
32. "Drug Safety Communications: FDA Restricts Use of Prescription Codeine Pain and Cough Medicines and Tramadol Pain Medicines in Children; Recommends against Use in Breastfeeding Women," *U.S. Food and Drug Administration*, https://www.fda.gov/media/104268/download.
33. E. J. Stanek et al., *Clin. Pharmacol. Ther.*, **91** (3), 450 (2012).
34. J. Kaiser, *Science*, **320** (5875), 473 (2008).
35. P. Cohen, "Drug-Producing Crops Facing Legal Lockdown," *New Scientist*, March 1, 2003, https://www.newscientist.com/article/dn3436-drug-producing-crops-facing-legal-lockdown.
36. P. Cohen, "GM Crop Mishaps Unite Friends and Foes," *New Scientist*, November 18, 2002, https://www.newscientist.com/article/dn3073-gm-crop-mishaps-unite-friends-and-foes.
37. "ATryn Uses the Power of Recombinant DNA Technology to Offer a Reliable Supply of Antithrombin," rEVO Biologics, http://atryn.com/atryn-revo/recombinant.php（現在はリンク切れ）.
38. A. Pollack, "F.D.A. Approves Drug from Gene-Altered Goats," *New York Times*, February 6, 2009, https://www.nytimes.com/2009/02/07/business/07goatdrug.html.
39. H. L. Shaefer and A. Ochoa, "How Blood-Plasma Companies Target the Poorest Americans," *Atlantic*, March 15, 2018, https://www.theatlantic.com/business/archive/2018/03/plasma-donations/555599.
40. C. L. Ventola, *Pharm. Ther.*, **36** (10), 669 (2011).
41. A. Silversides, *Can. Med. Assoc. J.*, **178** (9), 1126 (2008).
42. G. Velo and U. Moretti, *Br. J. Clin. Pharmacol.*, **66** (5), 626 (2008).
43. Z. Kmietowicz, *Br. Med. J. (Clin. Res. Ed.)*, **326** (7402), 1284 (2003).
44. D. L. Frosch et al., *Ann. Fam. Med.*, **5** (1), 6 (2007). Erratum in *Ann. Fam. Med.*, **5** (2), 179 (2007).
45. D. O. Sarnak et al., *Issue Brief (Commonw. Fund)*, October 2017, 1 (2017).
46. U.S. House of Representatives, Ways and Means Committee Staff, "A Painful Pill to Swallow: U.S. vs. International Prescription Drug Prices," September 2019, https://waysandmeans.house.gov/sites/democrats.waysandmeans.house.gov/files/documents/U.S.%20vs.%20International%20Prescription%20Drug%20Prices_0.pdf（現在はリンク切れ）.

5. H. J. van de Haar et al., *Radiology*, **282** (2), 615 (2017).
6. M. Dadparvar et al., *Toxicol. Lett.*, **206** (1), 60 (2011).
7. "OTC Drug Facts Label," *U.S. Food and Drug Administration*, https://www.fda.gov/drugs/drug-information-consumers/otc-drug-facts-label.
8. J. Chang et al., *J. Res. Pharm. Pract.*, **5** (3), 149 (2016).
9. "Understanding Unapproved Use of Approved Drugs 'Off Label,'" *U.S. Food and Drug Administration*, https://www.fda.gov/patients/learn-about-expanded-access-and-other-treatment-options/understanding-unapproved-use-approved-drugs-label.
10. C. Wittich et al., *Mayo Clin. Proc.*, **87** (10), 982 (2012).
11. "Developing Products for Rare Diseases and Conditions," *U.S. Food and Drug Administration*, https://www.fda.gov/industry/developing-products-rare-diseases-conditions.
12. K. N. Meeking et al., *Drug Discov. Today*, **17** (13-14), 660 (2012).
13. M. Caffrey, "Claiming 'Orphan' Status, AstraZeneca Sues FDA to Protect Crestor Patent," *Am. J. Manag. Care*, June 29, 2016, https://www.ajmc.com/view/claiming-orphan-status-astrazeneca-sues-fda-to-protect-crestor-patent.
14. B. Pierson, "Judge Refuses to Block Generic Versions of AstraZeneca's Crestor," *Reuters*, July 20, 2016, https://www.reuters.com/article/us-astrazeneca-crestor/judge-refuses-to-block-generic-versions-of-astrazenecas-crestor-idUSKCN0ZZ2VW.
15. B. Elgin et al., "When the Patient Is a Gold Mine: The Trouble with Rare-Disease Drugs," *Bloomberg Businessweek*, https://www.bloomberg.com/news/features/2017-05-24/when-the-patient-is-a-gold-mine-the-trouble-with-rare-disease-drugs.
16. W. F. Roche Jr., "Number Deaths Caused by the 2012 Fungal Meningitis Outbreak Underreported," *Tennessean*, December 31, 2018, https://www.tennessean.com/story/news/health/2018/12/31/number-deaths-caused-2012-fungal-meningitis-outbreak-underreported/2447091002.
17. C. P. Davis, "Fungal Meningitis and Steroid Injections: A Health-Care Disease," *Medicinenet*, https://www.medicinenet.com/fungal_meningitis_and_steroid_injections/views.htm (現在はリンク切れ).
18. "December 13, 2018: Owner and Four Former Employees of New England Compounding Center Convicted Following Trial," *U.S. Food and Drug Administration*, https://www.fda.gov/inspections-compliance-enforcement-and-criminal-investigations/press-releases/december-13-2018-owner-and-four-former-employees-new-england-compounding-center-convicted-following.
19. "Compounded Unapproved Animal Drugs from Rapid Equine Solutions Linked to Three Horse Deaths," *The Horse*, https://thehorse.com/176716/compounded-unapproved-drugs-linked-to-three-horse-deaths/.
20. L. L. Brunton et al., "Goodman and Gilman's The Pharmacological Basis of Therapeutics, 11th ed.," McGraw-Hill (2006), p.1794, 1812, 1834.
21. "FDA 101: Dietary Supplements," *U.S. Food and Drug Administration*, https://www.fda.gov/consumers/consumer-updates/fda-101-dietary-supplements.
22. "Questions and Answers on Dietary Supplements," *U.S. Food and Drug Administration*, https://www.fda.gov/food/information-consumers-using-dietary-supplements/questions-and-answers-dietary-supplements.
23. "Is It Really 'FDA Approved?'" *U.S. Food and Drug Administration*, https://www.fda.gov/consumers/consumer-updates/it-really-fda-approved.
24. M. M. Rumore, "The Hatch-Waxman Act—25 Years Later: Keeping the Pharmaceutical Scales Balanced," *The Pharmacy Times*, August 2009, https://www.pharmacytimes.com/view/generic-hatchwaxman-0809.
25. "What Medicare Part D Drug Plans Cover," *Medicare.gov*, https://www.medicare.gov/drug-coverage-part-d/what-medicare-part-d-drug-plans-cover.
26. "The Medicines Formulary," *Guy's and St. Thomas' NHS Foundation Trust*, https://www.guysandstthomas.nhs.uk/about-us/publications/medicines-formulary.aspx.
27. "Allowed/Disallowed Items," *Pharmaceutical Services Negotiating Committee of the National Health Service*,

article/infographics/three-decades-of-viagra.
25. "Colombian cooking school students create "love dessert" made with Viagra," *AP Archive*, November 11, 2009, https://www.youtube.com/watch?v=5yDClFtlBxQ.
26. N. Swaminathan, "Viagra May Give a Boost to the Jet-Lagged," *Scientific American*, May 21, 2007, https://www.scientificamerican.com/article/viagra-may-help-with-jet-lag.

● 16 章　新型コロナワクチン——究極のワザ

1. P. Uchoa and Y. Tan, "Covid: What Do We Know about China's Coronavirus Vaccines?" *BBC News*, July 13, 2021, https://www.bbc.com/news/world-asia-china-57817591.
2. K. Katella, "Comparing the COVID-19 Vaccines: How Are They Different?" *Yale Medicine*, October 5, 2021, https://www.yalemedicine.org/news/covid-19-vaccine-comparison.
3. E. Dolgin, *Nature*, **597** (7876), 318 (2021).
4. B. Nogrady, "Mounting Evidence Suggests Sputnik COVID Vaccine Is Safe and Effective," *Nature*, July 6, 2021, https://www.nature.com/articles/d41586-021-01813-2.
5. P. Ball, "The Lightning-Fast Quest for COVID Vaccines—and What It Means for Other Diseases," *Nature*, December 18, 2020, https://www.nature.com/articles/d41586-020-03626-1.
6. A. Shalal and D. Lawder, "World Bank Will Boost COVID-19 Vaccine Funding to $20 bln," *Reuters*, June 30, 2020, https://www.reuters.com/business/healthcare-pharmaceuticals/world-bank-says-will-boost-financing-covid-19-vaccines-20-billion-2021-06-30.
7. A. Caldwell, "How Were Researchers Able to Develop COVID-19 Vaccines So Quickly?," *University of Chicago News*, February 5, 2021, https://news.uchicago.edu/story/how-were-researchers-able-develop-covid-19-vaccines-so-quickly.
8. J. Cohen, "Chinese Researchers Reveal Draft Genome of Virus Implicated in Wuhan Pneumonia Outbreak," *Science*, January 11, 2020, https://www.science.org/news/2020/01/chinese-researchers-reveal-draft-genome-virus-implicated-wuhan-pneumonia-outbreak.
9. Reuters Fact Check, "COVID-19 Vaccines Are Not a Ploy to Connect People to 5G," *Reuters*, July 15, 2021, https://www.reuters.com/article/factcheck-covid19vaccines-5g/fact-check-covid-19-vaccines-are-not-a-ploy-to-connect-people-to-5g-idUSL1N2OR2C1.
10. "Selecting Viruses for the Seasonal Influenza Vaccine," *Centers for Disease Control and Prevention*, https://www.cdc.gov/flu/prevent/vaccine-selection.htm#:~:text=The%20influenza%20viruses%20in%20the,circulate%20during%20the%20coming%20season.
11. "Secretary of Defense Austin Issues Guidance for Mandatory Coronavirus Disease 2019 Vaccination of Department of Defense Service Members," *U.S. Department of Defense*, August 25, 2021, https://www.defense.gov/Newsroom/Releases/Release/Article/2745742/secretary-of-defense-austin-issues-guidance-for-mandatory-coronavirus-disease-2.
12. Associated Press, "Key Parts of Biden's Plan to Confront Delta Variant Surge," *Associated Press News*, September 10, 2021, https://apnews.com/article/joe-biden-business-health-coronavirus-pandemic-26bace6485d88ad1ae3ef2aea60fbb65.
13. P. Nicholas, "Why Biden Bet It All on Mandates," *The Atlantic*, September 19, 2021, https://www.theatlantic.com/politics/archive/2021/09/biden-vaccine-mandates/620103.
14. J. Holder, "Tracking Coronavirus Vaccinations around the World," *New York Times*, September 20, 2021, https://www.nytimes.com/interactive/2021/world/covid-vaccinations-tracker.html.

● 終 章——薬の世界ふしぎ探検

1. A. Sakula, *J. R. Soc. Med.*, **81** (7), 414 (1988).
2. D. Wendt, "Two Tons of Pig Parts: Making Insulin in the 1920s," *National Museum of American History*, https://americanhistory.si.edu/blog/2013/11/two-tons-of-pig-parts-making-insulin-in-the-1920s.html.
3. V. Malaterre et al., *Eur. J. Pharm. Biopharm.*, **73** (3), 311 (2009).
4. R. Daneman and A. Prat, *Cold Spring Harb. Perspect. Biol.*, **7** (1), 1 (2015).

Emergency Management, https://chemm.hhs.gov/pregnancycategories.htm.
13. "Propecia Prescribing Information," *U.S. Food and Drug Administration*, https://www.accessdata.fda.gov/drugsatfda_docs/label/2021/020788s028lbl.pdf.
14. "Jose Theodore Tests Positive," *CBC Sports*, https://www.cbc.ca/sports/hockey/jose-theodore-tests-positive-1.613274.

● 15 章　バイアグラ――うれしい誤算

1. K. Gurtner et al., *Am. J. Mens Health*, **11** (3), 479 (2017).
2. L. Bannister, "The Hard-On on Trial," *Paris Review*, May 18, 2016, https://www.theparisreview.org/blog/2016/05/18/the-hard-on-on-trial.
3. U. Jonas, *Int. J. Impot. Res.*, **13** (Suppl. 3), S3 (2001).
4. T. Rausch, "Reclaiming His Throne," *Augusta Chronicle*, April 23, 2007, https://www.augustachronicle.com/article/20070423/NEWS/304239990.
5. K. Hoyland et al., *Rev. Urol.*, **15** (2), 68 (2013).
6. C. Lamar, "An Eyewitness Account of the Most Awkward Urology Lecture Ever," *io9*, January 16, 2012, https://io9.gizmodo.com/an-eyewitness-account-of-the-most-awkward-urology-lectu-5876545.
7. K. MacNeill, "The Story of Viagra, the Little Blue Pill That Changed Sex Forever," *VICE*, March 29, 2018, https://www.vice.com/en/article/mbxgnx/the-story-of-viagra-the-little-blue-pill-that-changed-sex-forever.
8. J. Tozzi and J. S. Hopkins, "The Little Blue Pill: An Oral History of Viagra," *Bloomberg*, December 11, 2017, https://www.bloomberg.com/news/features/2017-12-11/the-little-blue-pill-an-oral-history-of-viagra.
9. M. S. Rosenwald, "The Viagra Jackpot: A History of the Little Blue Pill at 20," *Chicago Tribune*, March 28, 2018, https://www.chicagotribune.com/business/ct-biz-history-of-viagra-20-years-20180328-story.html.
10. K. E. Foley, "Viagra's Famously Surprising Origin Story Is Actually a Pretty Common Way to Find New Drugs," *Quartz*, September 10, 2017, https://qz.com/1070732/viagras-famously-surprising-origin-story-is-actually-a-pretty-common-way-to-find-new-drugs.
11. D. J. Nichols et al., *Br. J. Clin. Pharmacol.*, **53** (s1), 5S (2002).
12. H. A. Ghofrani et al., *Nat. Rev. Drug Discov.*, **5** (8), 690 (2006).
13. J. Wilson, "Viagra: The Little Blue Pill That Could," *CNN*, March 27, 2013, https://www.cnn.com/2013/03/27/health/viagra-anniversary-timeline/index.html.
14. M. Garber, "Jagged Little (Blue) Pill," *Atlantic*, March 27, 2018, https://www.theatlantic.com/entertainment/archive/2018/03/20-years-of-viagra/556343.
15. C. Leone, "Ranking the 10 Most Embarrassing NASCAR Driver Sponsors in History," *Bleacher Report*, June 1, 2013, https://bleacherreport.com/articles/1658364-ranking-the-10-most-embarrassing-nascar-driver-sponsors-in-history.
16. J. Moore, "Hard Topic, Easy Money; Palmeiro Cashes In on Viagra," *Seattle Post-Intelligencer*, https://www.seattlepi.com/news/article/Hard-topic-easy-money-Palmeiro-cashes-in-on-1092712.php.
17. J. G. Murray et al., *Ther. Clin. Risk Manag.*, **3** (6), 975 (2007).
18. E. Inglis-Arkell, "Why Viagra Tints Your Vision Blue," *io9*, February 12, 2015, https://io9.gizmodo.com/why-viagra-tints-your-vision-blue-1685176169.
19. Yun-Yun Li et al., *Int. J. Ophthalmol.*, **11** (2), 340 (2018).
20. C. Karaarslan, *Front. Neurol.*, **11** (67), 1 (2020).
21. J. Naish, "The History of Viagra and How It Was Discovered by Accident," *Daily Mail*, https://www.dailymail.co.uk/health/article-5134761/A-cure-curse-JOHN-NAISH-wonder-sex-drug.html.
22. N. Mondaini et al., *Int. J. Impot. Res.*, **15**, 225 (2003).
23. "Viagra to Go Generic in 2017 according to Pfizer Agreement," *CBS News*, December 17, 2013, https://www.cbsnews.com/news/viagra-to-go-generic-in-2017-according-to-pfizer-agreement.
24. D. Connelly, "Three Decades of Viagra," *Pharm. J.* (2017), https://pharmaceutical-journal.com/

transformed-from-an-antihypertensive-to-hair-loss-drug/11080942.article.
2. A. Raj, "How a Doctor's Chance Appointment with a Hairy Woman Led to the Discovery of Rogaine," *Business Insider*, September 27, 2014, https://www.businessinsider.com/hairy-woman-led-guinter-kahn-to-rogaine-2014-9.
3. H. Cohen, "Guinter Kahn, Inventor of Hair Loss Remedy Rogaine, Dies at 80 in Miami Beach," *Miami Herald*, September 24, 2014, https://www.miamiherald.com/news/local/obituaries/article2227194.html.
4. D. Saleh et al., "Hypertrichosis," *National Center for Biotechnology Information StatPearls*, https://www.ncbi.nlm.nih.gov/books/NBK534854.
5. D. A. Fenton and J. D. Wilkinson, *Br. Med. J. (Clin. Res. Ed.)*, **287** (6398), 1018 (1983).
6. G. Kuntzman, "Hair! Mankind's Historic Quest to End Baldness," Random House (2001), p.123.
7. Associated Press, "Hair-Growth Drug to Be Sold over the Counter," *New York Times*, February 13, 1996, https://www.nytimes.com/1996/02/13/science/hair-growth-drug-to-be-sold-over-the-counter.html.
8. T. Badri et al., "Minoxidil," *National Center for Biotechnology Information StatPearls*, May 4, 2020, https://www.ncbi.nlm.nih.gov/books/NBK482378.
9. P. Suchonwanit et al., *Drug Des. Devel. Ther.*, **13**, 2777 (2019).
10. "Treating Female Pattern Hair Loss," *Harvard Health Publishing via Harvard Medical School*, https://www.health.harvard.edu/staying-healthy/treating-female-pattern-hair-loss.
11. A. MacMillan, "A Popular Hair Loss Drug Costs 40% More for Women Than Men," *Time*, June 9, 2017, https://time.com/4811985/rogaine-women-hair-loss-men.
12. M. R. Wehner et al., *JAMA Dermatol.*, **153** (8), 825 (2017).
13. "Efficacy and Safety of 3% Minoxidil Lotion for Chest Hair Enhancement," *U.S. National Library of Medicine*, https://clinicaltrials.gov/ct2/show/NCT02283645.
14. C. DeClementi et al., *J. Vet. Emerg. Crit. Care*, **14** (4), 281 (2004).

● 14章　フィナステリド——飲んでフサフサ

1. M. Freudenheim, "Keeping the Pipeline Filled at Merck," *New York Times*, February 16, 1992, https://www.nytimes.com/1992/02/16/business/keeping-the-pipeline-filled-at-merck.html?src=pm.
2. "The Extraordinary Case of the Guevedoces," *BBC News*, September 20, 2015, https://www.bbc.com/news/magazine-34290981.
3. "Prostate Enlargement (Benign Prostatic Hyperplasia)," *National Institutes of Diabetes and Digestive and Kidney Diseases*, https://www.niddk.nih.gov/health-information/urologic-diseases/prostate-problems/prostate-enlargement-benign-prostatic-hyperplasia.
4. NCI Staff, "Prostate Cancer Prevention and Finasteride: A Conversation with NCI's Dr. Howard Parnes," *National Cancer Institute*, May 13, 2019, https://www.cancer.gov/news-events/cancer-currents-blog/2019/prostate-cancer-prevention-finasteride-parnes.
5. P. M. Zito et al., "Finasteride," *National Center for Biotechnology Information StatPearls*, https://www.ncbi.nlm.nih.gov/books/NBK513329.
6. C. A. Ganzer and A. R. Jacobs, *Am. J. Mens Health*, **12** (1), 90 (2018).
7. K. J. McClellan and A. Markham, *Drugs*, **57** (1), 111 (1999).
8. D. Levine and C. Terhune, "Merck Anti-Baldness Drug Propecia Has Long Trail of Suicide Reports, Records Show," *Reuters*, February 3, 2021, https://www.reuters.com/article/us-merck-propecia-suicide-exclusive/exclusive-merck-anti-baldness-drug-propecia-has-long-trail-of-suicide-reports-records-show-idUSKBN2A32XU.
9. D. Levine, "Court Let Merck Hide Secrets about a Popular Drug's Risks," *Reuters*, September 11, 2019, https://www.reuters.com/investigates/special-report/usa-courts-secrecy-propecia.
10. G. Andy et al., *Dermatol. Ther.*, **32** (2), e12647 (2019).
11. S. W. Lee et al., *J. Drugs Dermatol.*, **17** (4), 457 (2018).
12. "FDA Pregnancy Categories," *U.S. Department of Health and Human Services: Chemical Hazards and*

25. K. B. Olson, *Emerg. Infect. Dis.*, **5** (4), 513 (1999).
26. T. Parsons, "Johns Hopkins Working Group on Civilian Biodefense Says Botulinum Toxin Is a Major Biological Weapons Threat," *Johns Hopkins Bloomberg School of Public Health*, February 28, 2001, https://publichealth.jhu.edu/2001/botulinum-toxin-release-2001.
27. M. Stebbins, "Biosecurity and Biodefense Resource: Botulinum Toxin Fact Sheet," *Federation of American Scientists*, https://fas.org/biosecurity/resource/factsheets/botulinum.htm.
28. M. R. Dobbs, "Clinical Neurotoxicology: Syndromes, Substances, Environments," Saunders (2009), p.631.
29. J. G. Sotos, *JAMA*, **21** (285), 2716 (2001).
30. D. J. Viglia et al., *Emerg. Infect. Dis.*, **15** (1), 69 (2009).
31. S. Hensley, "Botulism from 'Pruno' Hits Arizona Prison," *NPR*, February 7, 2013, https://www.npr.org/sections/health-shots/2013/02/07/171385104/botulism-from-pruno-hits-arizona-prison.
32. D. Thurston et al., *Morb. Mortal. Wkly. Rep.*, **61** (39), 782 (2012).
33. C. M. Peak et al., *Morb. Mortal. Wkly. Rep.*, **67** (5152), 1415 (2019).
34. E. E. V. de Cuetos et al., *Clin. Vaccine Immunol.*, **18** (11), 1845 (2011).

● 12章　コールタール──臭くて黒いスグレモノ

1. J. H. J. Roelofzen et al., *J. Invest. Dermatol.*, **130** (4), 953 (2010).
2. "Coal to Make Coke and Steel," *University of Kentucky Geological Survey*, https://www.uky.edu/KGS/coal/coal-for-cokesteel.php.
3. W. Sneader, "Drug Discovery: A History," Wiley (2005), p.356.
4. "Wright's Coal Tar Soap," *Grace's Guide to British Industrial History*, https://www.gracesguide.co.uk/Wright%27s_Coal_Tar_Soap.
5. "William Valentine Wright, Senior," *Grace's Guide to British Industrial History*, https://www.gracesguide.co.uk/William_Valentine_Wright,_Senior.
6. B. Eriksson et al., *Clin. Infect. Dis.*, **23** (5), 1091 (1996).
7. S. Spratly, *BMJ*, **2** (44), 465 (1861).
8. D. MacDonald, *BMJ*, **1** (3199), 622 (1922).
9. S. A. Ashmore and A. W. M. Hughes, *BMJ*, **1** (4020), 160 (1938).
10. T. Brown et al., "Pain Relief: From Coal Tar to Paracetamol," *Royal Society of Chemistry*, June 30, 2005, https://edu.rsc.org/feature/pain-relief-from-coal-tar-to-paracetamol/2020140.article.
11. S. Ranganathan and T. Mukhopadhyay, *Indian J. Dermatol.*, **55** (2), 130 (2010).
12. "Coal Tar Shampoo—Topical," *British Columbia HealthLinkBC*, https://www.healthlinkbc.ca/medications/coal-tar-shampoo-topical.
13. E. H. van den Bogaard et al., *J. Clin. Invest.*, **123** (2), 917 (2013).
14. J. A. Zeichner, *J. Clin. Aesthet. Dermatol.*, **3** (9), 37 (2010).
15. "Chemical Agents and Related Occupations: Volume 100F A Review of Human Carcinogens," *World Health Organization* (2012), p.153.
16. I. Berenblum, *BMJ*, **2** (4577), 601 (1948).
17. "Coal Tar Products Target of California Lawsuit Alleging Cancer Risk," *National Psoriasis Foundation*, March 22, 2001, https://www.psorsite.com/coaltar.html.
18. "Subpart H—Drug Products for the Control of Dandruff, Seborrheic Dermatitis, and Psoriasis," *Code of Federal Regulations Title 21*, https://www.accessdata.fda.gov/scripts/cdrh/cfdocs/cfcfr/CFRSearch.cfm?CFRPart=358&showFR=1&subpartNode=21:5.0.1.1.30.8.
19. "Section 740.18 Coal Tar Hair Dyes Posing a Risk of Cancer," *Code of Federal Regulations Title 21*, https://www.accessdata.fda.gov/scripts/cdrh/cfdocs/cfcfr/CFRSearch.cfm?fr=740.18.

● 13章　ミノキシジル──塗ってフサフサ

1. J. Bryan, "How Minoxidil Was Transformed from an Antihypertensive to Hair-Loss Drug," *Pharm. J.* (2011), https://pharmaceutical-journal.com/news-and-analysis/how-minoxidil-was-

9. L. L. Brunton et al., "Goodman and Gilman's The Pharmacological Basis of Therapeutics, 11th ed.," McGraw-Hill (2006), p.1476.
10. M. Pirmohamed, *Br. J. Clin. Pharmacol.*, **62** (5), 509 (2006).
11. "Warfarin and Vitamin K," *Healthlink British Columbia*, https://www.healthlinkbc.ca/health-topics/warfarin-and-vitamin-k.
12. M. Wines, "New Study Supports Idea Stalin Was Poisoned," *New York Times*, March 5, 2003, https://www.nytimes.com/2003/03/05/world/new-study-supports-idea-stalin-was-poisoned.html.
13. N. Johnson et al, *Viruses*, **6** (5), 1911 (2014).
14. Hans-Joachim Pelz et al., *Genetics*, **170** (4), 1839 (2005).

● 11 章　ボツリヌス毒素──キレイもつくる最強の毒

1. F. J. Ergbuth, *Mov. Disord.*, **19** (S8), S2 (2004).
2. "Pruno: A Recipe for Botulism," *Centers for Disease Control*, October 4, 2018, https://www.cdc.gov/botulism/pruno-a-recipe-for-botulism.html.
3. V. S. Hanchanale et al., *Urol. Int.*, **85** (2), 125 (2010).
4. J. Jankovic, *J. Neurol. Neurosurg. Psychiatry*, **75** (7), 951 (2004).
5. "Botulism," *World Health Organization*, https://www.who.int/news-room/fact-sheets/detail/botulism.
6. A. B. Scott, *Ophthalmology*, **87** (10), 1044 (1980).
7. A. B. Scott, *Trans. Am. Ophthalmol. Soc.* **79**, 734 (1981).
8. C. McCutcheon, "The Creator of Botox Never Cared about Wrinkles," *Scientific American*, November 3, 2016, https://blogs.scientificamerican.com/guest-blog/the-creator-of-botox-never-cared-about-wrinkles.
9. V. Vara, "Billions and Billions for Botox," *New Yorker*, November 18, 2014, https://www.newyorker.com/business/currency/actavis-allergan-botox-sale.
10. B. R. DasGupta, "Botulinum and Tetanus Neurotoxins: Neurotransmission and Biomedical Aspects," Springer (1993), p.665.
11. R. P. Clark, *Plast. Reconstr. Surg.*, **144** (4), 723e (2019).
12. A. Kingston, "Meet the Vancouver Couple Who Pioneered Botox," *Maclean's*, June 3, 2014, https://www.macleans.ca/society/health/meet-the-vancouver-couple-who-pioneered-botox.
13. J. Carruthers and A. Carruthers, *J. Cutan. Med. Surg.*, **3** (Suppl. 4), S49 (1999).
14. E. S. Felber, *J. Am. Osteopath. Assoc.* **106** (10), 609 (2006).
15. D. Kotz, "FDA Approves Botox Injections to Treat 'Crow's Feet,'" *Boston Globe*, September 16, 2013, https://www.bostonglobe.com/lifestyle/health-wellness/2013/09/15/fda-approves-botox-injections-treat-crow-feet-lines-around-eyes/aQG8kpWoVpC4YaAaAuZNnJ/story.html.
16. T. Kilgore, "AbbVie Confirms Deal to Buy Allergan for 45% Premium, Valuing Allergan at $61.7 Billion," *MarketWatch*, June 25, 2019, https://www.marketwatch.com/story/abbvie-confirms-deal-to-buy-allergan-for-45-premium-valuing-allergan-at-617-billion-2019-06-25.
17. "Medication Guide: Myoblock (RimabotulinumtoxinB) Injection," *U.S. Food and Drug Administration*, 2009, https://www.myobloc.com/files/Myobloc-Patient-Medication-Guide.pdf.
18. R. Ramachandran and T. L. Yaksh, *Br. J. Pharmacol.*, **171** (18), 4177 (2014).
19. T. Watkins, "FDA Approves Botox as Migraine Preventive," *CNN*, October 15, 2010, http://www.cnn.com/2010/HEALTH/10/15/migraines.botox/index.html.
20. Bat-Chen Friedman and R. D. Goldman, *Can. Fam. Physician*, **57** (9), 1006 (2011).
21. "2019 Plastic Surgery Statistics Report," *American Society of Plastic Surgeons National Clearinghouse of Plastic Surgery Procedural Statistics* (2020), https://www.plasticsurgery.org/documents/News/Statistics/2019/plastic-surgery-statistics-report-2019.pdf.
22. "Pharmacoeconomic Review Report for Dysport Therapeutic," *CADH Common Drug Review*, August 2017, https://www.ncbi.nlm.nih.gov/books/NBK535069/pdf/Bookshelf_NBK535069.pdf.
23. E. Simons, *Forensic Examiner*, **15** (1), 37 (2006).
24. "Aum Shinrikyo: The Japanese Cult behind the Tokyo Sarin Attack," *BBC News*, July 6, 2018, https://www.bbc.com/news/world-asia-35975069.

15. D. Zuck, "Nitrous Oxide: Are You Having a Laugh?" *Royal Society of Chemistry*, March 1, 2012, https://edu.rsc.org/feature/nitrous-oxide-are-you-having-a-laugh/2020202.article.
16. D. E. Emmanoui and R. M. Quock, *Anesth. Prog.*, **54** (1), 9 (2007).
17. G. Randhawa and A. Bodenham, *Br. J. Anaesth.*, **116** (3), 321 (2015).

● 9 章　窒素マスタード――両極端のNとS

1. J. Frunzi, "From Weapon to Wonder Drug," *Hospitalist*, February 2007, https://www.the-hospitalist.org/hospitalist/article/123282/weapon-wonder-drug.
2. "Germans Introduce Poison Gas," *History*, February 9, 2010, https://www.history.com/this-day-in-history/germans-introduce-poison-gas.
3. G. J. Fitzgerald, *Am. J. Public Health*, **98** (4), 611 (2008).
4. M. Tinnesand, "Mustard Gas," *ChemMatters* (2005).
5. "Mapping Chaucer: Flanders," *Mapping Chaucer*, https://mediakron.bc.edu/mappingchaucer/the-canterbury-tales-1/flanders-4.
6. "Fritz Haber's Synthesis of Ammonia from Its Elements, Hydrogen and Nitrogen, Earned Him the 1918 Nobel Prize in Chemistry," *Science History Institute*, https://www.sciencehistory.org/historical-profile/fritz-haber.
7. P. Padley, *Anaesth. Intensive Care*, **44 (Suppl.)**, 24 (2016).
8. C. Wilke, "From Chemical Weapon to Chemotherapy, 1917–1946," *The Scientist*, March 31, 2019, https://www.the-scientist.com/foundations/from-chemical-weapon-to-chemotherapy--19171946-65655.
9. J. Conant, "How a WWII Disaster—and Cover-Up—Led to a Cancer Treatment Breakthrough," *History*, August 12, 2020, https://www.history.com/news/wwii-disaster-bari-mustard-gas.
10. J. Einhorn, *Int. J. Radiat. Oncol. Biol. Phys.*, **11** (7), 1375 (1985).
11. "Emergency Preparedness and Response: Facts about Nitrogen Mustards," *Centers for Disease Control and Prevention*, https://emergency.cdc.gov/agent/nitrogenmustard/index.asp.
12. "Cancer: A Historic Perspective," *National Institutes of Health National Cancer Institute*, https://training.seer.cancer.gov/disease/history.
13. J. Curtis, "Yale Medicine Magazine, Summer 2005," p.16.
14. P. Christakis, *Yale J. Biol. Med.*, **84** (2), 169 (2011).
15. A. Karmai and S. Khateri, "Long Legacy," *CBRNe World*, August 2012, 38.
16. "Remembering the Halabja Massacre," *Voice of America*, March 15, 2018, https://editorials.voa.gov/a/remembering-halabja-massacre/4298678.html.
17. "Mechlorethamine," *U.S. National Library of Medicine: MedlinePlus*, https://medlineplus.gov/druginfo/meds/a682223.html.
18. D. A. Karnofsky et al., *Cancer*, **1** (4), 634 (1948).
19. Y. H. Kim et al., *Arch. Dermatol.*, **139** (2), 165 (2003).
20. L. L. Brunton et al., "Goodman and Gilman's The Pharmacological Basis of Therapeutics, 11th ed.," McGraw-Hill (2006), p.1322.

● 10 章　ワルファリン――人を救った猫いらず

1. C. W. Francis, *Hematology Am. Soc. Hematol. Educ. Program*, **2008** (1), 251 (2008).
2. F. W. Schofield, *Can. Vet. J.*, **25** (12), 453 (1984).
3. R. H. Burris, *Biogr. Mem. Natl. Acad. Sci.*, **65**, 176 (1994).
4. B. M. Duxbury and L. Poller, *Clin. Appl. Thromb. Hemost.*, **7** (4), 269 (2001).
5. K. P. Link, *Circulation*, **19** (1), 97 (1959).
6. G. B. Lim, "Warfarin: from rat poison to clinical use," *Nat. Rev. Cardiol.*, (2017).
7. R. Rajagopalan, "A Study in Scarlet," *Science History Institute*, March 29, 2018, https://www.sciencehistory.org/distillations/a-study-in-scarlet.
8. "They Built a Better Mousetrap....and Used Radio to Sell It," *Broadcasting Telecasting*, **39** (24), 22 (1950), https://worldradiohistory.com/Archive-BC/BC-1950/BC-1950-12-11.pdf.

21. S. Sohn and A. Chernoff, "Killer Nurse Gets 11 Life Sentences," *CNN*, March 10, 2006, https://edition.cnn.com/2006/LAW/03/02/killer.nurse/index.html.

● 7 章　クロルジアゼポキシド——落ち着きなさい

1. T. H. Maugh III, "Leo Sternbach, 97; Invented Valium, Many Other Drugs," *Los Angeles Times*, October 1, 2005, https://www.latimes.com/archives/la-xpm-2005-oct-01-me-sternbach1-story.html.
2. A. Dronsfield and P. Ellis, "Librium and Valium—Anxious Times," *Royal Society of Chemistry*, August 31, 2008, https://edu.rsc.org/feature/librium-and-valium-anxious-times/2020182.article.
3. I. Oransky, "Leo H. Sternbach," *Lancet*, **366** (9495), 1430 (2005).
4. "Biotin—Vitamin B7," *Harvard T. H. Chan School of Public Health*, https://www.hsph.harvard.edu/nutritionsource/biotin-vitamin-b7.
5. W. Bonrath et al., *CHIMIA*, **63** (5), 265 (2009).
6. A. Tone, "The Age of Anxiety: A History of America's Turbulent Affair with Tranquilizers," Basic Books (2009), p.63.
7. L. H. Sternbach, *J. Med. Chem.*, **22** (1), 1 (1979).
8. T. A. Ban, *Dialogues Clin. Neurosci.*, **8** (3), 335 (2006).
9. L. O. Randall et al., *Curr. Ther. Res. Clin. Exp.*, **3**, 405 (1961).
10. "Data Sheet: Librium® C-IV (Chlordiazepoxide HCl) Capsules," *U.S. Food and Drug Administration*, https://www.accessdata.fda.gov/drugsatfda_docs/label/2016/012249s049lbl.pdf.
11. D. Hanson, "Librium," *Chem. Eng. News*, **83** (25), 3 (2005).
12. J. Bryan, *Pharm. J.*, **283**, 305 (2009).
13. G. Chouinard, *J. Clin. Psychiatry*, **65** (suppl. 5), 7 (2004).
14. "FDA Requires Strong Warnings for Opioid Analgesics, Prescription Opioid Cough Products, and Benzodiazepine Labeling Related to Serious Risks and Death from Combined Use," *U.S. Food and Drug Administration*, https://www.fda.gov/news-events/press-announcements/fda-requires-strong-warnings-opioid-analgesics-prescription-opioid-cough-products-and-benzodiazepine.
15. A. Sachdeva et al., *J. Clin. Diagn. Res.*, **9** (9), VE01 (2015)

● 8 章　亜酸化窒素——しびれる笑い

1. J. R. Partington, "A History of Chemistry," Palgrave (1962), p.237.
2. J. L. Marshall and V. R. Marshall, *The Hexagon*, **96** (2), 28 (2005).
3. V. Lew et al., *Br. Med. Bull.*, **125** (1), 103 (2018).
4. P. Ford, "Joseph Priestly: The Man Who Discovered Oxygen," *Bath Royal Literary and Scientific Institution*, January 2004, https://www.brlsi.org/about-us/.
5. F. F. Cartwright, *Br. J. Anaesth.*, **44** (3), 291 (1972).
6. "Joseph Priestly," *Science History Institute*, https://www.sciencehistory.org/historical-profile/joseph-priestley.
7. N. Riegels et al., *Anesthesiology*, **114** (6), 1282 (2011).
8. G. Moulis and G. Martin-Blondel, *Can. Med. Assoc. J.*, **184** (9), 1061 (2012).
9. H. Davy, *Philos. Trans. R. Soc.*, **103**, 1 (1813).
10. M. Crawford, "Samuel Colt," *American Society of Mechanical Engineers*, April 18, 2012, https://www.asme.org/topics-resources/content/samuel-colt.
11. H. W. Erving, *Yale J. Biol. Med.*, **5** (5), 421 (1933).
12. K. Liu et al., "Last Days of Horace Wells: A Sad Story of His Arrest and a Suicide," *American Society of Anesthesiologists annual meeting*, A3119, October 13, 2014, https://www.abstractsonline.com/pp8/#!/20301/presentation/18138.
13. R. P. Haridas, *Anesthesiology*, **124** (3), 553 (2016).
14. "A Strange Story, Facts Briefly States. The Colton Dental Association—A Word from the Medical Profession," *New York Times*, March 24, 1865, https://www.nytimes.com/1865/03/25/archives/a-strange-story-facts-briefly-stated-the-colton-dental-association.html.

4. I. Hershkovitz et al., *PLOS ONE*, **3** (10), e3426 (2008).
5. H. C. Hinshaw, *Am. J. Med.*, **2** (5), 429 (1947).
6. "Fighting for Breath: Stopping the TB Epidemic," *Museum of Health Care at Kingston*, https://www.museumofhealthcare.ca/explore/exhibits/breath/collapse-therapies.html.
7. A. Neklason, "A Historical Lesson in Disease Containment," *Atlantic*, March 21, 2020, https://www.theatlantic.com/health/archive/2020/03/tuberculosis-sanatoriums-were-quarantine-experiment/608335.
8. T. A. Ban, *Dialogues Clin. Neurosci.*, **8** (3), 335 (2006).
9. J. G. Fiedorowicz and K. L. Swartz, *J. Psychiatr. Pract.*, **10** (4), 239 (2004).
10. R. A. Maxwell and S. B. Eckhardt, "Drug Discovery," Humana Press (1990), p.146.
11. R. Kreston, "The Psychic Energizer! The Serendipitous Discovery of the First Antidepressant," *Discover*, January 27, 2016, https://www.discovermagazine.com/health/the-psychic-energizer-the-serendipitous-discovery-of-the-first-antidepressant.
12. C. M. B. Pare and M. Sandler, *J. Neurol. Neurosurg. Psychiat.*, **22** (3), 247 (1959).
13. B. K. Sinha, *J. Biol. Chem.*, **258** (2), 796 (1983).
14. "Global Health: Tuberculosis," Centers for Disease Control and Prevention, https://www.cdc.gov/globalhealth/newsroom/topics/tb/index.html.

● 6 章　ジゴキシン——ゴッホも被害者？

1. J. Somberg et al., *J. Clin. Pharmacol.*, **25** (7), 484 (1985).
2. M. R. Wilkins et al., *Br. Med. J.(Clin. Res. Ed.)*, **290** (6461), 7 (1985).
3. C. Hogue, "Digoxin," *Chem. Eng. News*, **83** (25), 3 (2005).
4. S. A. Edwards, "Digitalis: The Flower, the Drug, the Poison," *American Association for the Advancement of Science*, December 10, 2012, https://www.aaas.org/digitalis-flower-drug-poison.
5. H. B. Burchell, *J. Am. Coll. Cardiol.*, **1** (2_Part_1), 506 (1983).
6. A. Breckenridge, *Clin. Med.*, **6** (4), 393 (2006).
7. D. Dogas and S. Gorkey, *Eye*, **33** (1), 165 (2019).
8. A. Gruener, *Br. J. Gen. Pract.*, **63** (612), 370 (2013).
9. S. Smith, *J. Chem. Soc.*, 508 (1930).
10. R. Steckelberg and J. S. Newman, "The Fascinating Foxglove," *ACP Hospitalist*, March 2010, https://acphospitalist.org/archives/2010/03/newman.htm.
11. D. Blum, "How a Lawsuit against Coca-Cola Convinced Americans to Love Caffeine," *Time*, September 25, 2018, https://time.com/5405132/coca-cola-trial-caffeine-history.
12. Hollman et al., *BMJ*, **312** (7035), 912 (1996).
13. M. Lopez-Lazaro, *Proc. Natl. Acad. Sci. U.S.A.*, **106** (9), E26 (2009).
14. A. A. Bavry, "Digoxin Investigation Group—DIG," *American College of Cardiology*, March 11, 2013, https://www.acc.org/Latest-in-Cardiology/Clinical-Trials/2014/04/01/15/49/DIG?w_nav=Twitter.
15. C. Graeber, "The Good Nurse: A True Story of Medicine, Madness, and Murder," Hachette (2013).
16. R. Pérez-Peña et al., "Death on the Night Shift: 16 Years, Dozens of Bodies; Through Gaps in System, Nurse Left Trail of Grief," *New York Times*, February 29, 2004, https://www.nytimes.com/2004/02/29/nyregion/death-night-shift-16-years-dozens-bodies-through-gaps-system-nurse-left-trail.html?scp=1&sq=death%20on%20the%20night%20shift&st=cse.
17. C. Graeber, "The Tainted Kidney," *New York Magazine*, April 5, 2007, https://nymag.com/news/features/30331.
18. E. Webb, "Angels of Death Tells How Nurse Charles Cullen Killed Patients," *Herald Sun*, January 5, 2015, https://www.heraldsun.com.au/news/law-order/angels-of-death-tells-how-nurse-charles-cullen-killed-patients/news-story/3f1482705c3ee2a6ff47238fdb1f0fa6.
19. C. Graeber, "How a Serial-Killing Night Nurse Hacked Hospital Drug Protocol," *Wired*, April 29, 2013, https://www.wired.com/2013/04/charles-cullen-hospital-hack.
20. J. H. Tinker and J. D. Michenfelder, *Anesthesiology*, **45** (3), 340 (1976).

21. J. C. Collins and J. R. Gwilt, *Bull. Hist. Chem.*, **25** (1), 22 (2000).
22. T. Shimazu, *BMJ*, **338**, b2398 (2009).
23. K. M. Starko, *Clin. Infect. Dis.*, **49** (9), 1405 (2009).
24. D. R. Olmos, "German Firm to Reclaim Bayer Aspirin Name," *Los Angeles Times*, September 13, 1994, https://www.latimes.com/archives/la-xpm-1994-09-13-fi-38019-story.html.
25. A. Scott, "Bayer: 150 Years Old and Still Inventing," *Chemical and Engineering News*, June 10, 2013, https://cen.acs.org/articles/91/i23/Bayer-150-Years-Old-Still.html.
26. J. Miner and A. Hoffhines, *Tex. Heart Inst. J.*, **34** (2), 179 (2007).
27. H. J. Weiss and L. M. Aledort, *Lancet*, **290** (7514), 495 (1967).
28. A. Ornelas et al., *Cancer Metastasis Rev.*, **36**, (2), 289 (2017).
29. S. Dentzer, "Transcript: Congress Questions Vioxx, FDA," *PBS*, November 18, 2004, https://www.pbs.org/newshour/show/congress-questions-vioxx-fda.
30. X. Garcia-Albeniz and A. T. Chan, *Best Pract. Res. Clin. Gastroenterol.*, **25**, 461 (2011).
31. "Can Taking Aspirin Help Prevent Cancer?" *National Institutes of Health, National Cancer Center*, https://www.cancer.gov/about-cancer/causes-prevention/research/aspirin-cancer-risk.

● 4 章　リチウム――心に響く金属イオン

1. T. A. Ban, *Dialogues Clin. Neurosci.*, **8** (3), 335 (2006).
2. J. F. Cade, *Aust. N. Z. J. Psychiatry*, **33** (5), 615 (1999).
3. P. B. Mitchell and D. Hadzi-Pavlovic, *Bull. World Health Organ.*, **78** (4), 515 (2000).
4. P. B. Mitchell, *Aust. N. Z. J. Psychiatry*, **33** (5), 623 (1999).
5. W. A. Brown, "Lithium: A Doctor, a Drug, and a Breakthrough," Norton (2019), p.63.
6. J. Schioldann, *Aust. N. Z. J. Psychiatry*, **47** (5), 484 (2013).
7. J. F. Cade, *Med. J. Aust.*, **2** (10), 349 (1949).
8. R. T. Timmer and J. M. Sands, *J. Am. Soc. Nephrol.*, **10** (3), 666 (1999).
9. S. Gershon, "Lithium: Discovered, Forgotten and Rediscovered," transcript of lecture given on behalf of *the History Committee of the American College of Neuropsychopharmacology meeting*, December 2009, https://inhn.org/inhn-projects/archives/gershon-collection/lithium-discovered-forgotten-and-rediscovered.
10. A. C. Kaufman, "The Original 7-Up Was a Mind-Altering Substance," *Huffington Post*, https://www.huffpost.com/entry/7up-history_n_5836322.
11. P. Bech, *Psychother. Psychosom.*, **75** (5), 265 (2006).
12. L. Tondo et al., *Int. J. Bipolar Disord.*, **7**, 16 (2019).
13. E. Shorter, *Bipolar Disord.*, **11** (2), 4 (2009).
14. T. A. Ban, *Dialogues Clin. Neurosci.*, **8** (3), 335 (2006).
15. W. A. Hammond, "A Treatise on Diseases of the Nervous System," Appleton (1881), p.65, 106, 381, 582.
16. G. Parker, *Am. J. Psychiatry*, **169** (2), 125 (2012).
17. "Database of Ionic Radii," *Atomistic Simulation Group in the Materials Department of Imperial College*, http://abulafia.mt.ic.ac.uk/shannon/ptable.php.
18. M. Alda, *Mol. Psychiatry*, **20** (6), 661 (2015).
19. S. Pisano et al., *Curr. Neuropharmacol.*, **17** (4), 318 (2019).
20. A. Cirpriani et al., *BMJ*, **346**, f3646 (2013).
21. M. W. Kirschner et al., *Science*, **266** (5182), 49 (1994).

● 5 章　イプロニアジド――10年限りの波乱万丈

1. S. Wrobel, *FASEB J.*, **21** (13), 3399 (2007).
2. F. López-Muñoz and C. Alamo, *Curr. Pharm. Des.*, **15** (14), 1563 (2009).
3. "History of World TB Day," *Centers for Disease Control and Prevention*, https://www.cdc.gov/tb/worldtbday/history.htm.

35. "Food Additive Status List," *U.S. Food and Drug Administration*, https://www.fda.gov/food/food-additives-petitions/food-additive-status-list.
36. V. Traverso, "The Tree That Changed the World Map," *BBC*, May 28, 2020, http://www.bbc.com/travel/story/20200527-the-tree-that-changed-the-world-map.
37. P. Bacon, *Br. J. Ophthalmol.*, **72** (3), 219 (1988).
38. E. T. Sheehan et al., *J. Gen. Intern. Med.*, **31**, 1254 (2016).
39. R. B. Woodward and W. E. Doering, *J. Am. Chem. Soc.*, **66** (5), 849 (1944).
40. K. Sanderson, "A tonic for quinine chemistry," *Nature* (2008).
41. M. D. Chowdhury et al., *Acad. Emerg. Med.*, **27** (6), 493 (2020).
42. N. Vigdor, "Man Fatally Poisons Himself while Self-Medicating for Coronavirus, Doctor Says," *New York Times*, https://www.nytimes.com/2020/03/24/us/chloroquine-poisoning-coronavirus.html.
43. "FDA Cautions against Use of Hydroxychloroquine or Chloroquine for COVID-19 outside of the Hospital Setting or a Clinical Trial Due to Risk of Heart Rhythm Problems," *U.S. Food and Drug Administration*, https://www.fda.gov/drugs/drug-safety-and-availability/fda-cautions-against-use-hydroxychloroquine-or-chloroquine-covid-19-outside-hospital-setting-or.

● 3 章　アスピリン——ヤナギの恵み

1. G. Tsoucalas et al., *Eur. J. Inflamm.*, **9** (1), 13 (2011).
2. A. Cassels, *Can. Med. Assoc. J.*, **184** (14), 1648 (2012).
3. J. G. Mahdi et al., *Cell Prolif.*, **39** (2), 147 (2006).
4. B. de Pastino, "1,300-Year-Old Pottery Found in Colorado Contains Ancient 'Natural Aspirin,'" *Western Digs*, December 31, 2015, http://westerndigs.org/prehistoric-pottery-found-in-colorado-contains-ancient-natural-aspirin(現在はリンク切れ).
5. M. J. R. Desborough, *Br. J. Haematol.*, **177** (5), 674 (2017).
6. J. Roberts, "Distillations: Sickening Sweet," *Science History Institute*, December 9, 2015, https://www.sciencehistory.org/distillations/magazine/sickening-sweet.
7. P. J. Didapper, "Beavers and Drug Discovery," *Pharmaceutical Journal*, May 30, 2012, https://www.pharmaceutical-journal.com/news-and-analysis/opinion/blogs/beavers-and-drug-discovery/11102128.blog?firstPass=false(現在はリンク切れ).
8. J. N. Wood, *Philos. Trans. R. Soc. B Biol. Sci.*, **370** (1666), 20140317 (2015).
9. "History: The Early Years (1863–1881)," *Bayer Global*, https://www.bayer.com/en/history/1863-1881.
10. T. J. Rinsema, *Med. Hist.*, **43** (4), 502 (1999).
11. K. Eschner, "Aspirin's Four-Thousand-Year History," *Smithsonian Magazine*, August 10, 2017, https://www.smithsonianmag.com/smart-news/brief-history-aspirin-180964329.
12. W. Sneader, *BMJ*, **321**, 1591 (2000).
13. K. C. Cummings, *Clevel. Clin. J. Med.*, **86** (8), 522 (2019).
14. D. Jeffreys, "Aspirin: The Remarkable Story of a Wonder Drug," Bloomsbury (2005).
15. J. Olmsted III, *J. Chem. Educ.*, **75** (10), 1261 (1998).
16. D. Randall, "Focus: Aspirin—The Secret History of a Wonder Drug," *Independent*, April 17, 2005, https://www.independent.co.uk/life-style/health-and-families/health-news/focus-aspirin-the-secret-history-of-a-wonder-drug-489558.html.
17. D. R. Goldberg, "Aspirin: Turn-of-the-Century Miracle Drug," *Science History Institute*, June 3, 2009, https://www.sciencehistory.org/distillations/aspirin-turn-of-the-century-miracle-drug.
18. C. C. Mann and M. L. Plummer, "The Aspirin Wars: Money, Medicine, and 100 Years of Rampant Competition," Knopf (1991).
19. E. Inglis-Arkell, "The Great Phenol Plot Is Another Reason to Hate Thomas Edison," *io9*, September 10, 2013, https://io9.gizmodo.com/the-great-phenol-plot-is-another-reason-to-hate-thomas-1279864505.
20. "Spanish Influenza Aspirin Scare," *History Engine*, https://historyengine.richmond.edu/episodes/view/5222.

2. A. Haggis, *Bull. Hist. Med.*, **10** (4), 568 (1941).
3. F. Rocco, "The Miraculous Fever Tree: Malaria and the Quest for a Cure That Changed the World," HarperCollins (2003), p.70 and 78.
4. L. J. Bruce-Chwatt, *Br. Med. J. (Clin. Res. Ed.)*, **296** (6635), 1486 (1988).
5. G. Gachelin et al., *J. R. Soc. Med.*, **110** (1), 32 (2017).
6. T. W. Keeble, *J. R. Soc. Med.*, **90** (5), 287 (1997).
7. P. Reiter, *Emerg. Infect. Dis.*, **6** (1), 1 (2000).
8. J. N. Wood, *Philos. Trans. R. Soc. B Biol. Sci.*, **370** (1666), 20140317 (2015).
9. "Why Do Mosquitoes Bite Me and Not My Friend?" *Library of Congress*, https://www.loc.gov/everyday-mysteries/item/why-do-mosquitoes-bite-me-and-not-my-friend.
10. G. D. Shanks, *Am. J. Trop. Med. Hyg.*, **95** (2), 269 (2016).
11. "About Malaria," *Centers for Disease Control and Prevention*, https://www.cdc.gov/malaria/about/faqs.html.
12. "About Malaria: Uncomplicated Malaria," *Centers for Disease Control and Prevention*, https://www.cdc.gov/malaria/about/disease.html.
13. "Malaria," *World Health Organization*, https://www.who.int/news-room/fact-sheets/detail/malaria.
14. K. J. Arrow et al., "Saving Lives, Buying Time: Economics of Malaria Drugs in an Age of Resistance," National Academies Press (2004), p.125.
15. R. Sallares et al., *Med. Hist.*, **48** (3), 311 (2004).
16. A. Thompson, "Malaria and the Fall of Rome," *BBC*, February 2, 2011, https://www.bbc.co.uk/history/ancient/romans/malaria_01.shtml.
17. C. C. Mann, "1493: Uncovering the New World Columbus Created," Knopf (2011), p.90.
18. J. V. Pai-Dhungat, *J. Assoc. Physicians India*, **63** (3), 68 (2015).
19. L. F. Hass, *J. Neurol. Neurosurg. Psychiatry*, **57** (11), 1333 (1994).
20. S. Kapishnikov et al., *Sci. Rep.*, **7** (7610), 1 (2017).
21. E. Davis, "Dr. Sappington's Anti-Fever Pills," *Columbia Daily Tribune*, June 1, 2020, https://www.columbiatribune.com/story/news/columns/2020/06/01/dr-sappingtons-anti-fever-pills/42145205.
22. L. Morrow, *Missouri Historical Review*, **90** (1), 48 (1995).
23. R. D. Hicks, "Distillations: 'The Popular Dose with Doctors': Quinine and the American Civil War," *Science History Institute*, December 7, 2013, https://www.sciencehistory.org/distillations/the-popular-dose-with-doctors-quinine-and-the-american-civil-war.
24. "Forces for Change: Discovery of Quinine," *BBC World Service*, https://www.bbc.co.uk/worldservice/africa/features/storyofafrica/11generic1.shtml.
25. T. Cassauwers, "The Global History of Quinine, the World's First Anti-Malaria Drug," *Medium*, December 30, 2015, https://medium.com/@tcassauwers/the-global-history-of-the-world-s-first-anti-malaria-drug-d1e11f0ba729.
26. A. R. van der Hoogte and T. Pieters, *J. Hist. Med. Allied Sci.*, **71** (2), 197 (2016).
27. V. B. Smocovitis, *Modern Drug Discovery*, **6** (5), 57 (2003).
28. "Cinchona Missions Expedition," *Smithsonian National Museum of Natural History*, https://naturalhistory.si.edu/research/botany/about/historical-expeditions/cinchona-missions.
29. N. Cuvi, *Dynamis*, **31** (1), 183 (2011).
30. "History of Lupus," *Columbia Doctors, Columbia University Irving Medical Center*, https://www.columbiadoctors.org/specialties/rheumatology/overview/lupus-center/history-lupus.
31. E. Haładyj et al., *Reumatologia*, **56** (3), 164 (2018).
32. "Parasites-Babesiosis," *Centers for Disease Control and Prevention*, https://www.cdc.gov/parasites/babesiosis/health_professionals/index.html.
33. "CFR, Code of Federal Regulations Title 21," *U.S. Food and Drug Administration*, https://www.accessdata.fda.gov/scripts/cdrh/cfdocs/cfcfr/CFRSearch.cfm?fr=310.546.
34. J. Derbis, "Serious Risks Associated with Using Quinine to Prevent or Treat Nocturnal Leg Cramps," *FDA News for Health Professionals*, September 2012, https://www.fda.gov/media/84506/download.

14. M. Wainwright and H. T. Swan, *Med. Hist.*, **30** (1), 42 (1986).
15. D. S. Jones and J. H. Jones, *Biogr. Mem. Fellows R. Soc.*, **60**, 5 (2014).
16. "Howard Walter Florey and Ernst Boris Chain," *Science History Institute*, https://www.sciencehistory.org/historical-profile/howard-walter-florey-and-ernst-boris-chain.
17. M. A. Shampo and R. A. Kyle, *Mayo Clin. Proc.*, **75** (9), 882 (2000).
18. C. L. Moberg, *Science*, **253** (5021), 734 (1991).
19. E. Sidebottom, "Obituaries: Norman Heatley," *Independent*, January 23, 2004, https://www.independent.co.uk/news/obituaries/norman-heatley-37866.html.
20. E. Chain et al., *Lancet*, **236** (6104), 226 (1940).
21. H. Markel, "The Real Story behind Penicillin," *PBS News Hour*, September 27, 2013, https://www.pbs.org/newshour/health/the-real-story-behind-the-worlds-first-antibiotic.
22. T. Calver, "75 Years of Penicillin in People," *University of Oxford, Oxford Science Blog*, February 12, 2016, https://www.ox.ac.uk/news/science-blog/75-years-penicillin-people.
23. R. Gaynes, *Emerg. Infect. Dis.*, **23** (5), 849 (2017).
24. W. Saxon, "Anne Miller, 90, First Patient Who Was Saved by Penicillin," *New York Times*, June 9, 1999, https://www.nytimes.com/1999/06/09/us/anne-miller-90-first-patient-who-was-saved-by-penicillin.html.
25. L. Rothman, "This Is What Happened to the First American Treated with Penicillin," *Time*, March 14, 2016, https://time.com/4250235/penicillin-1942-history.
26. J. H. Humphrey, *Nature*, **154** (3920), 765 (1944).
27. R. Kreston, "The Magic Arrow: Penicillin and the Recurrin' Urine," *Discover*, December 31, 2014, https://www.discovermagazine.com/health/the-magic-arrow-penicillin-and-the-recurrin-urine.
28. P. A. Smith, "How the Largest Nightclub Fire in US History Became a Milestone in Modern Medicine," *Business Insider*, October 29, 2017, https://www.businessinsider.com/nightclub-fire-became-a-milestone-in-modern-medicine-2017-10.
29. E. B. Chain, "The Chemical Structure of the Penicillins," *Nobel lecture*, March 20, 1946, https://www.nobelprize.org/prizes/medicine/1945/chain/lecture.
30. "Penicillin: Opening the Era of Antibiotics," *National Center for Agricultural Utilization Research, U.S. Department of Agriculture*, https://www.ars.usda.gov/midwest-area/peoria-il/national-center-for-agricultural-utilization-research/docs/penicillin-opening-the-era-of-antibiotics.
31. P. Luciano, "Peoria Played Key Role in Mass Production of Penicillin," *Peoria Journal Star*, April 25, 2019, https://www.pjstar.com/story/news/local/2019/04/25/peoria-played-key-role-in/5340113007/.
32. D. W. Yip and V. Gerriets, "Penicillin," *StatPearls*, https://www.ncbi.nlm.nih.gov/books/NBK554560.
33. E. P. Abraham and E. Chain, *Nature*, **146** (3713), 837 (1940).
34. "American Chemical Society International Historic Chemical Landmarks. Discovery and Development of Penicillin," *American Chemical Society*, https://www.acs.org/content/acs/en/education/whatischemistry/landmarks/flemingpenicillin.html.
35. R. Quinn, *Am. J. Public Health*, **103** (3), 426 (2013).
36. J. Pietzsch, "Enhancing X-Ray Vision," *Nobel Prize*, https://www.nobelprize.org/prizes/chemistry/1964/perspectives.
37. D. Greenwood, "Antimicrobial Drugs: Chronicle of a Twentieth Century Medical Triumph," Oxford University Press (2008), p.121.
38. J. C. Sheehan and K. R. Henery-Logan, *J. Am. Chem. Soc.*, **79** (5), 1262 (1957).
39. J. Badcock, "Anti-Bullfight Activists Accidentally Vandalise Madrid Statue of Penicillin Inventor Alexander Fleming," *Telegraph*, July 1, 2020, https://www.telegraph.co.uk/news/2020/07/01/anti-bullfight-activists-accidentally-vandalise-madrid-statue.

● 2 章　キニーネ——熱帯林の贈り物

1. J. Achan et al., *Malar. J.*, **10**, 144 (2011).

25. J. Berger et al., *Am. J. Manag. Care*, **22** (16 suppl.), S487 (2016).
26. "Measuring the Risks and Rewards of Drug Development: New Research from MIT Shows That the Success Rates of Clinical Trials Are Higher Than Previously Thought," *MIT Sloan Office of Media Relations*, January 31, 2018, https://mitsloan.mit.edu/press/measuring-risks-and-rewards-drug-development-new-research-mit-shows-success-rates-clinical-trials-are-higher-previously-thought.
27. M. Herper, "The Truly Staggering Cost of Inventing New Drugs," *Forbes Healthcare*, February 10, 2012, https://www.forbes.com/sites/matthewherper/2012/02/10/the-truly-staggering-cost-of-inventing-new-drugs/#13d953ab4a94.
28. C. Andrade, *Indian J. Psychiatry*, **51** (4), 320 (2009).
29. U. Lepola et al., *Int. Clin. Psychopharmacol.*, **19** (3), 149 (2004).
30. W. J. Burke et al., *J. Clin. Psychiatry*, **63** (4), 331 (2002).
31. W. Asghar et al., *DARU J. Pharm. Sci.*, **23** (2015).
32. J. P. Cohen et al., *BMJ*, **330**, 39 (2004).
33. A. C. S. Akkari et al., *Gest. Prod.*, **23** (2), 365 (2016).
34. W. H. Schacht and J. R. Thomas, "The Hatch-Waxman Act: Legislative Changes in the 108th Congress Affecting Pharmaceutical Patents," *Congressional Research Service Reports*, April 30, 2004, 1.
35. M. M. Rumore, "The Hatch-Waxman Act 25 Years Later: Keeping the Pharmaceutical Scales Balanced," *Pharmacy Times* (2009), https://www.pharmacytimes.com/view/generic-hatchwaxman-0809.
36. R. Conrad and R. Lutter, "New Evidence Linking Greater Generic Competition and Lower Generic Drug Prices," *U.S. Food and Drug Administration Report*, December 2019, 2, https://www.fda.gov/media/133509/download.
37. W. C. Lamanna et al., *Expert Opin. Biol. Ther.*, **18** (4), 369 (2018).
38. W. H. Schacht and J. R. Thomas, "The Hatch-Waxman Act: Legislative Changes in the 108th Congress Affecting Pharmaceutical Patents," *Congressional Research Service Reports*, April 30, 2004, 2.
39. B. Pierson, "U.S. court upholds AstraZeneca, Ranbaxy win in Nexium antitrust trial," *Reuters*, November 21, 2016, https://www.reuters.com/article/astrazeneca-nexium-appeal/u-s-court-upholds-astrazeneca-ranbaxy-win-in-nexium-antitrust-trial-idUSL1N1DM1W2.

● 1 章　ペニシリン――元祖・抗生物質

1. "Charming but Fanciful: The Fleming-Churchill Myth," *Churchill Project, Hillsdale College*, https://winstonchurchill.hillsdale.edu/alexander-fleming-saved-churchill.
2. S. Y. Tan and Y. Tatsumura, *Singapore Med. J.*, **56** (7), 366 (2015).
3. "Sir Alexander Fleming: Biographical," *Nobel Media AB* (2020), https://www.nobelprize.org/prizes/medicine/1945/fleming/biographical.
4. D. J. Davis, "Bacteriology and the War," *The Scientific Monthly*, **5** (5), 393 (1917).
5. A. Fleming, *Lancet*, **190** (4905), 341 (1917).
6. A. Fleming, *Proc. R. Soc. Lond. B*, **93** (653), 306 (1922).
7. J. Lukasiewicz and C. Lugowski, *Virulence*, **9** (1), 919 (2018).
8. "Look East: Alexander Fleming's Country Home," *East Anglian Film Archive*, https://eafa.ehost.uea.ac.uk/work/?id=1043537.
9. A. Fleming, *Br. J. Exp. Pathol.*, **10** (3), 226 (1929).
10. A. Fleming, "Penicillin," *Nobel lecture*, December 11, 1945, https://www.nobelprize.org/prizes/medicine/1945/fleming/lecture.
11. R. Hare, *Med. Hist.*, **26** (1), 1 (1982).
12. "First Use of Penicillin at University of Sheffield Recognized in the UK's Best Breakthroughs List," *University of Sheffield*, December 6, 2018, https://www.sheffield.ac.uk/biosciences/news/first-use-penicillin-university-sheffield-recognised-uks-best-breakthroughs-list.
13. R. Henry, *Emerg. Infect. Dis.*, **25** (1), 62 (2019).

参考文献

● 序 章――創薬のいま

1. S. Michael et al., *Assay Drug Dev. Technol.*, **6** (5), 637 (2008).
2. P. Kirsch et al., *Molecules,* **24** (23), 4309 (2019).
3. J. Palca, "Snail Venom Yields Potent Painkiller, But Delivering The Drug Is Tricky," *National Public Radio*, August 3, 2015, https://www.npr.org/sections/health-shots/2015/08/03/428990755/snail-venom-yields-potent-painkiller-but-delivering-the-drug-is-tricky.
4. L. L. Brunton et al., "Goodman and Gilman's The Pharmacological Basis of Therapeutics, 11th ed.," McGraw-Hill (2006), p.4.
5. C. A. Lipinski et al., *Adv. Drug Deliv. Rev.*, **46**, 3 (2001).
6. "Live Attenuated Influenza Vaccine [LAIV] (The Nasal Spray Flu Vaccine)," *Centers for Disease Control and Prevention*, https://www.cdc.gov/flu/prevent/nasalspray.htm.
7. I. Masic et al., *Med. Arch.*, **71** (5), 364 (2017).
8. "Trichloroethylene, Tetrachloroethylene, and Some Other Chlorinated Agents: Chloral and Chloral Hydrate," *Monographs on the Evaluation of Carcinogenic Risks to Humans*, **106** (2020), https://www.ncbi.nlm.nih.gov/books/NBK294283.
9. T. Dormandy, "The Worst of Evils," Yale University Press (2006), p.348.
10. H. Markel, "Marilyn Monroe and the Prescription Drugs That Killed Her," *PBS News Hour*, August 5, 2016, https://www.pbs.org/newshour/health/marilyn-monroe-and-the-prescription-drugs-that-killed-her.
11. J. A. Inciardi, *J. Pop. Cul.*, **11** (3), 591 (1977).
12. C. Cansler, "Distillations: Where's the Beef?," Science History Institute, December 14, 2013, https://www.sciencehistory.org/stories/magazine/wheres-the-beef.
13. B. J. Ford, *The Microscope*, **60** (2), 63 (2012).
14. "Milestones in U.S. Food and Drug Law History," *U.S. Food and Drug Administration*, https://www.fda.gov/about-fda/fdas-evolving-regulatory-powers/milestones-us-food-and-drug-law-history.
15. "Part I: The 1906 Food and Drugs Act and Its Enforcement," *U.S. Food and Drug Administration*, https://www.fda.gov/about-fda/fdas-evolving-regulatory-powers/part-i-1906-food-and-drugs-act-and-its-enforcement.
16. "History of FDA's Internal Organization," *U.S. Food and Drug Administration*, https://www.fda.gov/about-fda/history-fdas-fight-consumer-protection-and-public-health/history-fdas-internal-organization(現在はリンク切れ).
17. "Part II: 1938, Food, Drug, Cosmetic Act," *U.S. Food and Drug Administration*, https://www.fda.gov/about-fda/fdas-evolving-regulatory-powers/part-ii-1938-food-drug-cosmetic-act.
18. I. Peritz, "Canadian Doctor Averted Disaster by Keeping Thalidomide Out of the U.S.," *Globe and Mail*, November 24, 2014, https://www.theglobeandmail.com/news/national/canadian-doctor-averted-disaster-by-keeping-thalidomide-out-of-the-us/article21721337.
19. "Step 3: Clinical Research," *U.S. Food and Drug Administration*, https://www.fda.gov/patients/drug-development-process/step-3-clinical-research.
20. "Step 4: FDA Drug Review," *U.S. Food and Drug Administration*, https://www.fda.gov/patients/drug-development-process/step-4-fda-drug-review.
21. "Development and Approval Process (CBER)," *U.S. Food and Drug Administration*, https://www.fda.gov/vaccines-blood-biologics/development-approval-process-cber.
22. J. Frearson and P. Wyatt, *Expert Opin. on Drug Discov.*, **5** (10), 909 (2010).
23. K. D. Tait, "Chapter 79: Pharmaceutical Industry in Encyclopedia of Occupational Health and Safety, 4th ed.," *International Labour Office*, https://www.iloencyclopaedia.org/contents/part-xii-57503/pharmaceutical-industry.
24. D. D. Zaebst, "Effects of Synthetic Oestrogens on Pharmaceutical Workers: A United States Example. Chapter 79: Pharmaceutical Industry in Encyclopedia of Occupational Health and Safety 4th ed.," https://www.iloencyclopaedia.org/part-xii-57503/pharmaceutical-industry/item/386-effects-of-synthetic-oestrogens-on-pharmaceutical-workers-a-united-states-example.

や・ら・わ

英数字

ま

さ

索　引

あ

か

著者紹介

キース・ベロニーズ　Keith Veronese

サイエンスライター。博士（化学）。1981 年米国アラバマ州生まれ。2011 年アラバマ大学バーミンガム校大学院化学専攻修了。著書に “Plugged In: Comic Book Professionals Working in the Video Game Industry”（TwoMorrows Pub., 2013），“RARE: The High-Stakes Race to Satisfy Our Need for the Scarcest Metals on Earth”（Prometheus Books, 2015）がある。

訳者紹介

渡辺　正　わたなべ　ただし

東京大学名誉教授。工学博士。1948 年鳥取県生まれ。1976 年東京大学大学院工学系研究科博士課程修了。著書に『〈化学はじめの一歩シリーズ〉有機化学』（共著，化学同人），『「気候変動・脱炭素」14 のウソ』（丸善出版）など。訳書に『レア RARE ——希少金属の知っておきたい 16 話』（化学同人），『アインシュタイン回顧録』（筑摩書房）などがある。

日本語版装丁　梅田 亜依

の薬 16 の物語
ペニシリンからリアップ、バイアグラ、新型コロナワクチンまで

4 年 3 月 10 日　第 1 刷　発行

訳　者　渡　辺　　正
発行者　曽　根　良　介
発行所　（株）化 学 同 人

検印廃止

〒600-8074 京都市下京区仏光寺通柳馬場西入ル
編集部　TEL 075-352-3711　FAX 075-352-0371
営業部　TEL 075-352-3373　FAX 075-351-8301
振　替　01010-7-5702
e-mail　webmaster@kagakudojin.co.jp
URL　https://www.kagakudojin.co.jp
印刷・製本（株）シナノパブリッシングプレス
DTP　YOROKOBO

ISBN 978-4-7598-2357-8